Wie ein Baby entsteht

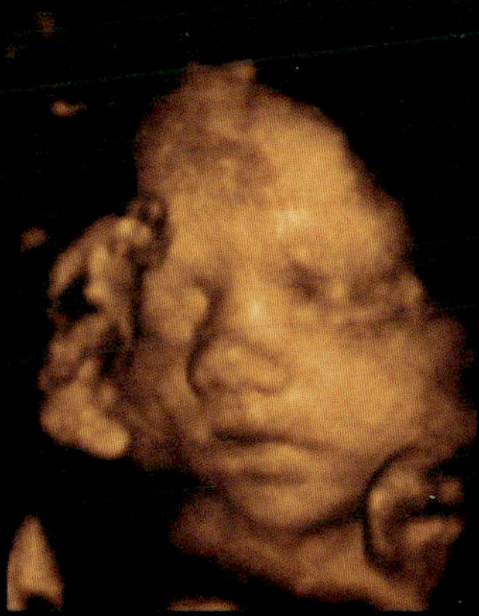

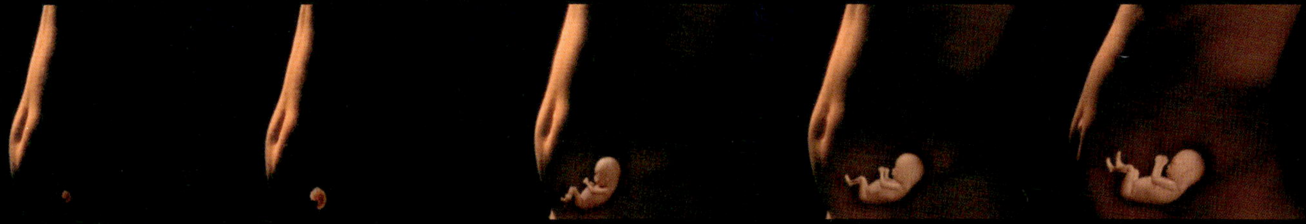

Wie ein Baby entsteht

PETER TALLACK

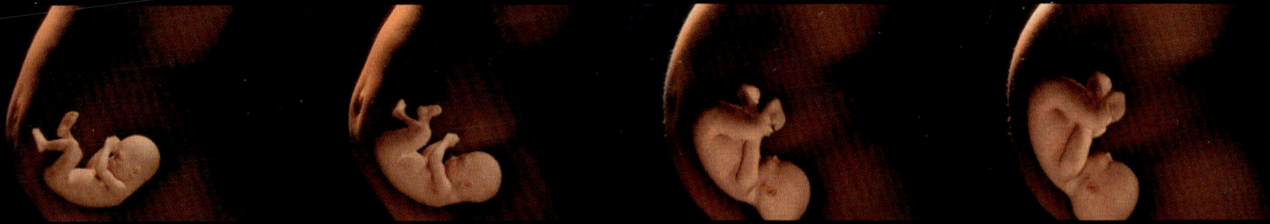

Die Entwicklung von der Empfängnis
bis zur Geburt in sensationellen Bildern

Aus dem Amerikanischen von Ursula Bischoff

nymphenburger

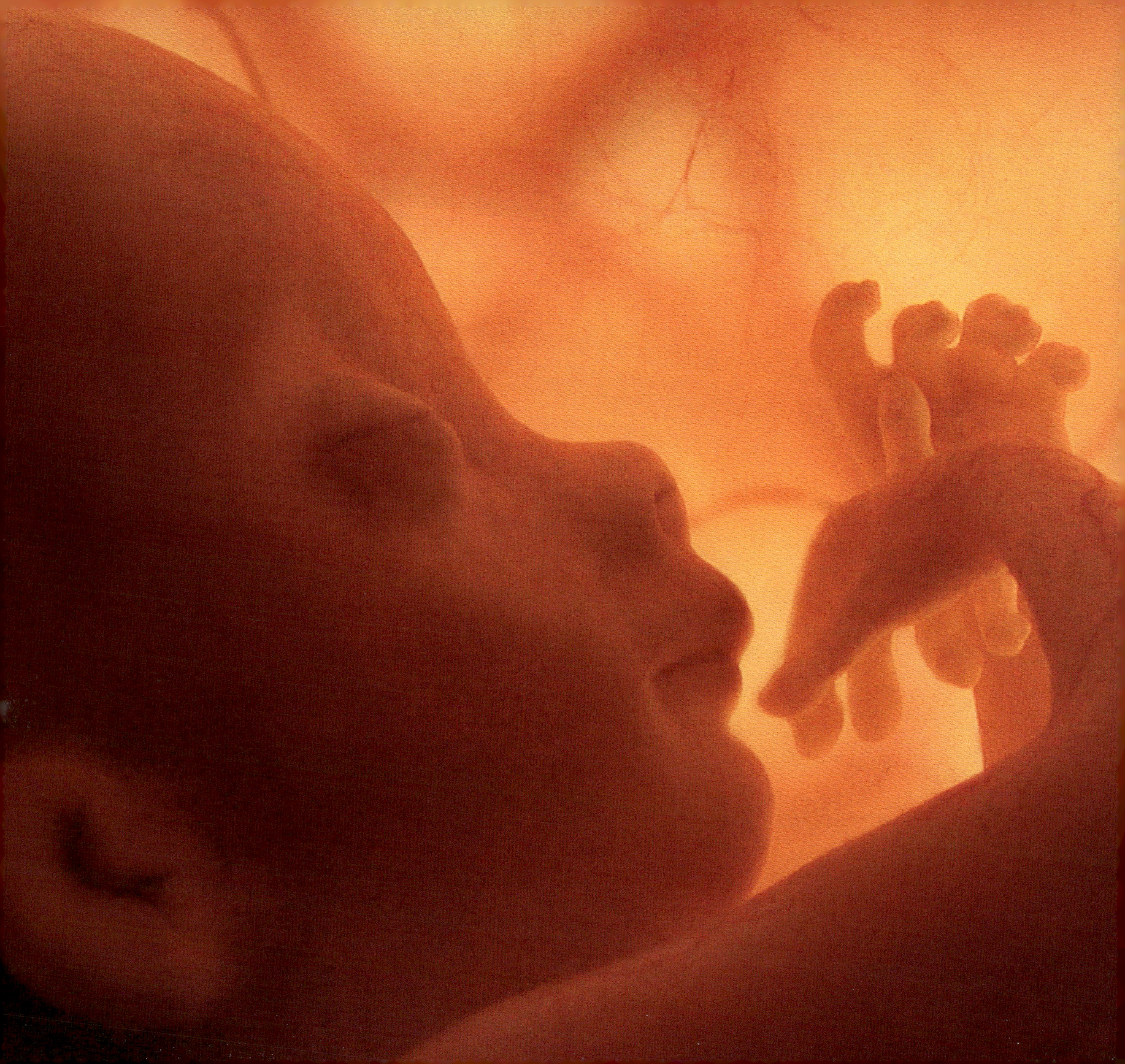

INHALT

Seite 1: 3-D-Ultraschallbild des Babys
Links: Erkundung der Gebärmutter

VORWORT

Wenn man heute einen Buchladen betritt, findet man dort mehr Lektüre über Schwangerschaft und Geburt, als angehende Eltern in neun Monaten zu bewältigen imstande sind. Einige Bücher versprechen, sämtliche Fragen zu beantworten, die den werdenden Müttern und Vätern am Herzen liegen (und schlaflose Nächte verursachen), von den weitverbreiteten (»Ist es normal, dass ich Tag und Nacht unter Übelkeit leide?«) bis zu den eher individuellen (»Darf ich in meinem Zustand noch Ski fahren?«). Etliche sind als Ratgeber konzipiert und zeigen werdenden Müttern, wie sie sich gesund für zwei ernähren oder problemlos den Übergang in ein Leben zu dritt bewältigen. Und wieder andere erkunden die emotionale Seite der Schwangerschaft (nach dem Motto: Und Sie dachten, die Achterbahnfahrten im Vergnügungspark wären der reinste Horror?), sprechen praktische Aspekte an (Wussten Sie, dass dunkle Muster die Soßenflecken am besten kaschieren, die Ihr ausladender Bauch immer wieder magisch anzuziehen scheint?) oder bringen Mamis auf Trab (runter von der Couch und raus zum Marathonlauf). Einige Veröffentlichungen befassen sich mit medizinischen Neuerungen, vom Hightech- bis zum komplementären und alternativen Bereich. Und nicht zu vergessen die Bücher mit Informationen, was die werdenden Eltern in den aufregenden neun Monaten erwartet, in denen sie sich auf ihr Baby vorbereiten.

Meine erste neunmonatige Reise (bei mir waren es allerdings nicht 40, sondern eher 42 Wochen – vom ersten Tag der letzten Periode gerechnet – und glauben Sie mir, ich habe auf heißen Kohlen gesessen und genau mitgezählt) inspirierte mich dazu, das Buch »Ein Baby kommt« zu schreiben. Die Idee entstand in einem Augenblick, in dem ich unter extremer nervlicher Anspannung stand (die sich in den neun Monaten noch etliche Male bemerkbar machte), und wurde zu einer Mission mit dem Ziel, anderen werdenden Eltern zu helfen, besser zu schlafen, als es meinem Mann Erik und mir vergönnt war. Außerstande, ein Buch zu finden, das meine zahlreichen Fragen zu beantworten und meine noch zahlreicheren Sorgen zu beschwichtigen vermochte, oder mir sachkundige Informationen zu beschaffen, die aus der Warte einer Frau geschrieben waren (viele Schwangerschaftsbücher stammten damals aus der Feder von Geburtshelfern männlichen Geschlechts), beschloss ich, diesem Bedürfnis Rechnung zu tragen. Und so wurde die Serie »What to Expect« (im Deutschen erschienen: »Unser Kind ist da. Das erste Jahr«) geboren, gemeinsam mit meiner Tochter Emma.

Als ich mit dem Schreiben begann, war die Wissenschaft der Embryologie noch auf medizinische Lehrbücher beschränkt. Zwar war sattsam bekannt – und in allen Einzelheiten beschrieben –, was eine Mutter während der Schwangerschaft durchmacht, von den ersten Wellen der Übelkeit bis zu den letzten Wehen, doch was die Erfahrungen ihrer künftigen Sprösslinge im Mutterleib – während der Entwicklung von der befruchteten Eizelle bis zum lebhaften Baby – anging, waren die werdenden Eltern auf Spekulationen ange-

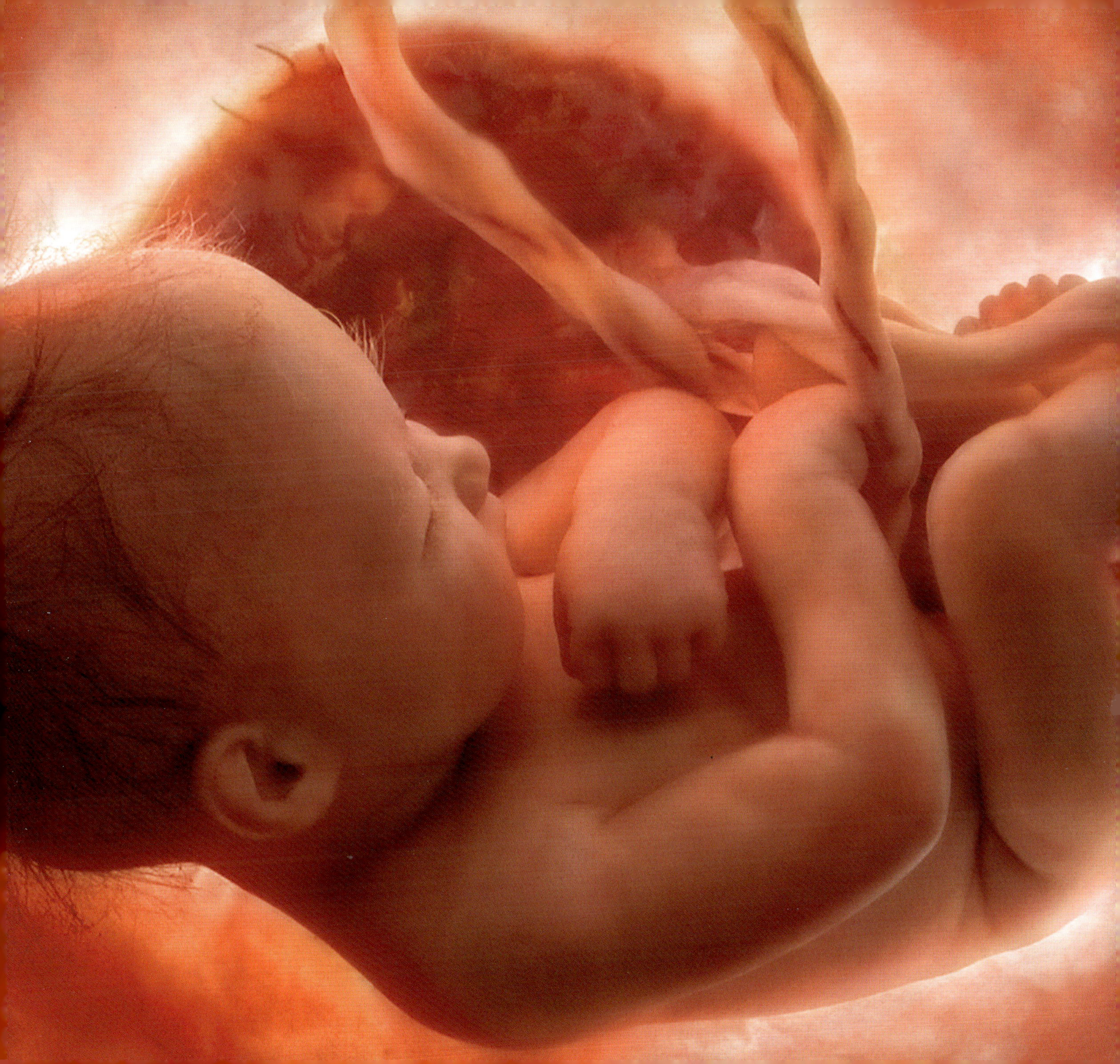

wiesen. Diese fantastische neunmonatige Reise, in deren Verlauf sich eine kugelige Zellansammlung in ein unermesslich kostbares Geschenk des Himmels verwandelt, war mehr oder weniger von Geheimnissen umhüllt und ließ die Eltern über das Leben, das im intrauterinen Kokon heranwuchs, im Dunkeln. Doch jetzt gibt es endlich die erste Chronologie der Schwangerschaft aus der Perspektive des ungeborenen Kindes, die ein Fenster in eine unglaubliche Welt öffnet. »Wie ein Baby entsteht« nimmt den Leser auf eine faszinierende visuelle Reise mit, von der Empfängnis bis zur Geburt; es stellt Fragen – und versucht sie zu beantworten –, die neugierige Eltern (und Geburtshelfer) schon immer beschäftigt und verwirrt haben. Warum pflanzen wir Menschen uns so und nicht anders fort? Warum ist die Eizelle um einiges größer als die Samenzelle? Woher weiß eine befruchtete Eizelle, wie sie sich organisieren muss? Wie kommt es, dass sich der Kopf oben und die Füße unten befinden? Wie entstehen Zwillinge? Was empfindet ein Fetus, was kann er hören, sehen, schmecken? Reagiert er auf mütterliche Ängste, Glücksgefühle oder Hunger? Was löst die Geburt aus? Woher weiß der Fetus, wie er durch den Geburtskanal zum »Ausgang« gelangt und welche Lage er dabei einnehmen sollte? Und wie wird die künftige Gesundheit des Kindes schon während des Aufenthalts im Uterus festgeschrieben?

In den letzten beiden Jahrzehnten haben wir viel Neues über die wissenschaftlichen Aspekte der Schwangerschaft erfahren; ein großer Teil dieser Erkenntnisse wird in diesem bahnbrechenden Buch beschrieben und illustriert. Es ist eine ungeheuer spannende Geschichte, die uns mit den neuesten Errungenschaften der modernen Biologie und Medizin bekannt macht, zwei Disziplinen, die ihre Grenzen stetig erweitern. Dieses Buch zeigt, wie sich ein Baby, ein komplexes Lebewesen, mit allem ausgerüstet, was es zum Leben braucht, in einem Zeitraum von nur neun Monaten entwickelt, wie die inneren Organe, die winzigen Fingerknospen, Zehen und Ohren entstehen, wie sich eine Fettschicht nach der anderen aufbaut. Es dokumentiert, wie es wächst, wie es zu einem erkennbar menschlichen Wesen heranreift, wie es ein ausgefeiltes Netzwerk von Verbindungen im Gehirn schafft, die ihm eines Tages bei der Erledigung seiner Algebrahausaufgaben helfen werden, wie sich bemerkenswerte Reflexe ausprägen, die ihm den Übergang vom Mutterleib in die reale Welt erleichtern, und wie es Verhaltensweisen an den Tag legt, die zunehmend ausgefeilter werden.

Sie müssen nicht schwanger sein, um das Buch zu genießen. Obwohl die Zeit des Kinderkriegens hinter uns liegt, haben mein Mann und ich uns mit unablässigem Staunen (und einer Spur von Bedauern, dass sich meine Gebärmutter mittlerweile im Ruhestand befindet) die faszinierende Fernsehsendung, die unter dem gleichen Titel (»In the Womb«) auf dem National Geographic Channel in den USA lief, angesehen. Es war unglaublich, zu beobachten, wie weit die Erkenntnisse in nur zwei Jahrzehnten vorangeschritten sind und vor allem, welchen Weg ein Kind in den neun Monaten tatsächlich zurücklegt. Bei meiner ersten Schwangerschaft stammten die einzigen Bilder von dem Kind, das ich austrug (neben denen, die ich mir vorstellte), von einem extrem verschwommenen Ultraschallbildschirm. Trotz der geduldigen Deutungen der MTA konnten wir nicht feststellen, welches Ende oben war oder warum keines der beiden Enden auch nur annähernd menschlich aussah. Abgesehen davon boten uns und anderen werdenden Eltern nur die Illustrationen in Lennart Nilssons klassischem Buch einen flüchtigen Blick in den Uterus – und sogar unsere zweijährige Tochter Emma blätterte diese durch, um zu begreifen, was es mit dem kleinen Bruder auf sich hatte, den wir erwarteten.

Heute stellen Eltern mit ihren Sprösslingen eine Bindung her, lange bevor sie ihnen zum ersten Mal begegnen, nicht nur durch die anfänglichen Fußtritte und Faustschläge (und die vergnüglichen Schluckauf-Anfälle), sondern weil sie ihr Kind in Aktion sehen – im Uterus. Mit der Entwicklung neuer sonografischer Techniken können wir die Gebärmutter in allen Einzelheiten betrachten – in 3-D und 4-D (nach dem Knuddeln das Beste). Die Fernsehsendung »In the Womb«, die diese Technolgie mit einer atemberaubenden Animation kombinierte, war buchstäblich in der Lage, uns eine Gebärmutter mit Aussicht zu bieten, eine Aussicht, die den Schleier des Geheimnisses, der über dem Innenleben des Uterus lag, lüftete und endlich den einst verschwommenen Bildern Schärfe verlieh. Endlich konnten Eltern die vorgeburtliche Entwicklung aus der Perspektive des Kindes verfolgen und die Schwangerschaft am Ort des Geschehens, sozusagen intern miterleben.

Wie die Fernsehsendung »In the Womb« bietet auch dieses Buch von Peter Tallack mit seinen klaren, umfassenden und faszinierenden Texten einen ebenso lebendigen wie schlüssigen Bericht über die außerordentlichen Entwicklungsschritte eines Babys und verknüpft diesen unmittelbar mit den bemerkenswerten Anpassungen, die der Körper der Mutter durchläuft (wenn auch nicht immer gerne). Auf diese Weise können die werdenden Mütter und Väter die Schwangerschaft genießen und schätzen wie nie zuvor.

Ich hoffe, das Buch macht Ihnen genauso viel Freude wie mir – und mögen all Ihre Erwartungen in Erfüllung gehen!

Heidi Murkoff

EINLEITUNG

Im Augenblick der Empfängnis begibt sich jeder menschliche Embryo auf eine unglaublich spannende neunmonatige Reise, die von einer rasanten Entwicklung gekennzeichnet ist. Dieses Buch basiert auf einer Fernsehsendung, die den Weg von der Konzeption bis zur Geburt (aus dem Blickwinkel des ungeborenen Kindes) mithilfe bahnbrechender Film- und Scanningtechniken sowie fotorealistischer Computeranimationen Schritt für Schritt nachvollzieht. Diese sensationelle Dokumentation wurde im März 2005 erstmals vom National Geographic Channel in den USA und von Channel 4 in Großbritannien ausgestrahlt und lief 2006 mit dem Titel »Wunder in neun Monaten« im ZDF.

Fünf ultrarealistische und anatomisch exakte Modelle waren erforderlich, um die Aufmerksamkeit der Zuschauer zu fesseln und den Fetus (einschließlich Plazenta, Nabelschnur und Membranen) in Entwicklungsstadien zu zeigen, für die es keine Echtaufnahmemöglichkeiten gibt. Sie wurden von der auf Modellbau und visuelle Effekte spezialisierten Firma Artem konstruiert und von Dr. David Barlow gefilmt.

Barlow ist bekannt für seine Aufsehen erregenden Fernsehclips, in denen man eine Reise durch ein Blutgefäß oder durch die Klappen eines schlagenden Herzens hautnah miterleben kann. Er gehört zu den erfolgreichsten, renommiertesten Dokumentarfilmern und gilt als Wegbereiter innovativer Techniken, die darauf abzielen, die Komplexität biologischer Prozesse verständlich zu machen. Der Träger des Lennart-Nilsson-Preises für wissenschaftliche Fotografie wurde dreimal von der britischen *Royal Television Society* ausgezeichnet und für einen Preis der *British Academy of Film and Television Art* nominiert.

Barlow entwickelte seine einzigartigen Fähigkeiten als Filmemacher während seines Biologiestudiums an der *University of Southampton*, Großbritannien, wo er im Rahmen seiner Promotion das Bewegungssystem von Insekten erforschte. Diese Arbeit, die das Filmen mit Mikroskop- und Hochgeschwindigkeitskameras beinhaltete, führte zur Produktion von naturgeschichtlichen Dokumentationen für die BBC. Später kamen medizinische Themen hinzu und er begann, die streng wissenschaftliche Fotografie mit detailgenauen Simulationen zu kombinieren, um auch Sequenzen darzustellen, die

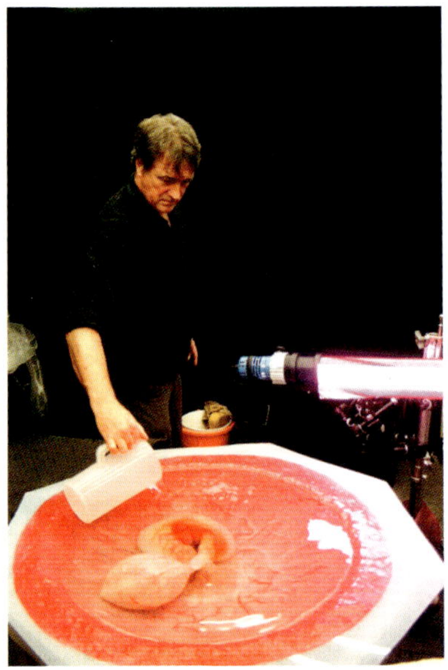

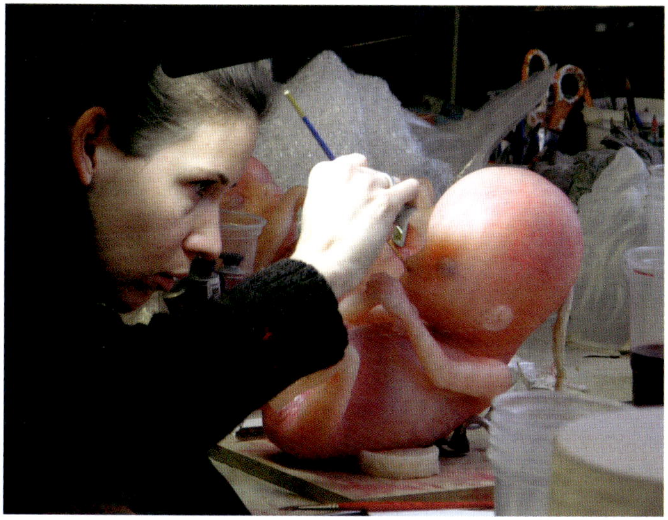

nicht »filmbar« waren. Bis es Barlow gelang, Röntgenstrahlen zum Leben zu erwecken, das Wachstum von Haaren filmisch abzubilden, maßstabgetreue Modelle von schlagenden Herzen zu konstruieren und mit endoskopischen Kameras die entlegensten Winkel eines lebenden Menschen zu erforschen, waren nur wenige Fotografen in der Lage, Innenansichten von der Funktionsweise des Körpers zu liefern.

Für die Fernsehdokumentation »In the Womb« schuf er Objekte, die Unsichtbares anschaulich machten. In einer der beeindruckendsten Szenen verwandelte sich eine formlose Zellansammlung in die Hand eines Fetus. Eine solche Sequenz zu filmen, setzt sowohl fundierte medizinische Kenntnisse als auch ein cinematografisch geschultes Auge für dramatische Akzente voraus: Barlow nahm Einzelbilder auf, die dann von The Mill, einer der weltweit führenden Firmen für visuelle Effekte, animiert wurden. Die Sperma-Szene, bei der die Befruchtung einer Eizelle mithilfe eines Hochleistungsmikroskops gefilmt wurde, wurde zuerst in einem IMAX-Kino gezeigt und von dem Regisseur und Produzenten Peter Georgi als »beste rein optische Vergrößerung in der Filmgeschichte« beschrieben.

Die Modelle waren insgesamt 20 Minuten lang auf dem Bildschirm zu sehen und mussten einer ein-

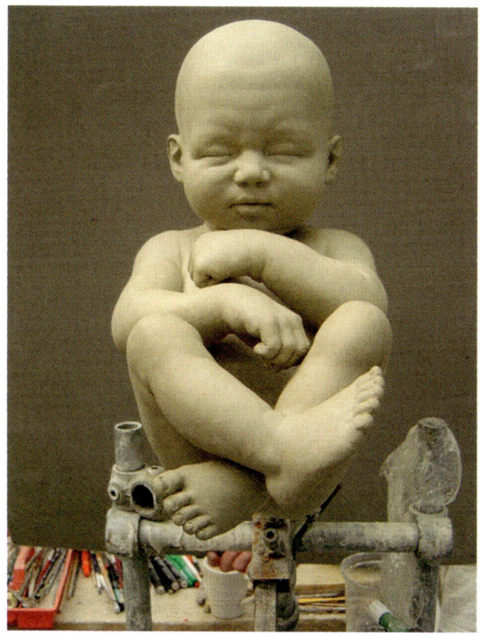

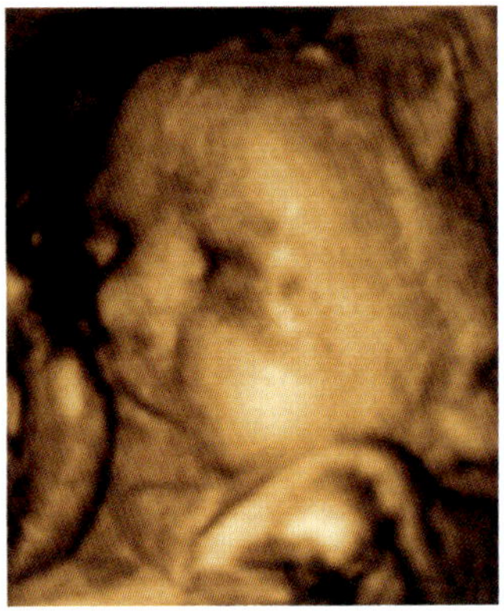
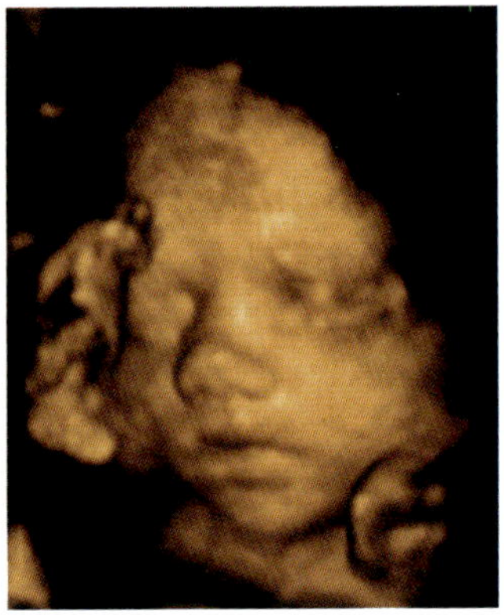
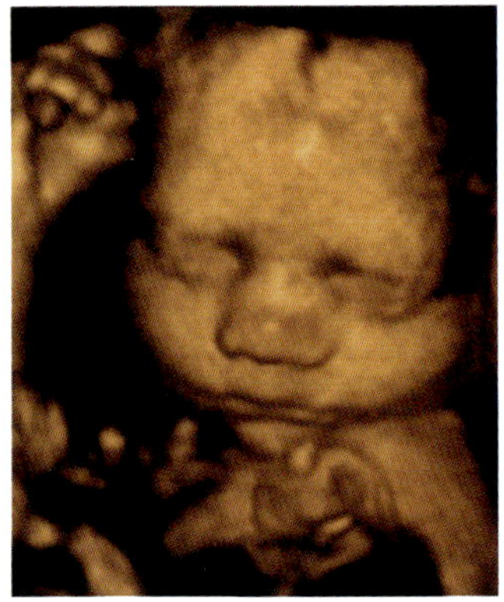
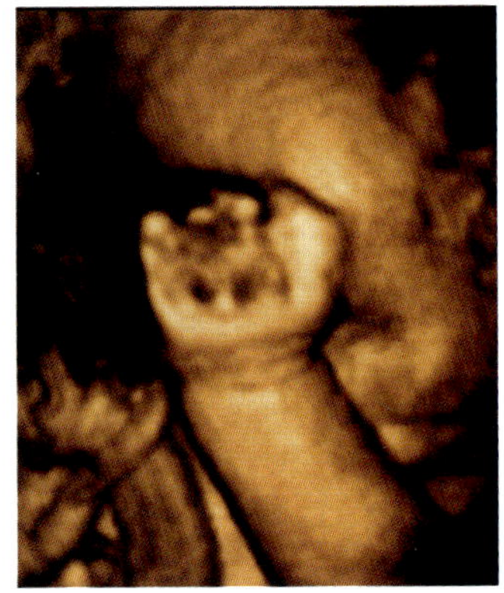

gehenden Prüfung standhalten. Jedes einzelne wurde aus Modellierwachs geformt, in einer Hohlform aus Silikonkautschuk gegossen und bemalt. Bei den Modellen für die Anfangsstadien der Schwangerschaft bestand die Herausforderung darin, die komplexe Struktur der Organe abzubilden, die sich zu entwickeln begannen, das schlagende Herz eingeschlossen. Diese Organe wurden als getrennte Objekte hergestellt und von einer transparenten Hülle umgeben. Für den letzten Schliff sorgten neuartige Tricks und Techniken: Die Blutgefäße wurden beispielsweise wie bei der Hinterglasmalerei eingezeichnet und der feine Flaum auf der Haut mithilfe von durchsichtigen Wollflocken angedeutet.

Die Gebärmutter entstand aus einer Reihe kuppelförmiger Blasformteile aus Acryl, mit handbemaltem Silikonkautschuk schichtweise unterlegt. Die Farbgebung wurde sorgfältig kontrolliert, damit das Material lichtdurchlässig blieb. Die dunkle und trübe Umgebung im Amnionsack wurde vermittelt, indem man die Modelle in Wasserbecken filmte; dabei kamen Speziallinsen zum Einsatz, um das echte endoskopische Bildmaterial eines Fetus in der Gebärmutter zu simulieren. Das Modell für das Anfangsstadium der Schwangerschaft besaß eine kleine Schwimm- oder Luftblase, die rhythmisch aufgepumpt werden konnte, um den Herzschlag nachzuahmen; mit Fäden an Nabelschnur und Gliedmaßen befestigt, konnte man dem Fetus den Anschein von Bewegung verleihen – er strampelte und streckte sich auf eine Weise, wie man es bei Ultraschallaufnahmen sieht.

Barlows Film- und Animationstechniken wurden durch revolutionäre Ultraschallbilder abgerundet, die ein völlig neues Licht auf die zerbrechliche dunkle Welt des Fetus warfen. Sie stammten von Professor Stuart Campbell, einem Pionier der Ultraschalldiagnostik; er führte zahlreiche innovative Techniken ein, die heute in der Pränataldiagnostik Standard sind. Der ehemalige akademische Leiter der Abteilung für Entbindung und Gynäkologie an der *Medical School* des *King's College* ist heute als fachärztlicher Berater im Zentrum für Fortpflanzungsmedizin und wissenschaftliche Technologien *(Create Health)* in London tätig. Er war der erste Vorsitzende der Internationalen Gesellschaft für Ultraschall und Geburtshilfe und ist Herausgeber des medizinischen Journals »Ultrasound in Obstetrics and Gynaecology«. Er hat zahlreiche internationale Auszeichnungen erhalten, ist Gastprofessor an mehreren US-Universitäten und Ehrenmitglied des *American College of Obstetricians and Gynaecologists*.

1958 eingeführt, entstehen Ultraschallaufnahmen vom Uterus durch die Übertragung von Kurzimpulsen mit hoher Frequenz, aber geringer Schallintensität. Die Frequenz der Schallwellen befindet sich oberhalb der menschlichen Hörschwelle, für den Fetus nicht wahrnehmbar. Die Schallwellen werden vom Körper des Kindes reflektiert; diese Echoimpulse werden dann von einem Computer in elektrische Impulse umgewandelt und auf dem Monitor in Form von Bildern dargestellt, die Aufschluss über Position und Bewegungen des ungeborenen Kindes geben.

Knochen und andere harte Gewebe sind im Bild weiß dargestellt, weil sie die stärksten Echoimpulse erzeugen; Organe und andere weiche Gewebe wirken grau und gefleckt, während Fruchtwasser und andere Flüssigkeiten schwarz erscheinen, weil von ihnen keine Echoimpulse ausgehen. Die reflektierten Wellen werden gebündelt und ergeben ein plastisches Bild – die herkömmlichen zweidimensionalen, diagnostisch verwendeten »Schnittbilder«. Professor Campbell benutzte jedoch schnellere Rechner, die in einem kurzen Zeitraum zahlreiche 2-D-Aufnahmen verarbeiten und zu 3-D-Aufnahmen zusammenfügen (um mehr räumliche Tiefe zu erzeugen). Ist die Verarbeitung schnell genug (mehr als 40 Rasterbilder in der Sekunde), entsteht der Eindruck, als bewegte sich der Fetus in Echtzeit – es entstehen sogenannte 4-D-Aufnahmen.

Für Geburtshelfer und Gynäkologen war die Entwicklung der 3-D- und 4-D-Aufnahmen die medizinische Entsprechung zum Hubble-Weltraumteleskop: Sie erlaubte den Wissenschaftlern, Entwicklung und Verhalten des ungeborenen Kindes in nie da gewesenen Einzelheiten zu erforschen. Nur dank dieser technischen Fortschritte war es möglich, das Leben im Uterus mit unübertroffener Wirklichkeitsnähe zu filmen.

Dieses Buch zeigt durch die Kombination der spektakulären Aufnahmen von Barlow und Campbell und die chronologische Schilderung des vorgeburtlichen Lebens, dass solche Einblicke in die wundersamen Prozesse der Schwangerschaft und die verborgene Welt des Fetus eine wissenschaftliche Herausforderung sein können, die uns alle inspiriert.

DIE REISE

Dieses Baby hat das Ende seiner neunmonatigen Reise erreicht. Es ist ein Mädchen, und es kann bereits schmecken, hören, riechen, tasten und aus Erfahrungen lernen. Die Geräusche, die es vernimmt, werden zunehmend lauter, das Unbehagen über die beengten Verhältnisse in seiner kleinen Welt wächst. Nach 266 Tagen ist der weiche Kokon unbequem geworden und es gibt nur eine Möglichkeit, Abhilfe zu schaffen: das Nest verlassen. Nur noch kurze Zeit, dann wird es in eine unbekannte Welt mit grellen Lichtern, Lärm und kalter Luft hinauskatapultiert – und es gibt kein Zurück.

Das Baby: kurz vor dem errechneten Geburtstermin →

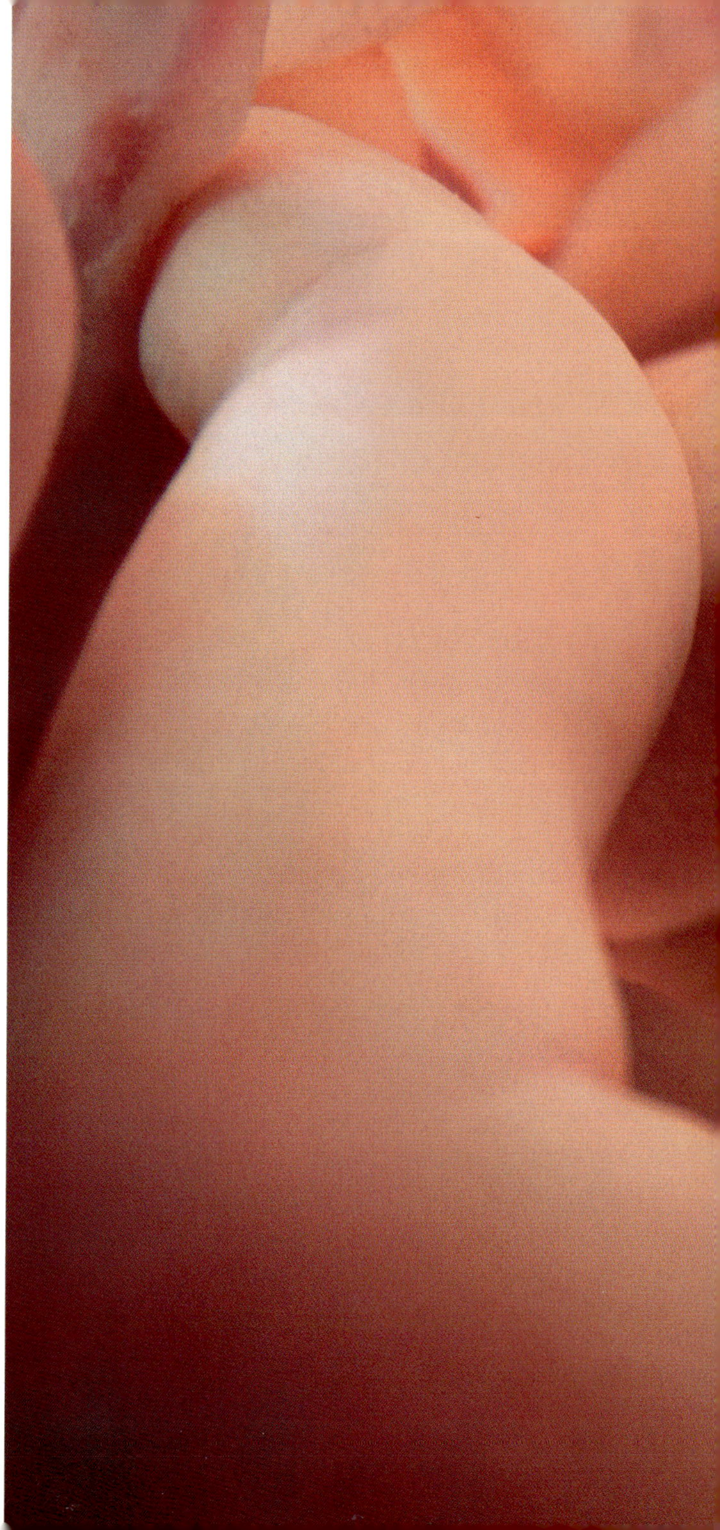

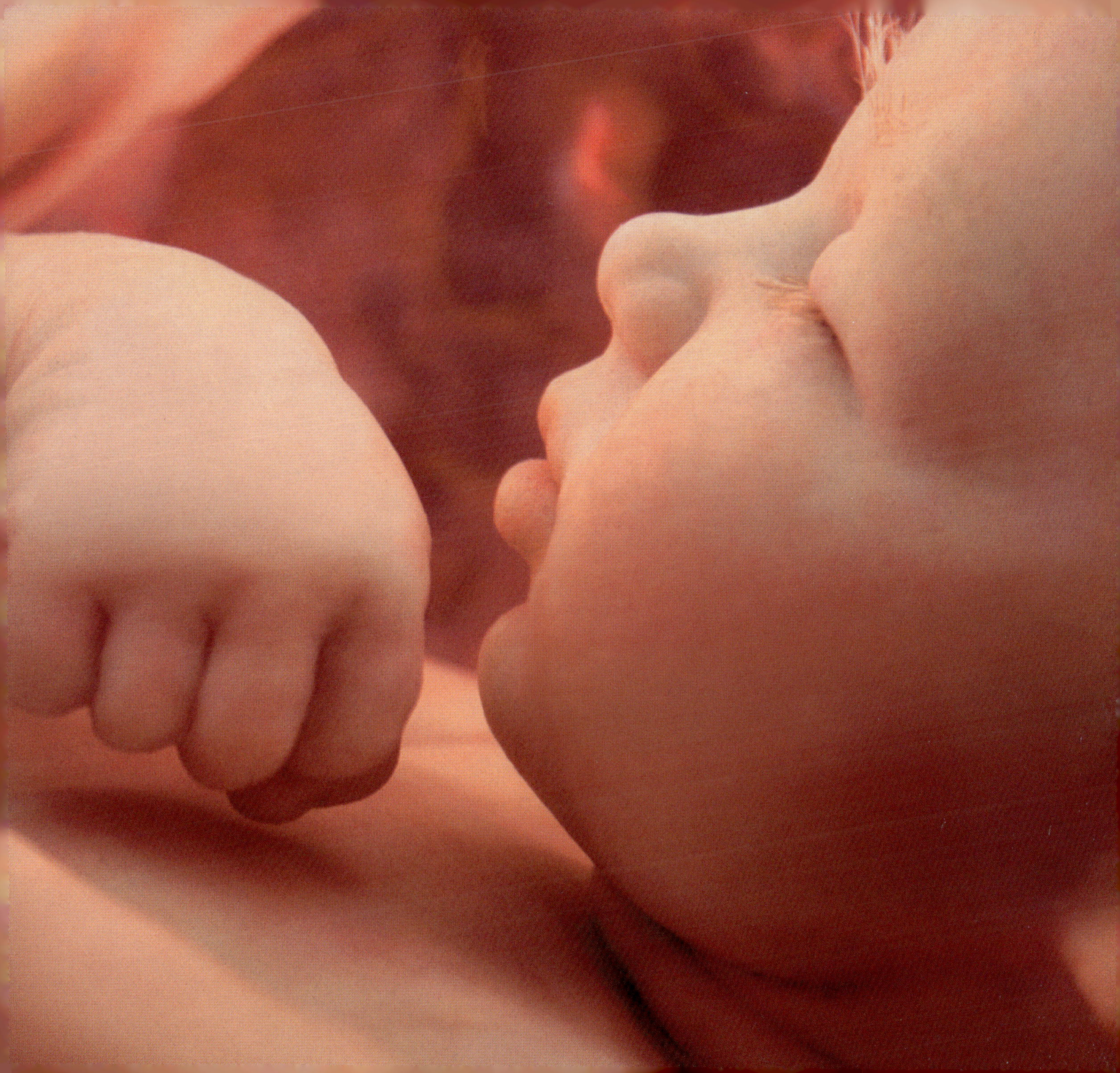

DER REISEABLAUF

Dies ist der Bericht einer abenteuerlichen Reise, die aus der intrauterinen Perspektive geschildert wird. Sie beginnt in dem Augenblick, in dem zwei Zellen miteinander verschmelzen, und endet mit der Geburt des Kindes, in diesem Fall eines kleinen Mädchens.

Es steht kurz davor, ins Leben hinauszutreten, hat aber schon neun höchst dramatische Monate hinter sich. In nur 38 Wochen hat es sich von einer einzigen Zelle in ein Lebewesen mit Billionen von Zellen verwandelt, darunter 350 spezialisierte Zelltypen, die sich zusammengeschlossen haben und ihm seine unvorstellbar komplexe Form und Struktur verleihen.

Unter Verwendung neuartiger drei- und »vierdimensionaler« Scanningtechniken – elektronische Abtastverfahren, die jede Veränderung erfassen und wiedergeben – öffnet sich ein Fenster, das es uns ermöglicht, einen Blick in den Uterus zu werfen und die fetale Entwicklung mit eigenen Augen zu verfolgen. Dieses Bildmaterial, kombiniert mit raffinierten Computeranimationen, nimmt uns auf eine Reise in das Innere der Gebärmutter mit, in eine bisher unbekannte Welt, die offenbart, dass der Fetus ein wesentlich komplexeres Verhalten zeigt, als man bisher angenommen hatte.

Während seiner Odyssee im Mutterleib entwickelt er die Fähigkeit, zu lachen, die Stimme seiner Mutter zu erkennen und möglicherweise sogar zu träumen. Die Mutter bietet ihm Schutz und Nahrung, aber der wirkliche Star der Schau ist der Fetus, der in Einklang mit einer Reihe hochkomplizierter »Baupläne«, die im Augenblick der Empfängnis festgelegt werden, wächst und gedeiht.

Für die meisten Frauen zählt der Monat für die grafische Darstellung des Schwangerschaftsverlaufs, während Ärzte und Hebammen in Schwangerschaftswochen (SSW) rechnen. Da der Zeitpunkt der Empfängnis nicht immer eindeutig feststeht, ist es zweckmäßig, den ersten Tag der letzten Periode der Mutter (post menstruationem) für die Berechnung des voraussichtlichen Geburtstermins zugrunde zu legen, was eine Tragezeit von insgesamt 40 Wochen oder 280 Tagen beinhaltet.

Doch Eisprung und Empfängnis finden normalerweise erst zwei Wochen nach Einsetzen der letzten Menstruation statt: Mit anderen Worten, 14 Tage vergehen, bevor Samen- und Eizelle zusammentreffen. Wenn man die Tragezeit nach dem Zeitpunkt der Empfängnis berechnet (post conceptionem), dauert die Reise also 38 Wochen oder 266 Tage.

Die Schwangerschaft wird in der Regel in drei »Trimester« mit jeweils drei Kalendermonaten unterteilt. Jedes Trimester enthält wichtige Meilensteine in der Entwicklung des ungeborenen Kindes. Im ersten Trimester werden sämtliche Organe und embryonalen Versorgungssysteme angelegt; im zweiten Trimester wächst es rapide und ist fähig, komplexe koordinierte Aktivitäten auszuführen (im Falle einer Frühgeburt könnte es mithilfe einer Intensivtherapie überleben); und im dritten Trimester nimmt es an Gewicht zu und entwickelt Verhaltensmuster, die es auf ein Leben außerhalb der Gebärmutter vorbereiten.

Was die Größe angeht, so wird der Fetus vom Scheitel bis zum Steiß gemessen – man spricht von der sogenannten Sitzhöhe. Alle Längen-, Gewichts- und Zeitangaben beruhen auf Durchschnittswerten.

Warten im Uterus: Baby mit 38 Wochen →

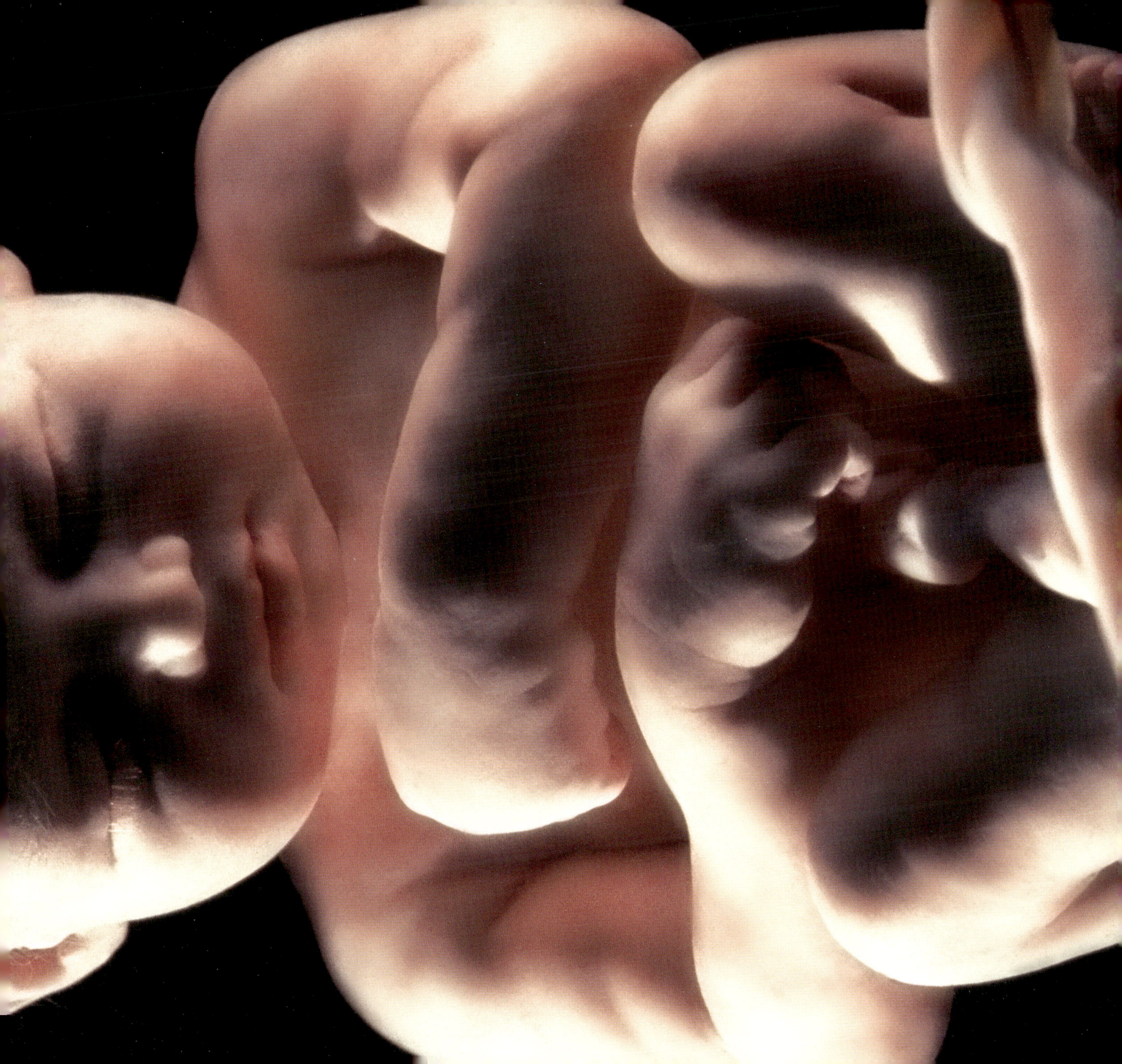

DIE SAMENZELLE

Ei trifft Sperma – damit beginnt die Reise ins Leben. Während der Ejakulation erzeugt ein geschlechtsreifer, gesunder Mann einen knappen Teelöffel Samenflüssigkeit, die in die Scheide der Frau eindringt und zwischen 200 und 600 Millionen Spermien oder Samenzellen enthält. Jede Samenzelle ist mit einer kostbaren Fracht bestückt – dem genetischen Code des Vaters – und dient explizit als »Transportmittel«. Sie besitzt einen kompakten Kopf mit einem Kern, in dem sich das Erbgut befindet, und einen langen Schwanz zur Fortbewegung, der mit Mitochondrien gefüllt ist, batterieförmigen »Miniaturkraftwerken«, die Zellen mit Energie versorgen.

Die Hoden eines Mannes arbeiten ohne Unterlass und produzieren mehr als 1000 Samenzellen in der Sekunde. Die Samenzellen haben eine Lebensdauer von ungefähr 72 Tagen. Sie reifen und entwickeln die Fähigkeit, zu »schwimmen«, um sich in einem Zeitraum von zwölf Tagen den Weg durch die Nebenhoden (Epididymis) zu bahnen; diese bestehen hauptsächlich aus einem Labyrinth enger Gänge, die annähernd sieben Meter lang und stark gewunden sind. Dieser Prozess ist knifflig und eine Hürde, an der viele scheitern. Selbst bei Samen von guter Qualität weisen bis zu 40 Prozent der ejakulierten Spermien Anomalien auf – sie können einen zu großen Kopf, einen geknickten Schwanz, zwei Köpfe und zwei Schwänze haben oder der Kopf fehlt ganz. Dass es ihnen gelingt, eine Eizelle zu befruchten, ist unwahrscheinlich: Die meisten sind unfähig, auch nur durch den säurehaltigen Zervixschleim (Mukus) in den Zervixkanal zu gelangen, doch ihre Anwesenheit scheint die Fertilität nur dann zu beeinträchtigen, wenn sie mehr als 85 Prozent aller vorhandenen Spermien ausmachen.

Die Qualität der Spermien hängt auch von der Lebensführung des Mannes ab. Durch Verzicht auf Nikotin, Alkohol im Übermaß, heiße Bäder und enge Unterwäsche verbessern sich die Chancen, gesunde Samenzellen in größerer Menge zu erzeugen. Allergien, Umweltschadstoffe und Strahlenbelastung können dazu beitragen, die Anzahl abnormer Spermien zu erhöhen. Kaffee scheint die Samenzellen dagegen zu stimulieren, weiter, schneller und ausdauernder zu schwimmen. Bei gesunden Spermien gehört mehr als die Hälfte zu den robusten Schwimmern mit hoher »Motilität«, dennoch ist nur annähernd ein Viertel in der Lage, sich kraftvoll in Richtung Ziel fortzubewegen.

Selbst für die guten Schwimmer ist die Reise lang und beschwerlich, da sie die kleinsten Zellen im menschlichen Körper sind und nicht mehr als zwei bis drei Millimeter in der Minute zurücklegen. Der Weg führt durch die Vagina und den Muskelring, der den Gebärmutterhals bildet, in den Uterus und in einen der beiden Eileiter, wo sie von der Eizelle – der größten Zelle im Körper einer Frau – erwartet werden.

Dicht an dicht: Sperma unter einem Elektronenmikroskop →

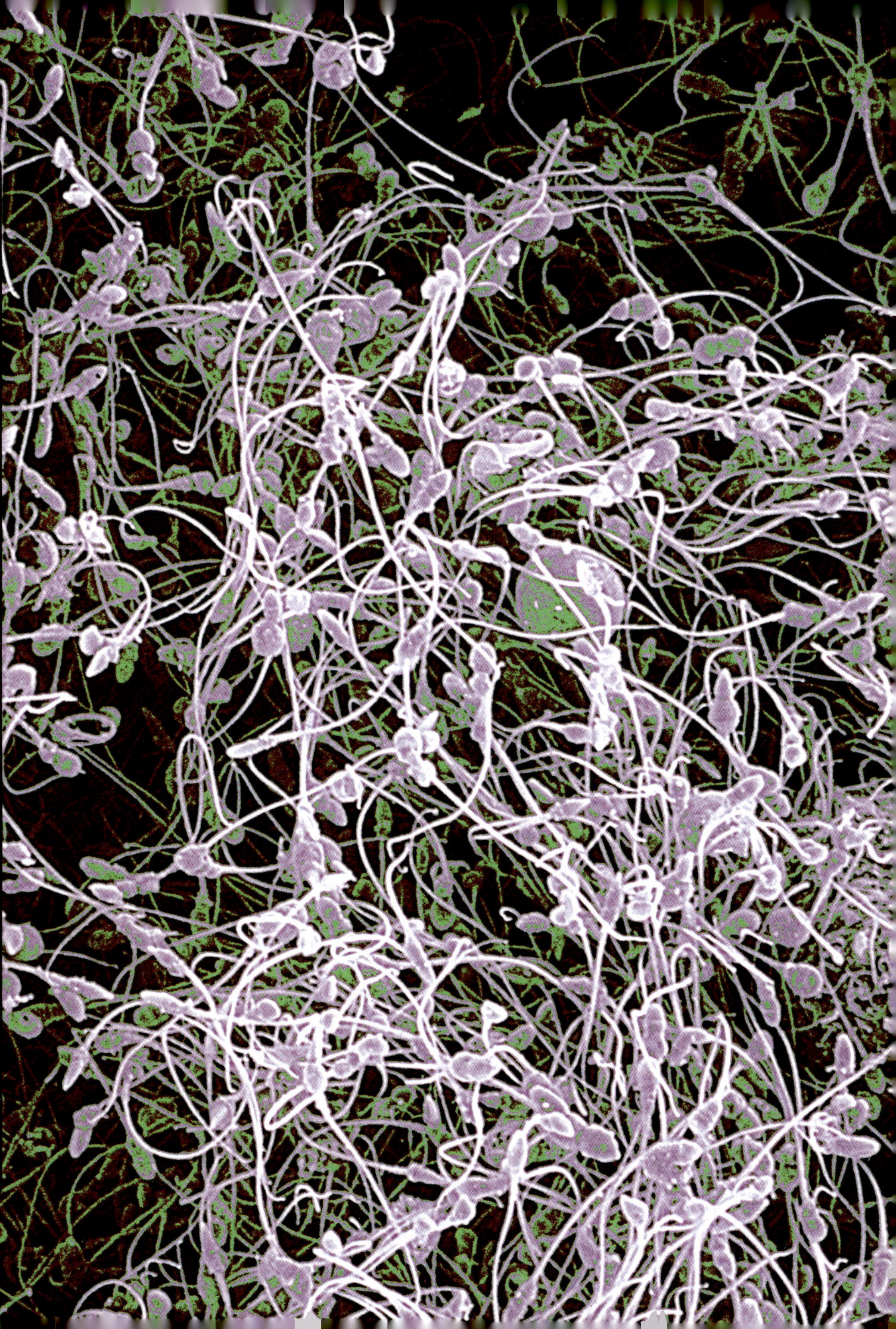

SPERMIENZÄHLUNG

Die Ejakulatmenge eines normalen Mannes beläuft sich im Durchschnitt auf 3,5 Milliliter, rangiert aber in einem Bereich zwischen zwei und sechs Milliliter. Die Samenzellen machen weniger als zehn Prozent des Samens aus. Der Rest besteht aus Sekreten, die von den akzessorischen Geschlechtsdrüsen abgesondert werden: Samenbläschen, Bulbourethraldrüse und Prostata. Diese Flüssigkeiten schützen die Spermien vor der säurehaltigen Umgebung der Vagina, verbessern ihre Mobilität und versorgen sie mit Fruchtzucker, um ihre Energie zu steigern.

Im Ejakulat gesunder Männer sind in der Regel mehr als drei Milliarden Spermien pro Milliliter Samen enthalten. Obwohl es von Fall zu Fall Unterschiede gibt, können auch Männer, deren Samen 600 Millionen Spermien pro Milliliter oder 1,5 Milliarden im gesamten Ejakulat enthalten, noch fruchtbar sein. Ein Mann mit weniger als 300 Millionen Spermien je Milliliter Samen ist wahrscheinlich steril, vor allem, wenn das Ejakulat unbewegliche und pathologische Spermien enthält. Bei der Beurteilung der möglichen Fertilität müssen die Ärzte folglich die Gesamtanzahl und Motilität der Spermien in Betracht ziehen. Wenigstens 40 Prozent der Spermien sollten zwei Stunden nach der Ejakulation noch beweglich sein. Bei einem Drittel bis zur Hälfte aller Paare, deren Kinderwunsch unerfüllt bleibt, ist männliche Unfruchtbarkeit für den mangelnden Erfolg verantwortlich.

DIE EIZELLE

Jeden Monat setzen die Eierstöcke einer Frau eine einzige Eizelle frei, die ihren eigenen genetischen Code enthält. Die Zellen, aus denen die Eizellen entstehen, wurden bereits angelegt, als sie selbst noch ein Embryo war. Eine Frau wird mit etwa zwei Millionen potenziellen Eizellen geboren, doch zu Beginn der Pubertät ist die Anzahl bereits auf etwa 400 000 geschrumpft. Bis zum 35. Lebensjahr, wenn sich der Abbau noch beschleunigt, büßt sie ungefähr 1000 Eizellen im Monat ein.

Jeden Monat, gleich nach Beendigung der Menstruation, wird von der Hypophyse, einer kleinen Drüse im Gehirn, ein follikelstimulierendes Hormon (FSH) in die Blutbahn ausgeschüttet. Dieses Hormon wirkt auf die Eierstöcke ein, die sich am Ende der Eileiter befinden, und löst die Entwicklung eines kleinen Teils der pränatal angelegten Eizellen aus. Diese Eizellen reifen in einem mit Flüssigkeit gefüllten Bläschen heran, dem sogenannten Follikel, dessen Größe unter dem Einfluss des FSH zunimmt. Jeden Monat setzt bei annähernd 20 Eizellen dieser Prozess ein, wobei in der Regel nur ein Follikel das Tertiärstadium und damit die volle Reife erreicht. Die anderen schrumpfen und die darin enthaltenen Eizellen sterben ab.

Die Eizelle reift an einer Seite des Follikels heran, umgeben von spezialisierten Zellen, die sie mit Nährstoffen versorgen und Östrogene produzieren. Dieses Hormon gelangt in den Blutstrom und regt das Wachstum der Gebärmutterschleimhaut und des Brustgewebes an. Wenn der Östrogengehalt im Blut seinen Höchststand erreicht, erfolgt eine Rückmeldung an den Hypothalamus – ein Kontrollzentrum im Gehirn –, die besagt, dass der Follikel reif und für den Eisprung bereit ist. Der Hypothalamus reagiert mit der Botschaft an die Hypophyse, ein »luteinisierendes Hormon« (LH) auszuschütten, das ungefähr 36 Stunden später die Ausstoßung der Eizelle aus dem Follikel auslöst. Dieser Follikel- oder Eisprung, auch Ovulation genannt, findet etwa am 14. Tag des Menstruationszyklus statt.

Kurz nach der Ovulation bricht die Wand des gesprungenen Follikels zusammen. Unter dem Einfluss des luteinisierenden Hormons (LH) entsteht aus den Resten das Corpus luteum (Gelbkörper), das sowohl Progesteron als auch Östrogen produziert. Diese Hormone, vor allem Progesteron, machen den Uterus für eine Konzeption und Einnistung des befruchteten Eis empfänglich, indem sie seine Zellen anregen, das Endometrium – die Schleimhaut der Gebärmutter – zu verdicken und Nährstoffe zu erzeugen, die für die embryonale Entwicklung unerlässlich sind.

Jeder Eierstock stößt abwechselnd eine Eizelle aus, gelegentlich auch mehr, sodass die Ovulation immer nur in einem Ovar stattfindet. Die freigesetzte Eizelle ist von einer klaren gelatineartigen Schutzhülle – der Zona pellucida oder Glashaut – und einer Außenschicht aus Follikelzellen umgeben. Mit einem Durchmesser von ca. 0,1 Millimetern ist sie mit dem bloßen Auge als winziger Fleck erkennbar.

KONZEPTION

Auch eine Frau, die keine Antibabypille nimmt – mit der man den Follikelsprung unterdrückt –, stößt im Verlauf ihrer reproduktiven Phase nur 400 oder weniger reife Eizellen aus. Die Befruchtung muss wenige Stunden bis spätestens einen Tag nach der Ovulation erfolgen. Deshalb gibt es während ihrer gesamten Lebenszeit nur etwa 400 Tage, an denen sie schwanger werden kann. Da die Spermien im weiblichen Fortpflanzungssystem einige Tage überleben können, erhöht sich die Anzahl der befruchtungsfähigen Tage nach dem Koitus zum Glück auf insgesamt 1200 (der Tag des Eisprungs und die beiden vorhergehenden Tage).

Eine reife Eizelle, umgeben von der Eihülle (Zona pellucida) →

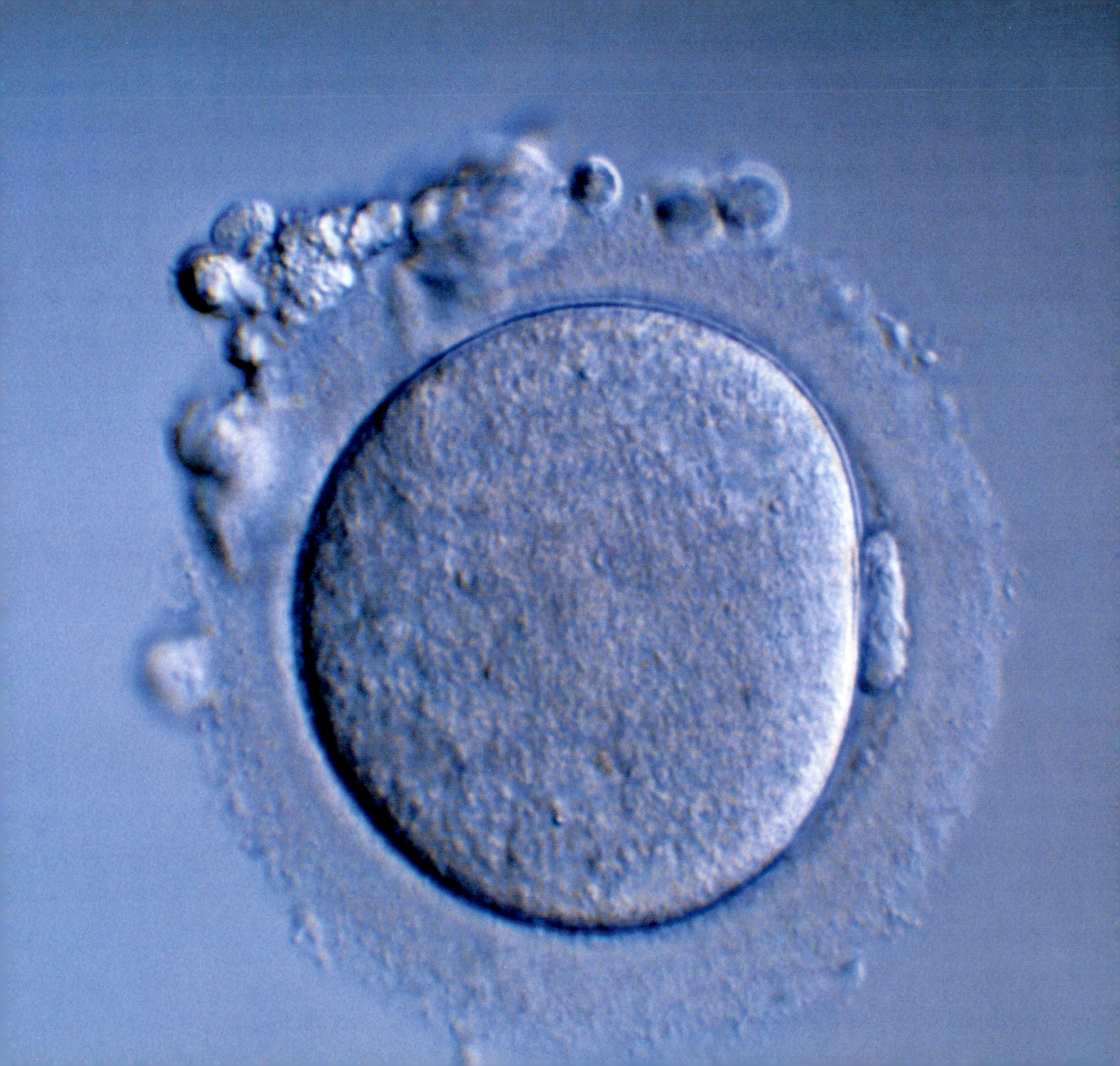

DAS SPERMIEN-RENNEN

Samenzelle und Eizelle befinden sich nun auf Kollisionskurs. Nach dem Follikelsprung wird die Eizelle von zarten Zellfortsätzen, die den Tentakeln von Seeanemonen gleichen, in den Eileiter transportiert. Sobald sie sich im Innern befindet, schieben winzige Flimmerhärchen, Cilien genannt, die Eizelle mittels Flimmerschlag durch den Eileiter in den Uterus.

Wie die Samenzellen den Weg zum Ei finden, ist noch immer ein Rätsel. Neuere Forschungen deuten darauf hin, dass sie ihr Ziel anhand des Geruchs wahrnehmen: Sie besitzen Duftrezeptoren, wie man sie normalerweise in den Sinnesnervenzellen der Nase findet. Diese scheinen ihnen die Orientierung zu erleichtern und sie zu veranlassen, in Richtung der chemischen »Lockstoffe« zu schwimmen, die von der Eizelle ausgehen.

Doch welche Samenzellen letztendlich das Ziel erreichen, ist reine Glückssache. Das Rennen ist so anstrengend, dass nur ein paar Hundert von den Millionen überleben, die an den Start gegangen sind. Von der Vagina ausgehend, schaffen weniger als 100000 die Etappe durch die Zervix und nur 200 gelangen in den Eileiter, wobei die Anzahl der ejakulierten Spermien allem Anschein nach keine Rolle spielt. Und nur eine einzige Samenzelle geht als Sieger aus dem Konkurrenzkampf hervor und kann die Eizelle befruchten.

Die erste Hürde ist das feindliche Umfeld in der Vagina. Die Sekrete, die sie absondert, sind säurehaltig, um zu verhindern, dass Bakterien und andere schädliche Organismen Gebärmutter und Eileiter infizieren. Unter dem Einfluss von Enzymen aus der Prostata flockt das Sperma zunächst aus, wird aber nach 15 bis 20 Minuten wieder flüssig. Die Gerinnung schützt die Samenzellen vor den säurehaltigen Scheidensekreten und verhindert, dass sie aus der Vagina sickern, bevor sie sich mit dem Kopf voran ins Rennen stürzen können. Binnen einer Minute oder zwei sind die Spermien in der Zervix, und fünf bis zehn Minuten später haben die ersten die Gebärmutter passiert und die Eileiter erreicht. In den nächsten 80 Stunden können auch Spermien, die sich in den Vertiefungen der Zervixdrüsen im Gebärmutterhalskanal angesammelt haben, noch in den Uterus gelangen, aber die meisten der ejakulierten Samenzellen überleben höchstens 48 Stunden.

Während der Reise durch den Uterus werden die Samenzellen hyperaktiv und erreichen ihre volle Befruchtungsfähigkeit. Sobald sie sich im Eileiter befinden, schwimmen sie aufwärts, unterstützt von Muskelkontraktionen der Gebärmutter und Eileiter – eine außergewöhnliche Fähigkeit, wenn man bedenkt, dass die Eizelle gleichzeitig in die entgegengesetzte Richtung bewegt wird. Die schnellste Samenzelle schafft es, in etwa fünf Minuten bis zum oberen Ende des Eileiters vorzudringen, während die meisten Spermien 45 Minuten für diese Etappe brauchen und bis zum tatsächlichen Zeitpunkt der Befruchtung bis zu zehn Stunden vergehen können.

Die Samenzellen, die als erste die Eizelle erreichen, sind die stärksten und lebenstauglichsten, und das erste Spermium, das mit der Membran der Eizelle verschmilzt, geht als Sieger aus dem Wettrennen hervor.

Das Einnisten: Samenzelle trifft auf Eizelle →

DIE GRÖSSE ZÄHLT

Mit einem Durchmesser, der etwa einem menschlichen Haar gleicht, ist die Eizelle 90000-mal größer als die Samenzelle und im Verhältnis viel unbeweglicher.
Diese augenfälligen Gegensätze könnten aus einem uralten evolutionären Kampf herrühren. Vor langer Zeit hatten die Geschlechtszellen allesamt die gleiche Größe. Doch dann tauchten zwei unterschiedliche Strategien für die geschlechtliche Fortpflanzung auf.
Um die Chancen der Verschmelzung mit den Geschlechtszellen anderer Lebewesen zu erhöhen, zahlt es sich aus, eine große Anzahl eigener Geschlechtszellen zu produzieren, die äußerst beweglich sind; deshalb begünstigt die natürliche Auslese kleine, wendige und in ausreichender Menge vorhandene Geschlechtszellen – Spermien. Andrerseits hat ein großer und gut ausgerüsteter Embryo eine bessere Startposition auf seinem Weg zu Wachstum und Reife; deshalb gibt die natürliche Auslese darüber hinaus Geschlechtszellen den Vorrang, die groß, gut genährt und unwillig sind, Energie zu verschwenden – Eizellen. Das Bündnis zwischen diesen beiden Strategien erklärt sowohl die Entwicklung von Samenzellen (klein, billig, Massenprodukt) und Eizellen (groß, teuer, rar) als auch die Evolution der Geschlechter.

DER MARATHON

Eine Samenzelle hat im Idealfall einen Kopf von 2,5–3,5 Mikrometern Breite und 4–5 Mikrometern Länge (den man nur unter dem Mikroskop erkennen kann). Sie muss eine Strecke von bis zu zehn Zentimetern (2000-mal die eigene Länge) durch das weibliche Fortpflanzungsystem zurücklegen, bis sie den Eileiter erreicht.

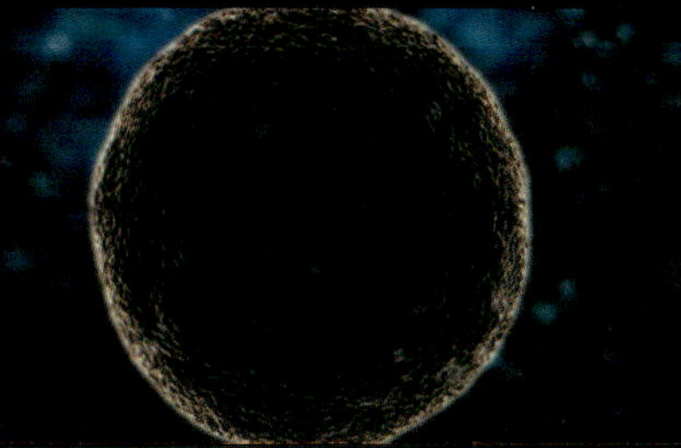

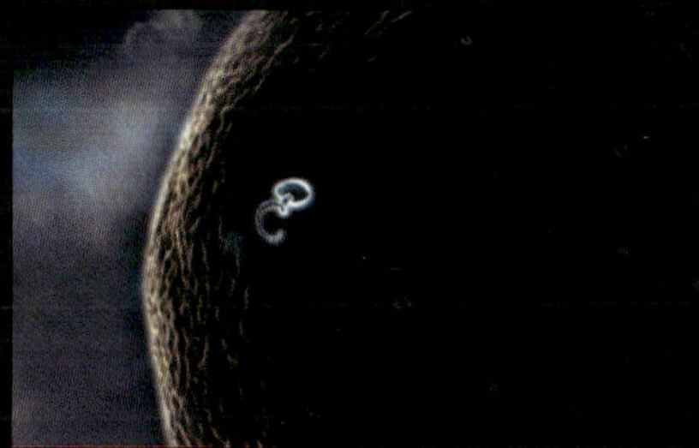

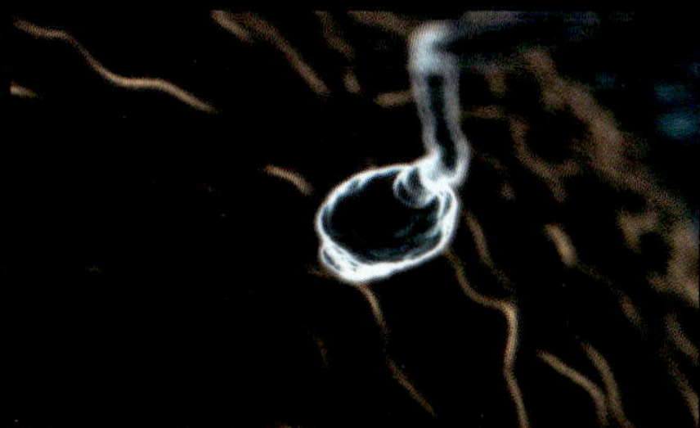

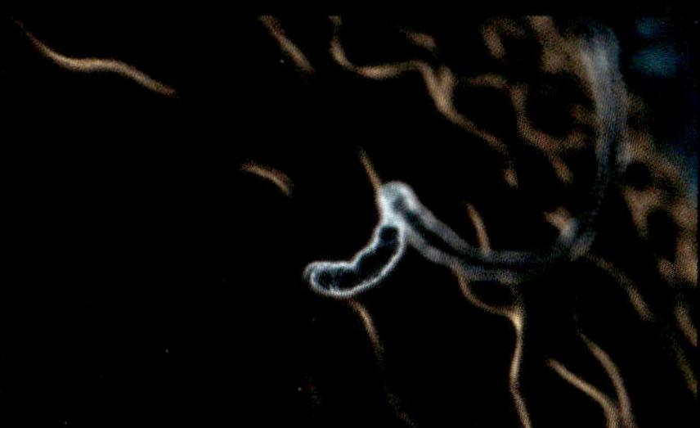

DAS ERSTE TRIMESTER

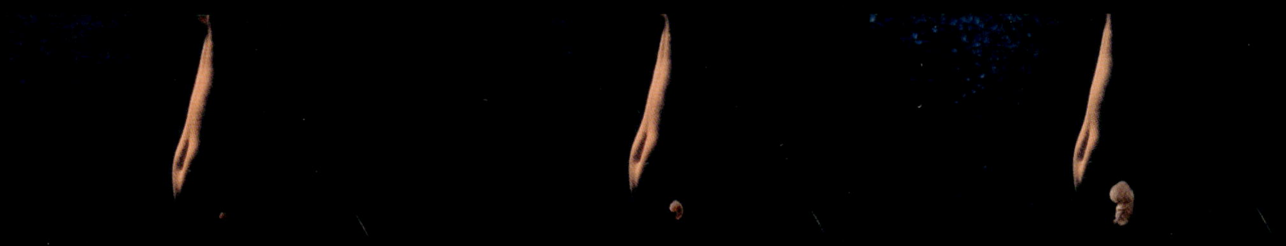

BEFRUCHTUNG 1. Tag

Die Samenzelle sieht sich nun der Herausforderung gegenüber, die Follikelepithelzellen rund um die Eizelle und danach ihre Schutzhülle, die Zona pellucida, zu durchdringen.

Dafür benötigt sie Spezialwerkzeug: ihre Kappe, die mit einem hochwirksamen Cocktail aus biologischen Katalysatoren gefüllt ist – Enzymen. Die Enzyme arbeiten wie ein chemischer Bohrer. Sie werden durch winzige Perforationen in der Kappe freigesetzt, sprengen die Follikelepithelzellen und ermöglichen den Spermien, durch die Zona pellucida zu gelangen: ein massiver chemischer Angriff.

Sobald die Samenzelle die Zona pellucida erreicht, bindet sie sich an deren Oberfläche und nimmt eine völlig neue Gestalt an. Angetrieben von einem Schwanz, setzt sie weitere Enzyme frei, die sich durch punktuelle Auflösung der Zona pellucida ihren Weg zur Eihaut bahnen. Inzwischen ist die Samenzelle »entwaffnet«: die Kappe und die Membran um den Kopf haben sich aufgelöst.

Die Samenzelle, die als zweite ankommt, geht leer aus. Sobald sich die erste Samenzelle an die Membran der Eizelle bindet und mit ihr verschmilzt, löst sie eine Veränderung in der Eizelle und der Zona pellucida aus, die allen nachfolgenden Spermien den Durchgang verwehrt.

Kopf und Schwanz der siegreichen Samenzelle dringen in die Eizelle ein, wobei die Membran der Samenzelle abgestreift wird. Der Schwanz löst sich ab und der Kern der Samenzelle wird zum Kern der Eizelle hingezogen. Langsam und harmonisch verschmelzen die beiden Zellkerne miteinander. Damit ist der Akt der Befruchtung vollendet: Zwei Bausteine mit genetischem Material, einer von der Mutter, einer vom Vater, vereinen sich und bilden gemeinsam einen neuen genetischen Code.

Diesen Augenblick, in dem die einzigartige DNA-Struktur eines Individuums angelegt wird – eine menschliche Signatur, die absolut einmalig ist – und die sich nie mehr wiederholt, bezeichnet man als Empfängnis. Die erste Zelle eines neuen menschlichen Lebens ist entstanden.

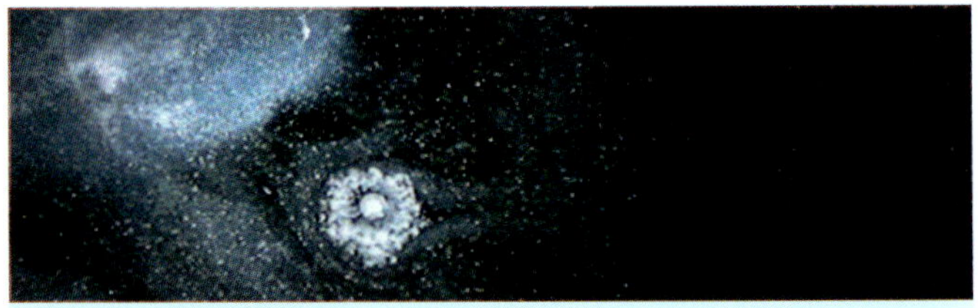

DER SIEGER ERHÄLT ALLES

Die Eizelle hat vor allem zwei Möglichkeiten, die Penetration von mehr als einer Samenzelle zu verhindern. Zum einen verändern sich durch das Verschmelzen der ersten Samenzelle mit der Eizelle die elektrischen und chemischen Eigenschaften der Eihaut, machen sie resistent gegen das Binden weiterer Spermien. Zum anderen sickert, ausgelöst durch die elektrischen Veränderungen, Kalzium aus der umgebenden Flüssigkeit in die Eizelle, die daraufhin spezielle chemische Granulate freisetzt. Das hat eine Verhärtung der Zona pellucida und eine Zerstörung der Rezeptoren auf ihrer Oberfläche zur Folge, an die die Samenzellen sich binden. Obwohl mehrere Samenzellen die Zona pellucida durchdringen können, gelingt es gewöhnlich nur einer Samenzelle, die Eizelle zu erreichen und sie zu befruchten. Dieses Mikrograf-Foto zeigt eine solche Samenzelle auf ihrem Weg durch die Zona pellucida. Doch manchmal gelangen versehentlich zwei Spermien ans Ziel. Der daraus resultierende Embryo macht einen normalen Eindruck, aber es kommt fast immer zu einer Spontanfehlgeburt aufgrund der Unfähigkeit, das überschüssige genetische Material zu integrieren. Rund ein Fünftel aller Spontanaborte wird durch solche Chromosomen-Abweichungen hervorgerufen.

**Aus zwei wird eins:
Verschmelzung von Ei- und Samenzellkern →**

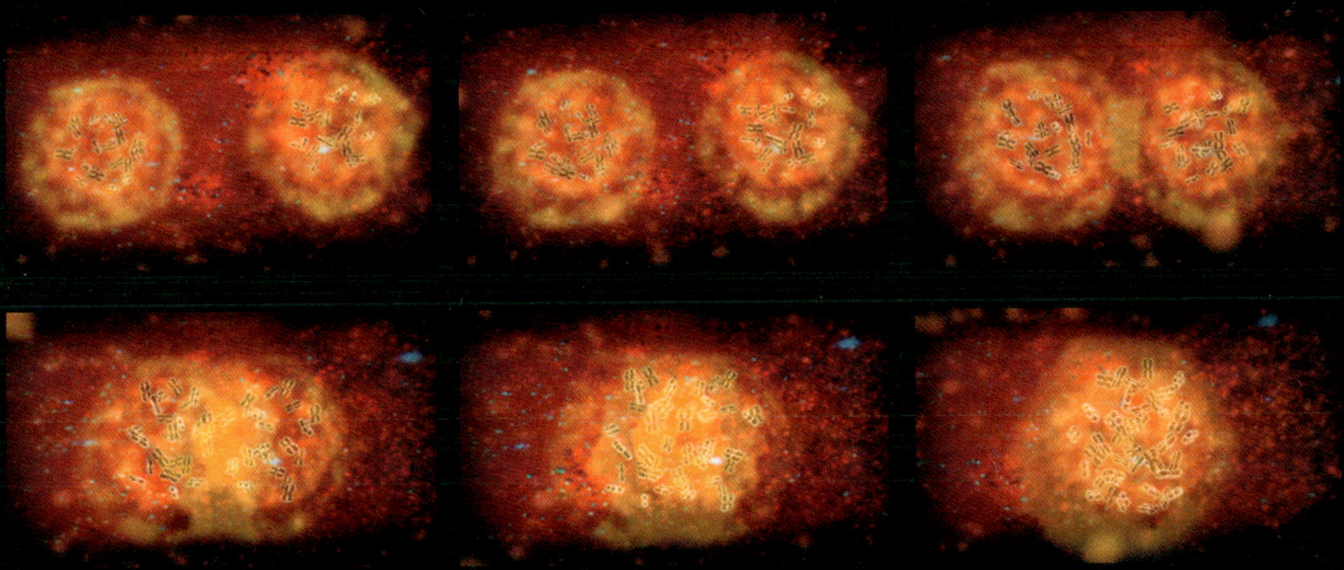

GENE UND CHROMOSOMEN

Die genetischen Informationen in Samen- und Eizelle werden in fadenähnlichen Strukturen, den Chromosomen gespeichert – 23 von der Mutter und 23 vom Vater. Jedes Chromosom besteht aus einem fest gedrehten und verknäulten DNA-Strang, einem Doppelhelix-Molekül, dem Träger der Erbinformationen. Auseinandergerollt und von einem Ende bis zum anderen gestrafft, wäre die Kette der DNA-Moleküle in einer menschlichen Zelle etwa zwei Meter lang.

Die Gene – eine Sequenz aus chemischen Buchstaben, in der die Grundinformationen für die Herstellung eines wichtigen Proteins enthalten sind – sind auf die gesamte Länge des gedrehten DNA-Stranges verteilt. Sie beinhalten den Schlüssel zur Individualität des Menschen, denn die Proteine, die sie codieren, bilden den größten Teil der »Maschinerie«, die eine Zelle steuert.

Ein Mensch besitzt 20000 bis 25000 Gene oder Erbfaktoren, ungefähr die gleiche Anzahl wie ein Huhn. Jeder Mensch hat einen vollständigen genetischen Bauplan von beiden Elternteilen mit auf den Weg bekommen, der im Kern buchstäblich jeder Körperzelle gespeichert und in 23 Chromosomenpaaren angeordnet ist, die sich aus der Verschmelzung von Samen- und Eizelle ergeben.

Unsere Erbfaktoren enthalten Anweisungen, die beispielsweise festlegen, dass wir weder Fisch noch Baum, sondern ein Mensch werden und welche charakteristischen Merkmale uns zu eigen sind. Jedes einzelne Gen oder eine spezifische Genkombination ist für die Entwicklung einer bestimmten Eigenschaft verantwortlich – beispielsweise, ob das Baby die Haare und den kräftigen Körperbau der Mutter oder die Augenfarbe und die langen Finger des Vaters erben wird; die Erbfaktoren entscheiden aber auch über die genaue Platzierung der Augen und die Anzahl der Finger. Einige sind »dominant«, das heißt, sie setzen sich durch und sind stets sichtbar. Andere sind »rezessiv« und können völlig verborgen bleiben. Zusammen machen sie die physische und genetische Einzigartigkeit jedes Menschen aus.

Beide Elternteile liefern gleichermaßen einen Beitrag zu einem Großteil des genetischen Codes, doch das Geschlecht des Kindes hängt ausschließlich vom Vater ab. Das 23. Chromosomenpaar hat die spezifische Aufgabe, das Geschlecht zu bestimmen. Die Eizelle der Mutter enthält stets ein X-Chromosom. Das vom Vater stammende Chromosom, das sich in der Samenzelle befindet, kann ein X-Chromosom (daraus entsteht ein Mädchen) oder ein merklich kleineres Y-Chromosom sein (daraus entwickelt sich ein Junge).

Obwohl sie es erst viel später erfahren, hat bei diesen Eltern eine Samenzelle mit X-Chromosom das Fertilisationsrennen gewonnen; das Kind wird also ein Mädchen. Aussehen und zahlreiche Charaktereigenschaften sind bereits durch die Erbanlagen vorherbestimmt – ob es beispielsweise ausdauernd, intelligent, abenteuerlustig oder musikalisch sein wird –, und selbst die Anfälligkeit für bestimmte Krankheiten wie Krebs, Schizophrenie und Diabetes steht weitgehend fest. Der genaue Kurs, den das Leben der neuen Erdenbürgerin nimmt, wird in hohem Maß von Faktoren wie Freunden, Familie und Umwelt beeinflusst, doch im Augenblick der Geburt ist ein Großteil ihrer Zukunft bereits festgeschrieben.

Baustein des Lebens:
Die DNA eines Chromosoms entwirrt sich →

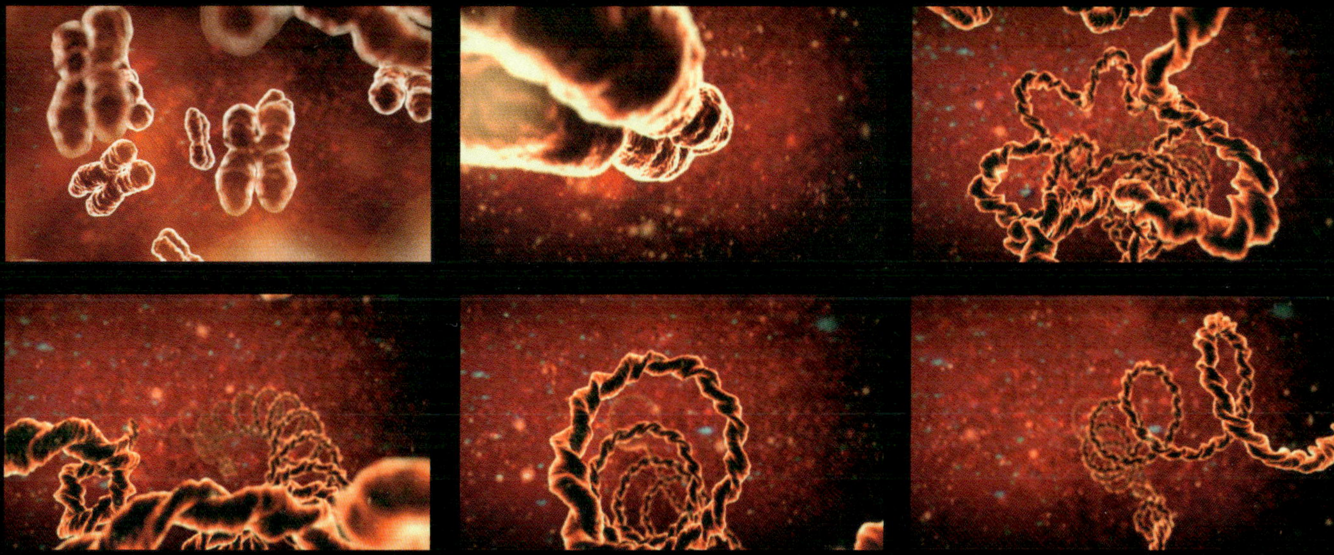

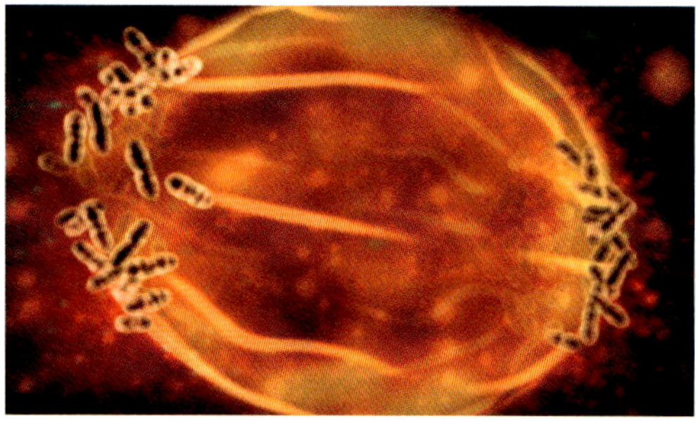

EINE BUNTE MISCHUNG

Alle menschlichen Körperzellen, mit Ausnahme der voll ausgereiften roten Blutkörperchen – die keinen Kern besitzen –, enthalten zwei Kopien der 23 Chromosomen, insgesamt also 46 Chromosomen. Bei der Entstehung der Samen- und Eizellen (Keimzellen) wird dieser volle Chromosomensatz mittels einer bestimmten Form der Zellteilung halbiert (siehe Seite 32). Im Verlauf dieses Prozesses liegen die Chromosomen zunächst paarweise zusammen und tauschen Abschnitte ihrer DNA-Sequenzen aus; dieser Austausch des mütterlichen und väterlichen Erbguts wird Rekombination genannt. Danach werden die Partner jedes Chromosomenpaares räumlich getrennt und bewegen sich zu den entgegengesetzten Polen der sich teilenden Zelle, wie oben abgebildet. Auf diese Weise werden die Chromosomen eines Paares nach dem Zufallsprinzip der einen oder anderen »Tochterzelle« zugeteilt und das »Chromosomenblatt« somit gut durchgemischt. Samen- und Eizellen enthalten Kombinationen des genetischen Materials, die sich nicht nur untereinander, sondern auch vom Erbgut in den Zellen der Eltern unterscheiden, die es weitergeben. Die Befruchtung stellt die ursprüngliche Anzahl von 46 Chromosomen wieder her und gewährleistet somit den Erhalt der Vielfalt in der menschlichen Spezies.

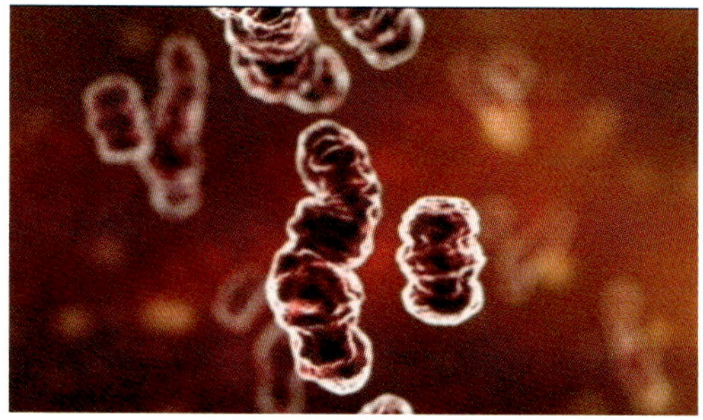

EINE FRAGE DES Y-CHROMOSOMS

2003 gelang es Wissenschaftlern, das gesamte Y-Chromosom zu entschlüsseln; dabei wurde festgestellt, dass die meisten der 78 Gene unmittelbar mit Aspekten der Männlichkeit verbunden sind, die Erzeugung von Sperma und Testosteron eingeschlossen. Das Y-Chromosom hat sich im Verlauf der letzten 300 Millionen Jahre, seit es erstmals in der Evolution auftauchte, 97 Prozent seiner Gene entledigt. Die Überlebenden haben als »Korrekturmaßnahme« Mutationen entwickelt, um weiteren Verlusten durch die natürliche Auslese und schlussendlich einer Ausrottung der männlichen Spezies vorzubeugen. Obwohl das Y-Chromosom (oben rechts) nur ein Sechstel der Größe eines X-Chromosoms besitzt (oben links), spielt es eine wichtige Rolle: Es gestattet den Wissenschaftlern Rückschlüsse auf das Evolutionsalter und den Ursprung der menschlichen Spezies. Das Y-Chromosom tauscht nur wenig genetisches Material durch Rekombination aus und da es ausschließlich über die männliche Verwandtschaftslinie vererbt wird, kann es – wie ein Familienname – dazu dienen, den Stammbaum der Menschheit zurückzuverfolgen.

Zelluläres Kraftwerk: Elektronenmikrografie von einem Mitochondrium (Zellorganelle) →

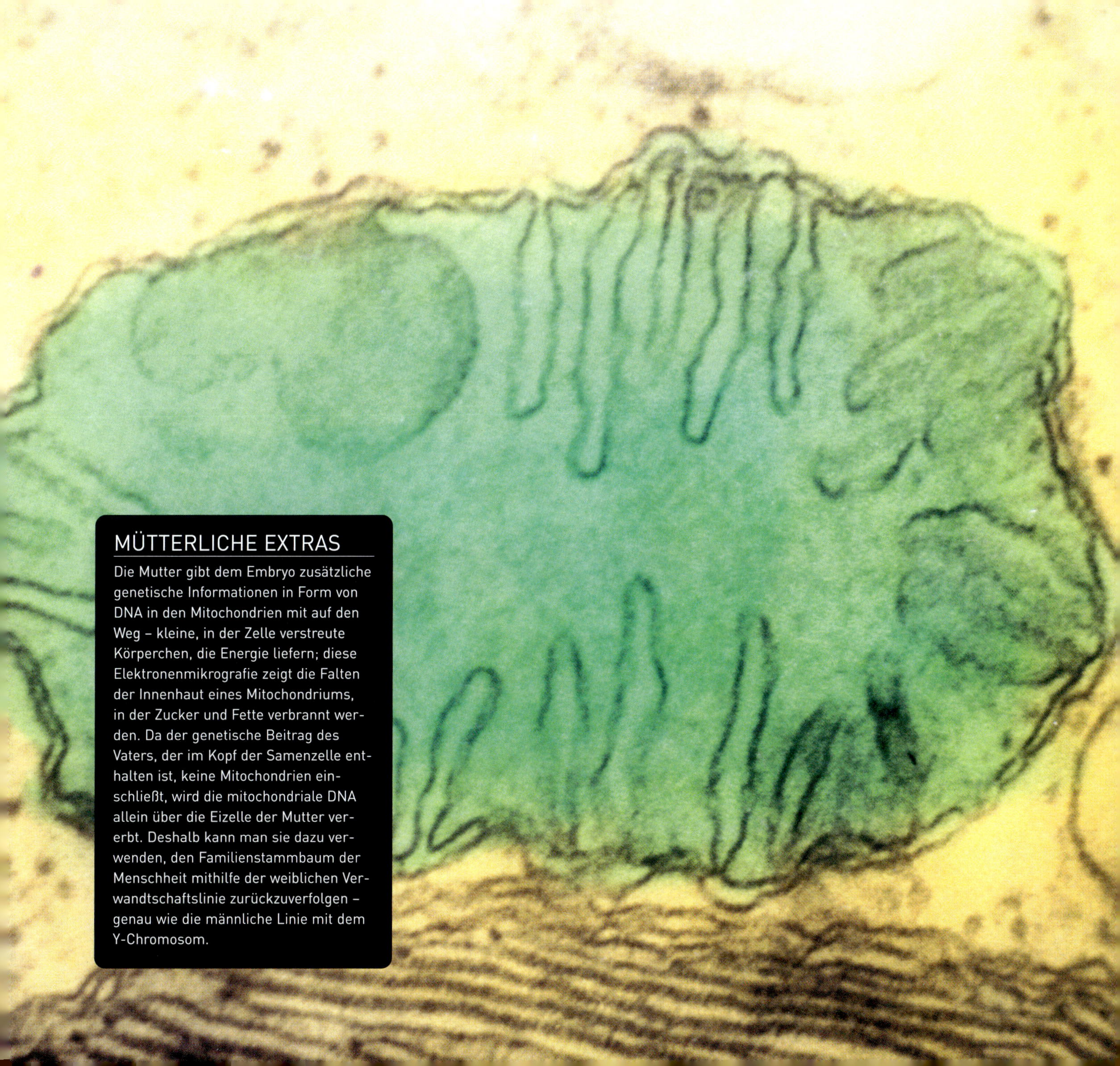

MÜTTERLICHE EXTRAS

Die Mutter gibt dem Embryo zusätzliche genetische Informationen in Form von DNA in den Mitochondrien mit auf den Weg – kleine, in der Zelle verstreute Körperchen, die Energie liefern; diese Elektronenmikrografie zeigt die Falten der Innenhaut eines Mitochondriums, in der Zucker und Fette verbrannt werden. Da der genetische Beitrag des Vaters, der im Kopf der Samenzelle enthalten ist, keine Mitochondrien einschließt, wird die mitochondriale DNA allein über die Eizelle der Mutter vererbt. Deshalb kann man sie dazu verwenden, den Familienstammbaum der Menschheit mithilfe der weiblichen Verwandtschaftslinie zurückzuverfolgen – genau wie die männliche Linie mit dem Y-Chromosom.

DIE REISE BEGINNT 2. TAG

Kurz nach der Befruchtung beginnt die Reise der Eizelle durch den Eileiter in die Gebärmutter. Ungefähr 30 Stunden später teilt sie sich das erste Mal. Da jede Körperzelle ihre eigene Ausfertigung des ursprünglichen genetischen Codes benötigt, werden die Chromosomen zunächst verdoppelt, indem sie eine identische Kopie ihrer DNA herstellen. Die ursprünglichen und die kopierten Chromosomen sammeln sich danach in der Mitte der Eizelle auf einer eigens für diesen Zweck gebildeten spindelähnlichen Struktur. Während sich die Fasern der Spindel zusammenziehen, driften die Chromosomen auseinander, verteilen sich auf die entgegengesetzten Enden des Zellkerns.

Sobald die beiden Chromosomensätze getrennt sind, teilt sich der Zellkern in zwei Hälften; aus der Zelle entstehen zwei identische kleinere Tochterzellen, die genau die gleichen genetischen Informationen wie die Mutterzelle enthalten. Diese normale Form der Zellteilung nennt man Mitose.

Eine besondere Form der Zellteilung, die sogenannte Meiose oder Reifeteilung, findet bei der Entstehung von Keimzellen – Samenzellen und Eizellen – in den Hoden und Eierstöcken statt. Die Ur- oder Vorläuferkeimzellen reduzieren ihre Chromosomenzahl auf die Hälfte des Bestandes, den die anderen Zellen aufweisen: Sie besitzen am Ende keinen doppelten, sondern nur noch einen einfachen Chromosomensatz. Dieser Vorgang vollzieht sich in zwei Schritten. Die Urkeimzelle teilt sich und bildet zwei Zellen mit jeweils einem Chromosomensatz. Beide Zellen verdoppeln anschließend ihren Chromosomensatz und teilen sich abermals, sodass jede der vier neu entstandenen Zellen jeweils einen Chromosomensatz zugewiesen bekommt.

Bei Männern beginnt dieser Prozess in der Pubertät; dabei entstehen aus jeder Urkeimzelle vier Samenzellen. Bei Frauen werden die Urkeimzellen bereits vor der Geburt gebildet, wenn der Fetus drei Monate alt ist, aber sie werden bis zur Pubertät in den Eierstöcken gespeichert. Kurz vor der Ovulation schließt die Eizelle den ersten Teilungsschritt ab. Doch im Gegensatz zur Produktion von Samenzellen erfolgt die Teilung der Eizelle völlig unausgewogen. Hier enthält eine Zelle am Ende einen Chromosomensatz und den Großteil des Zellinhalts, während die andere außer dem Chromosomensatz wenig sonst zugeteilt bekommt, funktionsuntüchtig und verkümmert ist. Dieses sogenannte Polkörperchen wird von der Hauptzelle ausgestoßen und löst sich bald auf.

Erst nach der Befruchtung findet der unerlässliche zweite Zellteilungsschritt statt, wobei der überschüssige Chromosomensatz wieder mit einem Polkörperchen hinausgeschleust wird und sich schließlich auflöst. Das Ergebnis ist das Heranreifen einer einzigen großen Eizelle aus jeder Urkeimzelle. (Ein Polkörperchen aus der ersten Zellteilungsphase ist auf S. 21 abgebildet: ein ovales Gebilde an der rechten Seite der Eizelle.)

Niemand weiß, ob Polkörperchen jemals befruchtet werden, aber es gibt eine Theorie, die besagt, ein befruchtetes Polkörperchen könnte mit einer befruchteten Eizelle verschmelzen und eine Art Chimäre erzeugen – einen äußerst selten vorkommenden Organismus, der aus Zellen mit zwei unterschiedlichen genetischen Codes besteht.

Die Eizelle durch Fächeln weiterbewegen: Cilien in der Schleimhaut des Eileiters →

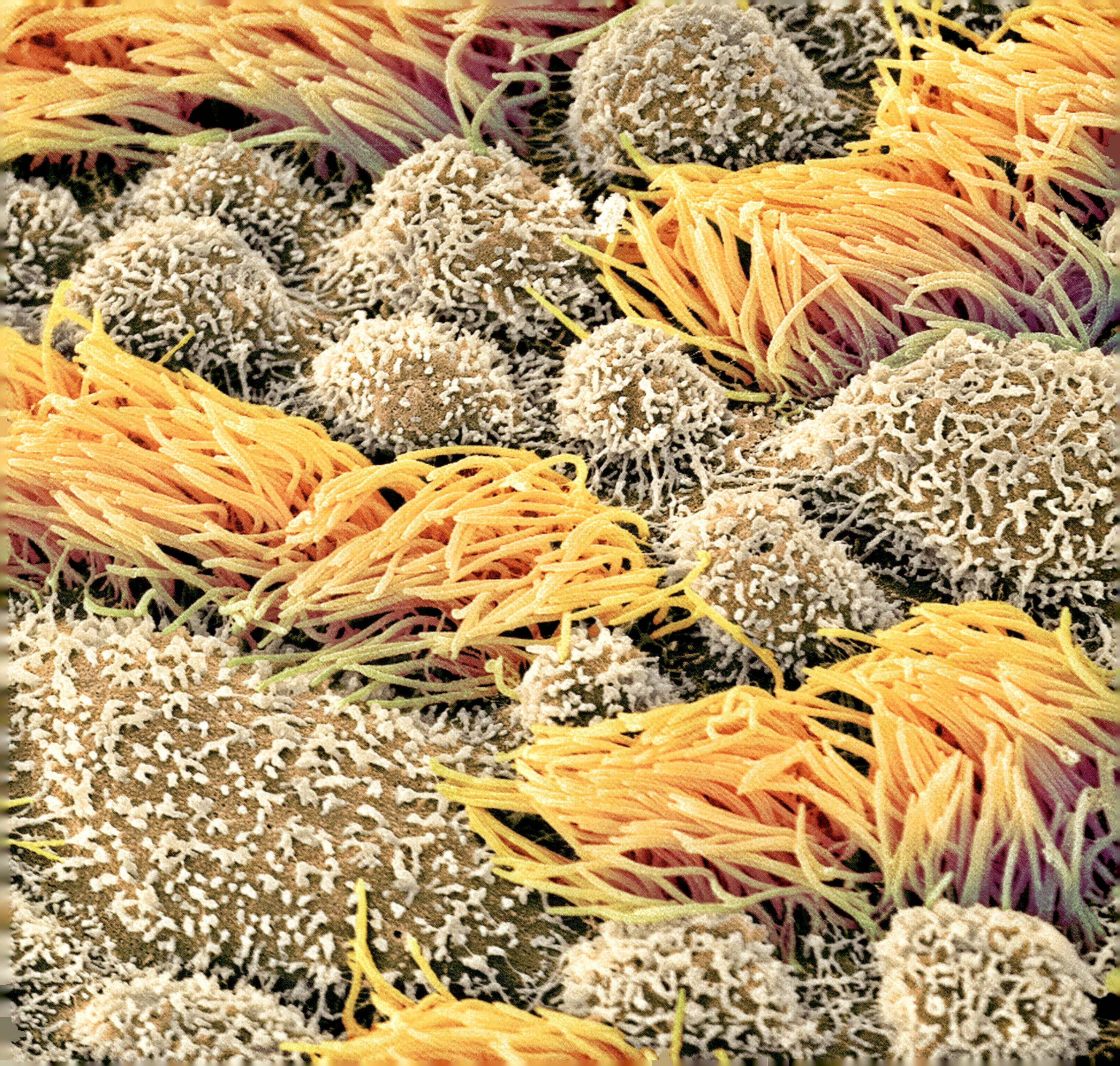

DIE ZELLKUGEL 5. TAG

Der Teilungsprozess wird fortgesetzt, während der kleine »Zellklumpen« den Eileiter passiert. Da die neu entstandenen Zellen dabei von den Nährstoffen abhängig sind, die vor der Befruchtung in der Eizelle gespeichert wurden, werden sie mit jeder Teilung kleiner: Die ganze Traube wird nie größer als die ursprüngliche Eizelle und bleibt von der Zona pellucida umhüllt.

Etwa im Acht-Zellen-Stadium verändert die Zelle ihre Form und ballt sich zu einer kompakten Kugel zusammen. Enthält die Kugel zwölf bis 15 Zellen, gleicht sie der Frucht des Maulbeerbaumes und wird Morula genannt. Wenn sie drei oder vier Tage nach der Befruchtung den Uterus erreicht, besteht sie aus 32 bis 64 Zellen. In den nächsten zwei oder drei Tagen verwandelt sie sich in eine Blastozyste oder Keimblase, einen mit Nährflüssigkeit aus der Gebärmutter gefüllten Hohlkörper.

Etwa zwei Tage nach der Ankunft der Blastozyste im Uterus und kurz vor der Implantation der befruchteten Eizelle beginnt sich die Zona pellucida durch Sekrete aus der Gebärmutterschleimhaut aufzulösen. Bisher hatte diese dicke gelatineartige Schicht die Zellansammlung geschützt und verhindert, dass sie sich versehentlich an die Eileiterwand heftete. Das Auflösen der Schützhülle – verbunden mit dem »Einnisten der Blastozyste« – ist ein entscheidender Schritt für eine erfolgreiche Schwangerschaft. Er ermöglicht der Blastozyste, größer zu werden und dabei Substanzen freizusetzen, die den Zerfall der Uterusschleimhaut während der Implantationsphase beschleunigen.

Während die Blastozyste wächst, teilt sie sich in zwei Hälften. Aus der äußeren abgeflachten Zellschicht, die man als Trophoblast bezeichnet, entsteht die Plazenta, während sich aus der inneren Zellmasse (Embryoblast) der Embryo entwickelt. Für diese inneren Zellen, embryonale Stammzellen genannt, liegt noch keine spezifische Verwendung im Organismus vor. Sie sind pluripotent, das heißt, sie haben die bemerkenswerte Eigenschaft, sich in jede der insgesamt 350 verschiedenen Zellarten zu verwandeln, ständig neue Tochterzellen zu erzeugen und sich somit zu jedem x-beliebigen Teil des Körpers auszudifferenzieren. In einem früheren Stadium besitzen die Zellen ein noch größeres Potenzial: Heute kann man schon von einem Acht-Zellen-Embryo eine einzelne Zelle entfernen, ohne die künftige Entwicklung des ungeborenen Kindes zu beeinträchtigen. Woher die Zellansammlung »weiß«, wie viele Zellen sie enthält und wie weit diese in ihrem Reifeprozess fortgeschritten sind, ist jedoch immer noch ein Rätsel.

MÜTTERLICHE KONTROLLE

Bis zum Vier- oder Acht-Zellen-Stadium wird die Zellteilung ausschließlich von den mütterlichen Genen gesteuert, genauer gesagt von ihrer »Boten-RNA«. Diese Moleküle dienen zeitweilig als Transkript der codierten genetischen Informationen (Informationsträger) und tragen außerhalb des Zellkerns als Zwischenträger (Katalysator) zur Proteinsynthese bei. Der Embryo nutzt zunächst die Dienste der Boten-RNA und Proteine, die erzeugt wurden, als er noch ein unbefruchtetes Ei im Eierstock war. Nach der Regulierung der ersten drei oder vier Zellteilungsschritte lösen sich die restlichen mütterlichen Boten-RNA und Proteine allmählich auf, sodass der Embryo nun auf seine eigenen Gene zurückgreifen muss – die einzigartige Mischung aus väterlicher und mütterlicher DNA.

Alle gleich: die Blastozyste mit Zellen, aus denen der Embryo entstehen wird →

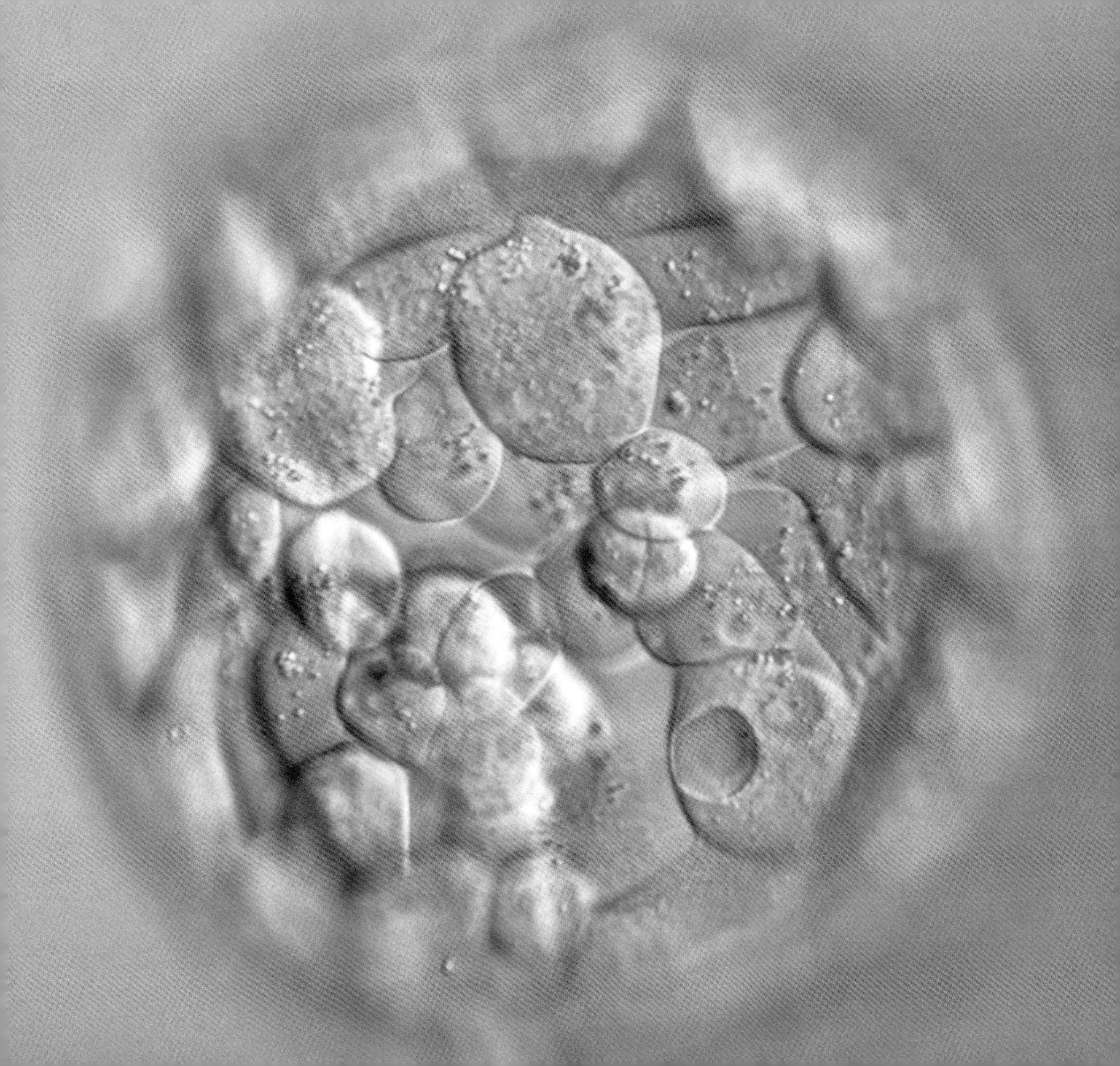

IMPLANTATION 2. WOCHE

Bis zum siebten Tag hat sich die Blastozyste – die nun ungefähr 100 Zellen umfasst – im Endometrium eingenistet, der Schleimhaut des Gebärmutterkörpers, die unter dem Einfluss des Hormons Progesteron weich geworden und geschwollen ist. Die elektronische Mikrograf-Aufnahme zeigt die tubulären Drüsen, die sich in der Uterusauskleidung befinden, in 4000-facher Vergrößerung. Diese Drüsen erzeugen Schleimtröpfchen, die der Blastozyste anfänglich als Protein- und Zuckerlieferant dienen.

Die Invasion der Blastozyste erfolgt blitzschnell und offensiv; die Vorhut bilden Trophoblastzellen, die sich an die Gebärmutterschleimhaut heften, ihre Membran abwerfen und miteinander verschmelzen. Diese geschlossene Front erzeugt Signalmoleküle mit der Anweisung an die Uteruszellen, sich selbst zu vernichten, und Enzyme zur Beseitigung der Überreste. Gleichzeitig entwickelt der Trophoblast schwammähnliche Auswüchse, die die mütterlichen Kapillargefäße tief im Endometrium untergraben. Das Blut sickert in die dabei entstehenden Poren und bildet das plazentare Reservoir, aus dem Nahrung für den Erhalt der ersten embryonalen Zellen entnommen und weitergeleitet werden kann.

Am zehnten Tag ist der immer noch mikroskopisch kleine Embryo in der Gebärmutterschleimhaut verschwunden; die Wunde, die er verursacht hat, beginnt zu heilen, das Narbengewebe umgibt ihn einstweilen wie eine schützende Kapsel. Dennoch muss sich der Uterus vor weiteren Übergriffen von Eindringlingen schützen, die im Grunde Parasiten sind. Ein Trophoblast, der sich an einer anderen Stelle des Körpers eingenistet hat, zerstört das Gewebe, mit dem er in Kontakt kommt. Forscher haben entdeckt, dass er viele Eigenschaften eines bösartigen Tumors besitzt.

Sobald sich der Embryo fest eingenistet hat, schüttet der Trophoblast ein Hormon namens HCG aus. Es wird mit dem mütterlichen Blut zum Eierstock transportiert, wo es dem Corpus luteum die Anweisung erteilt, weiterhin Progesteron zu produzieren. Ohne dieses Hormon würde die Gebärmutterschleimhaut zusammenbrechen und die Regelblutung einsetzen – eine Katastrophe für den Embryo.

Das Corpus luteum beginnt sich normalerweise am zehnten Tag nach dem Eisprung zu zersetzen. Da sich die Blastozyste ungefähr sieben Tage nach der Befruchtung einnistet, bleiben dem Trophoblast etwa drei Tage, das Corpus luteum zu »retten« und die Ausschüttung des Gelbkörperhormons Progesteron aufrechtzuerhalten. Danach hat er die Aufgabe, die Plazenta zu bilden, das lebenserhaltende Versorgungssystem des Embryos. Deshalb sind die Trophoblastzellen die ersten spezialisierten Zellen, die von der Blastozyste erzeugt werden; deshalb vermehren sie sich rapide, wobei sie 90 Prozent aller vorhandenen Zellen repräsentieren, und deshalb schaffen sie es, im Endometrium beharrlich Wurzeln zu schlagen.

Seit der Empfängnis ist mehr als eine Woche vergangen, doch bis die Menstruation ausbleibt, merkt die Mutter oft nicht, dass sie schwanger ist oder ihr Körper einen schützenden Kokon und die Voraussetzungen schafft, die einen Erhalt der Schwangerschaft unterstützen.

Nährstoffquelle: Schleimtröpfchen auf dem Endometrium →

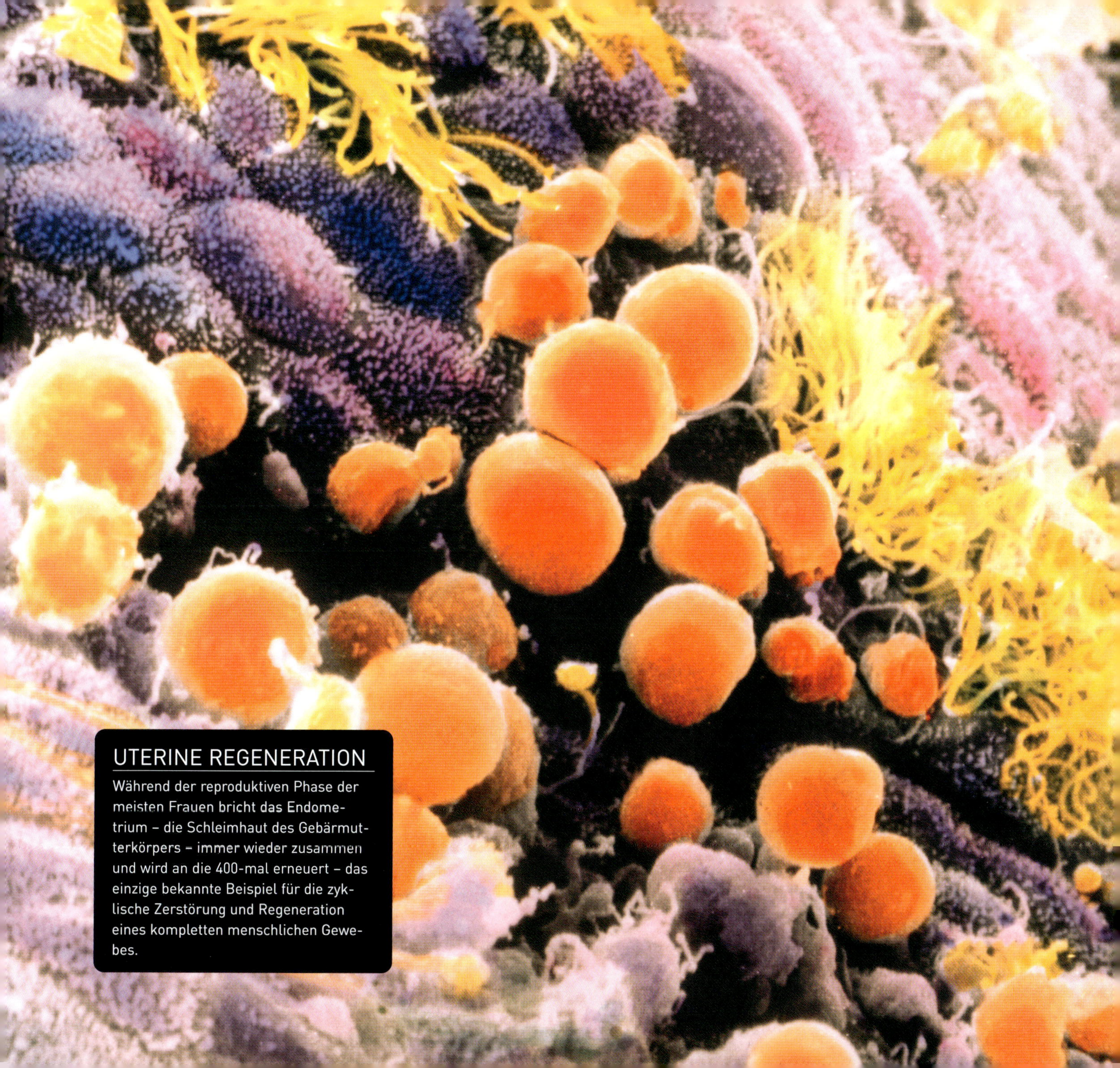

UTERINE REGENERATION

Während der reproduktiven Phase der meisten Frauen bricht das Endometrium – die Schleimhaut des Gebärmutterkörpers – immer wieder zusammen und wird an die 400-mal erneuert – das einzige bekannte Beispiel für die zyklische Zerstörung und Regeneration eines kompletten menschlichen Gewebes.

DER LOGIERGAST

Vom Augenblick der Befruchtung an ist der Embryo ein Parasit. Wäre sein Kreislauf unmittelbar mit dem der Mutter verbunden, würde der Körper den Eindringling abwehren. Das Immunsystem ist darauf programmiert, fremde Organismen zu bekämpfen. Würde man der Mutter nach der Geburt ein Stück Haut ihres Kindes einpflanzen, müsste man mit einer Abstoßungsreaktion rechnen.

In diesem Fall ist die Plazenta an den Blutkreislauf der Mutter angeschlossen – die Trophoblastzellen, die den »Mutterkuchen« bilden, sind die einzigen Zellen, die in direktem Kontakt mit dem mütterlichen Gewebe und Blut stehen. Genau wie der Embryo übernimmt auch die Plazenta die Gene von Vater und Mutter und könnte deshalb vom Körper der Mutter als Fremdkörper eingestuft werden. Dennoch wird das fremde Gewebe, das sich in ihrem System eingenistet hat, neun Monate lang toleriert. Was genau die Plazenta davor schützt, vom mütterlichen Immunsystem abgestoßen zu werden, ist noch immer eines der größten Rätsel der modernen Biologie.

Es gibt mehrere Theorien zu diesem Thema. Eine lautet, dass die Immunreaktion der Mutter während der Schwangerschaft unterdrückt wird. Das Problem ist nur, dass das mütterliche Immunsystem durchaus in der Lage ist, Infektionen abzuwehren und körperfremde Gewebe- oder Organtransplantate abzustoßen, ungeachtet der Schwangerschaft.

Eine weitere mögliche Erklärung wäre, dass das Immunsystem in der Uterusschleimhaut nicht so arbeitet wie in anderen Teilen des Körpers. Es gibt Bereiche, in denen Gewebetransplantate ohne Abstoßung überdauern können, zum Beispiel in den Augen, den Hoden und im Gehirn. Doch die Uterusschleimhaut stößt genetisch andersgeartetes Gewebe ab und bei einer extrauterinen Schwangerschaft nistet sich der Embryo außerhalb der Gebärmutter ein, ohne dass eine Abstoßungsreaktion erfolgt.

Infolge dieser Entdeckungen sind die Wissenschaftler zu der Schlussfolgerung gelangt, dass die Lösung des Rätsels nicht in der Uterusschleimhaut, sondern vielmehr in der Plazenta liegen muss. Sie ist offenbar diejenige, die eine Abstoßung verhindert, und nach und nach gibt sie ihre Geheimnisse preis. Neueren Erkenntnissen zufolge scheint die Plazenta vor allem deshalb toleriert zu werden, weil es ihr gelingt, das mütterliche Immunsystem auf einzigartige Weise zu »überlisten«.

Die Komplexität des Immunsystems ist für die Differenzierung zwischen körpereigenem Gewebe und körperfremden Zellstrukturen weitgehend unabdingbar: Diese Fähigkeit bezeichnet man als Selbst/Nicht-Selbst-Unterscheidung des Immunsystems. Der Körper trifft diese Entscheidung mithilfe der sogenannten molekularen HLA-Typisierung. Die HLA (Humane Leukozytenantigene) wirken wie »Antigene«, die eine Immunreaktion hervorrufen, indem sie Antikörper bilden. Jeder Mensch besitzt zwei Sätze der sechs HLA-Gene und von jedem gibt es zahlreiche Varianten – in manchen Fällen Hunderte. Außer bei eineiigen Zwillingen und gelegentlich bei Geschwistern ist es buchstäblich ausgeschlossen, dass zwei Menschen haargenau die gleiche HLA-Kombination besitzen. Die Gene codieren die Protein-Kohlenhydrat-Moleküle, die bei allen Körperzellen die Außenschicht bilden.

Diese Moleküle sind der Identitätsnachweis eines Organismus. Ihre zentrale Rolle bei der Entscheidung über die Verträglichkeit verschiedener Gewebe hat ihnen den Namen »Haupthistokompatibilitätskomplex« oder MHC eingetragen. Sie sind verantwortlich für die Abstoßung von Haut- oder Organtransplantaten, weil sie dem Immunsystem sagen, was körperfremd und was körpereigen ist.

Die Plazenta scheint in der Lage zu sein, das Immunsystem der Mutter zu beschwichtigen, indem sie ihr »Anderssein« sorgfältig kaschiert. Im Gegensatz zu fast allen anderen Körpergeweben fehlen bei ihr die üblichen MHC-Moleküle an der Oberfläche. Doch die MHC-Moleküle spielen eine wichtige Rolle, weil sie das Immunsystem auf Fragmente körperfremder Organismen aufmerksam machen: Infizierte Zellen präsentieren diese Fragmente auf den MHC-Molekülen an der Oberfläche und ermöglichen damit spezialisierten Immunzellen, den Lymphozyten, die Eindringlinge als solche zu erkennen und ihnen den Kampf anzusagen. Das Ausschalten der Gene, die MHC-Proteine bilden, würde allem Anschein nach bewirken, dass der Embryo anfällig für Infektionen ist.

Doch wie sich herausstellt, hat die Plazenta noch ein weiteres Ass im Ärmel, um ihre Identität zu verschleiern: ein MHC-Molekül, das man ausschließlich auf der Außenschicht der fetalen Membranen und Trophoblastzellen findet, die sich tief im mütterlichen Gewebe einnisten. Diese sogenannten MHC-G-Moleküle sind völlig anders verteilt als die gewöhnlichen MHC, die auf fast allen Geweben mit Ausnahme der Plazenta vorhanden sind. Außerdem fehlen den MHC-G-Genen die zahllosen Variationsmöglichkeiten, die für MHC-Gene charakteristisch sind.

Das bedeutet, Mütter besitzen MHC-G-Moleküle, die mit denen der Plazenta identisch sind; folglich stößt ihr Immunsystem den Fetus nicht wie jeden anderen »Fremdkörper« ab. Sie können diese außerdem nutzen, um nach Mikroben Ausschau zu halten, wenn die gewöhnlichen MHC-Gene ausgeschaltet sind. MHC-G-Gene schützen den Fetus noch auf andere Weise – mit einer Immunzellenart, die auf der mütterlichen Seite der Plazenta vorherrschend ist, einer »natürlichen Killerzelle«. Diese sogenannten NK-Zellen sind in der Uterusschleimhaut zum Zeitpunkt der Einnistung besonders zahlreich vorhanden und befinden sich im ersten Trimester in der Nähe der Trophoblastzellen, woraus man schließen kann, dass sie die Trophoblast-Invasion regulieren.

Ihre Entdeckung hat zu der Theorie geführt, dass die Hauptaufgabe der MHC-G darin bestehen könnte, die Killerzellen zu neutralisieren. Wie alle Immunabwehrzellen haben natürliche Killerzellen ein bestimmtes Ziel und sind darauf programmiert, Zellen mit geringem MHC auszuschalten, normalerweise Tumorzellen. Sie würden auch die Trophoblastzellen ins Visier nehmen, aber MHC-G können die natürlichen Killerzellen daran hindern, die Plazenta wie einen Tumor anzugreifen.

Wissenschaftler haben zahlreiche Theorien entwickelt, um zu erklären, wie ein Fetus der Abwehrreaktion des Immunsystems entgeht. Es wäre beispielsweise möglich, dass die Uterusschleimhaut oder die Plazenta Moleküle wie Prostaglandin oder Interleukin produzieren, die lokal begrenzte Aktivitäten von wichtigen Komponenten des mütterlichen Immunsystems hemmen oder steuern; oder dass Moleküle auf der Oberfläche des Trophoblasts die Selbstzerstörung der Lymphozyten auslösen; oder dass die verschmolzenen Trophoblastzellen, die mit dem mütterlichen Blut in Berührung kommen, aber mit einer faserigen Substanz überzogen sind, das fetale Gewebe vor den mütterlichen Immunzellen verbergen.

Keine einzelne Erklärung reicht aus und das Bild ist alles andere als vollständig. Die Reproduktionsimmunologie befindet sich immer noch in einer Phase, in der die Fragen die Antworten überwiegen. Wir können nur mit Gewissheit sagen, dass die Lösung dieses biologischen Rätsels vielschichtig und subtil ist.

ORGANISATION 3. WOCHE

Nachdem er sich ein Nest in der Uteruswand gebaut hat, muss sich der Embryo nun organisieren. Ungefähr am 13. Tag hat die innere Zellmasse – kaum größer als ein Stecknadelkopf – zwei ineinanderliegende Hohlkugeln gebildet. Die eine, ein Vorläufer des Ektoderms (der Außenhaut), ist unmittelbar mit der Innenseite des Trophoblasten verbunden und wird später zum mit Flüssigkeit gefüllten Amnionsack, an dessen Oberfläche der Embryo treibt. Die andere Hohlkugel, ein Vorläufer des Entoderms (der Innenhaut), hängt in der Mitte der Blastozyste vom Ektoderm herab und bildet den künftigen Dottersack – die ballonartige Struktur, die durch einen dünnen Haftstiel mit dem Embryo verbunden ist.

Der Embryo nimmt in der Keimscheibe, an der Stelle, wo die beiden Hohlkugeln aufeinandertreffen, Gestalt an. Die Ausbildung der drei Keimblätter, aus denen die Keimscheibe besteht, ist ein dramatischer Prozess; er wird Gastrulation genannt und erfordert eine Massenbewegung der Zellen. Zu Beginn der dritten SSW bildet sich eine Art Rinne, die sich über die halbe Länge der Keimscheibe erstreckt. Die Zellen wandern in diesen sogenannten Primitivstreifen und füllen ihn. Das Ergebnis ist eine Keimscheibe mit drei Zellschichten, aus denen sich später die Organe entwickeln.

Die äußere Ektoderm-Schicht bildet die Oberflächenstrukturen von Haut, Haaren, Nägeln, Brustwarzen und Zahnschmelz, von den Linsen der Augen und einem Großteil des Nervensystems. Darunter befindet sich das neu hinzugekommene mittlere der drei embryonalen Keimblätter, das »Mesoderm«, aus dem Muskeln, Knochen und Bindegewebe, Herzkranz- und Blutgefäße und die Fortpflanzungsorgane entstehen. Und aus dem inneren Keimblatt, der Entoderm-Schicht, entwickeln sich letztendlich Lunge und Verdauungsorgane, einschließlich Leber, Bauchspeicheldrüse, Magen, Milz und Darm, sowie Harntrakt und Blase.

Sobald den Zellen in den Keimblättern spezifische Aufgaben zugewiesen oder einprogrammiert wurden, können sie sich nicht mehr in einen anderen Zelltypus verwandeln. Sie sind festgelegt und der Prozess, der bewirkt, dass sie die Eigenschaften und Funktionen eines spezifischen Gewebes oder Organs annehmen, wird Differenzierung genannt.

Der Embryo besitzt nun das Material, aus dem sich seine Organe entwickeln können. Die nächste Phase entscheidet über seine Ausrichtung. In der dritten Schwangerschaftswoche bildet sich aus dem Mesoderm – der mittleren Schicht der embryonalen Keimscheibe – eine stabähnliche Struktur, die sogenannte Chorda dorsalis oder Urwirbelsäule; sie bestimmt die Position des Rückens. An den beiden Enden entsteht eine kleine verdichtete Zellansammlung oder Platte (Prächordalplatte) – der künftige Kopf und Schwanz. An diesen Stellen werden Löcher durch alle drei Keimblattschichten »gestanzt«, die schließlich Mund und Anus des Embryos bilden.

Knapp zwei Wochen nach dem Zusammentreffen von Samenzelle und Eizelle hat sich der Embryo in drei klar voneinander getrennte Zellschichten mit festgelegtem »Schicksal« geteilt; er besitzt nun ein oberes und ein unteres Ende, Vorder- und Rückseite sowie eine linke und eine rechte Körperhälfte.

GEWEBEMIX

Obwohl die Verteilung der drei Keimblätter auf die einzelnen Gewebe und Organe klar umrissen erscheint, sind viele Teile des Körpers – Zähne, Brust, Arme, Beine, Genitalien – in Wirklichkeit eine komplizierte Kombination aus Ektoderm und Mesoderm.

In Position: Zellen wandern, um einen dreischichtigen Embryo zu formen →

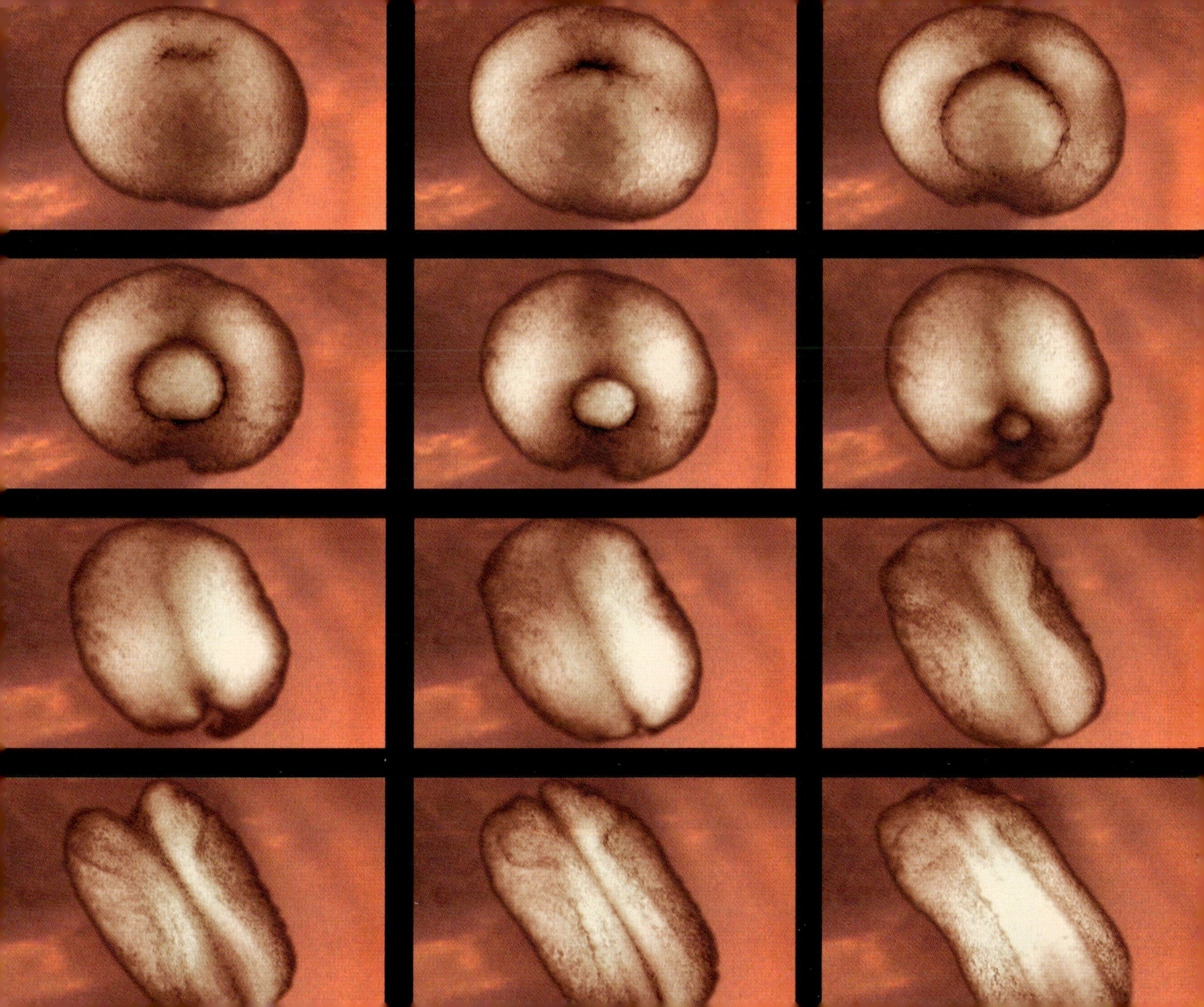

POSITIONIERUNG: KOPF UND SCHWANZ

Wie entsteht aus einer frisch befruchteten, winzigen Eizelle ein komplexes menschliches Wesen mit Abermillionen Zellen? Woher wissen die Zellen, an welcher Stelle des embryonalen Körpers sie sich befinden und zu welchen Geweben und Organen sie gehören? Wie schaffen sie am Ende ein perfekt strukturiertes Baby, bei dem sich alle Bausteine am richtigen Platz befinden?

Zellen, die in den frühen Wachstumsphasen identisch sind und unter gleichen Bedingungen an den Start gehen, spezialisieren sich, entwickeln sich zu Gehirn, Knochen, Muskeln, Leber oder irgendeiner der 350 verschiedenen Zellarten im Körper eines Säugetieres, zu denen auch der Mensch gehört. Bei genetischen Krankheiten oder Krebs können Gene fehlgesteuert werden. In gesunden Zellen werden die funktionstüchtigen Gene aktiviert oder »eingeschaltet« und die defekten reprimiert oder »ausgeschaltet«, sodass jede Zelle die ihr zugedachte Rolle bei der Entwicklung des Embryos spielt.

Jede Zelle enthält den vollständigen genetischen Bauplan; deshalb muss es Signale geben, die den Abkömmlingen der ursprünglichen Eizelle sagen, welche Gene wann und wo aktiviert werden sollen. Diese Hinweise kommen nicht von außen, sondern aus dem Innern des Embryos selbst. Während der Zellteilung erzeugt das befruchtete Ei Tochterzellen, die aber nicht völlig identisch sind, sondern sich darin unterscheiden, welche ihrer Gene ein- oder ausgeschaltet werden. Bei den Tochterzellen wiederholt sich dieser Prozess. Binnen kürzester Zeit entstehen folglich immer neue komplexe Strukturen, von denen jede ausgefeilter und spezialisierter ist als die vorhergehende Generation.

Der Prozess des embryonalen Wachstums ist ungeheuer kompliziert und es bestehen immer noch große Wissenslücken. Die Wissenschaftler haben jedoch einiges über die Botschaften herausgefunden, die den Zellen den Befehl zum Ein- oder Ausschalten der Gene geben. Ihre Entdeckungen zählen zu den wichtigsten Fortschritten der modernen Biologie.

Wenn die befruchtete Eizelle zu einem Embryo heranwächst, ist sie zunächst formlos – die »Differenzierung« hat noch nicht stattgefunden, keine der Zellen hat sich spezialisiert. Dann entstehen allmählich zwei asymmetrische Achsen: die dorsoventrale Längsachse (Kopf und Schwanz) und die anterior-posteriore Querachse (Vorder- und Rückseite). Bei Fruchtfliegen und Kröten werden diese Achsen von den mütterlichen Zellen festgelegt, die den jeweiligen Enden des Embryos die Anweisung mitgeben, sich zum Kopf bzw. zum Hinterende zu entwickeln. Die Asymmetrie wird durch Abstufungen, die sogenannten Gradienten, in der Konzentration der chemischen Substanzen verschiedener mütterlicher Gene verursacht. Die Stärke der lokalen chemischen Signale übermittelt den Zellen Informationen über ihre Position und Identität.

Bei Mäusen und Menschen werden die Asymmetrien später angelegt und keiner weiß genau, wie. Doch die auslösenden Impulse sind mit an Sicherheit grenzender Wahrscheinlichkeit ebenfalls chemischer Natur. Ein Hinweis auf den Orientierungsmechanismus stammt aus einer schwedischen Infertilitätsklinik. Bei einigen sterilen Männern wurden unbewegliche Spermien festgestellt; die Ursache war ein Defekt in bestimmten Molekülen, die für die Bewegung der Cilien (Flimmerhärchen) oder Flagellen (von der Zelloberfläche abstehende peitschenartige Organellen; der Schwanz der Samenzelle wird Flagellum genannt) notwendig sind. Diese Männer litten außerdem an chronischer Bronchitis und Nasennebenhöhlenentzündung, eine Folge schadhafter Cilien im Atemtrakt. Interessanterweise waren bei 50 Prozent der Betroffenen die inneren Organe verkehrt herum angeordnet oder »links-rechts-verdreht«, wobei sich das Herz auf der rechten Seite befand.

Zuerst waren diese Entdeckungen absolut rätselhaft. Doch ähnliche Effekte lassen sich auch bei Säugetieren mit anderen Mutationen beobachten, die zu defekten Cilien führen. Das könnte bedeuten, dass das Schlagen der Flimmerhärchen beeinflusst, wie die Links-rechts-Achse ausgerichtet ist, möglicherweise durch Konzentration von Signalmolekülen auf der linken Seite des Embryos.

Zu wissen, wo man sich befindet, ist eine Sache. Zu erkennen, was man zu tun hat, sobald man an der vorgesehenen Position angekommen ist, eine andere. Die übergeordneten Organisationsstrukturen, die diesen Prozess steuern, heißen »homöotische« Gene. Wenn eine Zelle ihre Position kennt, reagiert sie auf ihre eigenen Informationen und die Signale, die sie von ihren Nachbarn erhält; sie besagen, dass sie ein bestimmtes Gen aktivieren soll, das nun ein weiteres Gen aktiviert und dieses wiederum das nächste, und so weiter; auf diese Weise wird ihre Identität festgelegt und sie entwickelt sich z.B. zu einer Leberzelle oder zum Teil eines Armes.

Bei Fruchtfliegen organisiert eine Gruppe homöotischer Gene die verschiedenen Segmente des Embryos. Diese Segmente spielen eine spezifische Rolle bei der Ausbildung von Kopf, Flügeln, Beinen usw. Nach umfassender Erforschung der Baupläne von Fruchtfliegen, die mit Mutationen verursachenden Chemikalien in Berührung gekommen waren, konnten die Wissenschaftler die Gene bestimmen, die in einer konzertierten Aktion verschiedene Phasen der Frühentwicklung einleiten. Sie entdeckten »Lückengene«, die den Bauplan des Körpers entlang der Kopf-Schwanz-Achse skizzieren; Paarregelgene, denen die Unterteilung der Hauptbereiche und Definition der Feinheiten obliegt; und Segmentpolaritätsgene, die diese Unterbereiche weiter aufteilen, indem sie nur auf die Vorder- oder Rückseite eines kleinen Abschnitts einwirken. Hierarchisch geordnet, gliedern diese Entwicklungsgene den Embryo in immer kleinere »Einheiten« auf, um eine immer größere Vielfalt zu schaffen.

Als wäre das alles noch nicht kompliziert genug, machten die Wissenschaftler zwei weitere verblüffende Entdeckungen. Erstens fanden sie ein Bündel mit acht homöotischen Genen, die auf demselben Chromosom zusammenlagen; sie wurden später Hox-Gene genannt. Jedes dieser acht Gene wirkt auf einen anderen Teil der Fruchtfliege ein und ist in derselben Reihenfolge wie der Teil des Körpers angeordnet, den es beeinflusst, vom Kopf bis zum Schwanz.

Die zweite Überraschung war, dass diese homöotischen Gene eine Kette mit ungefähr 180 Buchstaben im genetischen Code gemein haben. In den Proteinen, die von den Genen codiert werden, entspricht das dem Abschnitt, der an einen DNA-Strang bindet, um ein anderes Gen ein- oder auszuschalten. Beinahe die gleiche Sequenz, Homöobox genannt, findet man bei Würmern, Fröschen, Mäusen und Menschen. Erstaunlicherweise haben alle diese Lebewesen ähnliche Hox-Gencluster: Die Gene sind wie eine Perlenkette aufgereiht, die Kopfgene als Erste und die Schwanzgene als Letzte.

Das war ein nachhaltiger wissenschaftlicher Durchbruch. Die evolutionsbiologische Schlussfolgerung lautet, dass Menschen und Fruchtfliegen von einem gemeinsamen Vorfahren abstammen, der grundlegend den gleichen genetischen Mechanismus zum Aufbau von Körpern benutzte – einen Mechanismus, der mehr als 1000 Millionen Jahre überdauert hat. Die praktische Schlussfolgerung lautet, dass das Studium der Fruchtfliegen unmittelbare Bedeutung für den Menschen hat. Die Ähnlichkeit zwischen den Hox-Genen der Fruchtfliege und des Menschen sind so groß, dass Wissenschaftler das Hox-Gen einer Fruchtfliege durch gezielte Mutation ausschalten, es durch das entsprechende menschliche Gen ersetzen und eine normale Fruchtfliege züchten könnten.

GEHIRN UND RÜCKENMARK 3. WOCHE

Da das Nervensystem die Aktivitäten der meisten anderen Systeme unseres Körpers koordiniert, entsteht es sehr früh und entwickelt sich bis zur Geburt und darüber hinaus weiter. Am Ende des ersten Monats hat der Embryo das Fundament seines gesamten Nervensystems gelegt. Die primitiven Neuronen ballen sich zusammen, um Nerven zu bilden, und durchdringen schließlich jede noch so kleine Region des wachsenden Körpers, wo sie mit einer Geschwindigkeit von mehr als 450 km/h Botschaften aussenden und empfangen.

Am 18. oder 19. Tag, wenn der Embryo gerade 1,5 Millimeter lang ist, löst die Chorda dorsalis eine Veränderung in dem darüber liegenden Ektoderm aus. Die Ektodermzellen verdicken sich, stülpen sich ein und bilden die sogenannte Neuralrinne, die sich fast über die ganze Rückenlänge des Embryos erstreckt. Die beiden Wülste der Neuralrinne wölben sich dann nach innen zu Falten auf, die sich bis zum 23. Tag wie ein Reißverschluss schließen und vom Rest des Ektoderms abspalten, um ein Hohlrohr zu bilden. Dieses sogenannte Neuralrohr ist die erste Entwicklungsstufe des Gehirns und Rückenmarks und aus dem Wulst der Ektodermzellen, die unter der Haut verbleiben, entstehen die Neuronen.

Noch während das Rückenmark entsteht, wird der Grundstein für andere Organe gelegt. Kleine ziegelartige Gewebeblocks erscheinen zu beiden Seiten des sich entwickelnden Rückenmarks, zuerst nur wenige, doch dann zehn, 20 und zum Schluss 40. Aus dem Mesoderm abgeschnürt, sind diese sogenannten Somiten das erste Anzeichen dafür, dass der Mensch grundsätzlich ein »segmentiertes« Säugetier ist. Da sie in der vierten und fünften Woche besonders augenfällig sind, lässt ihre Anzahl verlässliche Rückschlüsse auf das Alter des Embryos zu. Sie bilden zwei Stränge zu beiden Seiten des Neuralrohrs, verbinden sich mit ihren Entsprechungen auf der gegenüberliegenden Seite und umhüllen das Neuralrohr. Sie entwickeln sich zu Wirbeln, Muskeln und den tiefsten Schichten der Haut.

Bestimmte Abschnitte des Neuralrohrs beginnen bald darauf mit der Ausformung der verschiedenen Teile des Nervensystems. Noch vor dem Verschluss des Neuralrohrs werden drei große Lappen sichtbar und am Ende der dritten Woche haben sich die drei Hauptteile des Gehirns gebildet: Hinterhirn, Mittelhirn und Vorderhirn. Der spinale Teil verändert sich kaum: Auch bei einem Erwachsenen ist das Rückenmark noch eine dickwandige Röhre mit einem Kanal in der Mitte.

Die röhrenartige Struktur des Nervensystems ist Ursache verschiedener weitverbreiteter Defekte bei menschlichen Neugeborenen. Bei jedem 1000. Baby unterbleibt der Verschluss des Neuralrohrs und das Rückenmark ist zumindest teilweise offen sichtbar; diese Neuralrohrfehlbildung wird Spina bifida genannt. Oft entsteht darüber hinaus auch ein Spalt in der Wirbelsäule, sodass die Knochen keinen Schutz für das Rückenmark bilden. In ihren schlimmsten Ausprägungen kann Spina bifida zu Querschnittslähmung und Lernschwierigkeiten (durch mögliche zusätzliche Beeinträchtigungen des Gehirns) führen.

Wenn der Neuralrohrverschluss am Kopfende ausbleibt, kann sich das Gehirn nicht entwickeln, ein Defekt, der Anenzephalie genannt wird. Kinder mit dieser Fehlbildung werden oft tot geboren oder sterben wenige Tage nach der Geburt.

Mit dem Kopf voran: Sicht auf den Embryo während der Entwicklung des Rückenmarks →

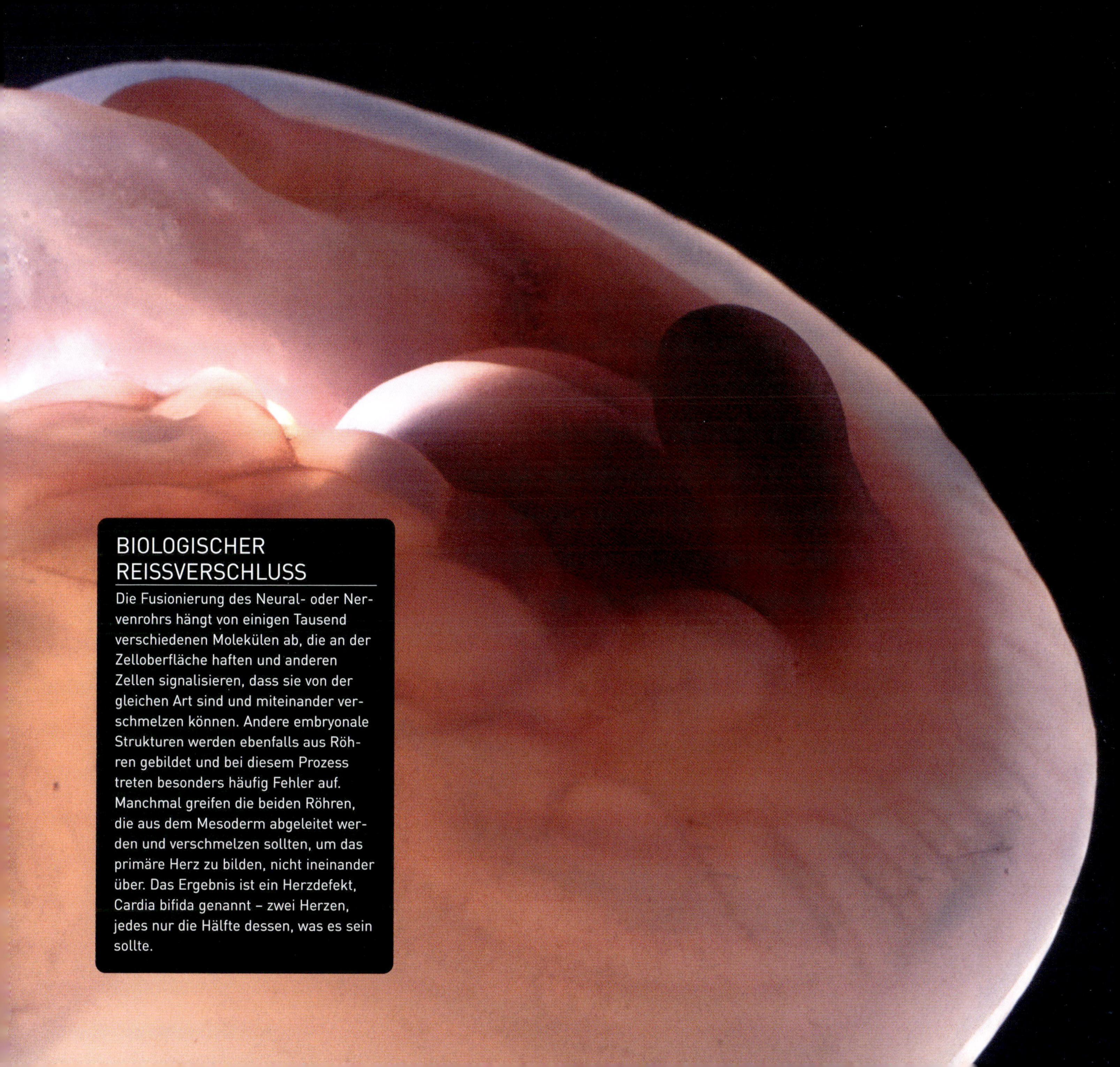

BIOLOGISCHER REISSVERSCHLUSS

Die Fusionierung des Neural- oder Nervenrohrs hängt von einigen Tausend verschiedenen Molekülen ab, die an der Zelloberfläche haften und anderen Zellen signalisieren, dass sie von der gleichen Art sind und miteinander verschmelzen können. Andere embryonale Strukturen werden ebenfalls aus Röhren gebildet und bei diesem Prozess treten besonders häufig Fehler auf. Manchmal greifen die beiden Röhren, die aus dem Mesoderm abgeleitet werden und verschmelzen sollten, um das primäre Herz zu bilden, nicht ineinander über. Das Ergebnis ist ein Herzdefekt, Cardia bifida genannt – zwei Herzen, jedes nur die Hälfte dessen, was es sein sollte.

LEBENSZEICHEN

Seit dem Beginn der letzten Menstruation sind fünf Wochen vergangen und das Ausbleiben der Regelblutung ist für die werdende Mutter normalerweise der erste Hinweis, dass sie »in anderen Umständen« sein könnte. Durch hormonal bedingte physische Veränderungen aufmerksam geworden, achten einige Frauen in den nächsten fünf Wochen verstärkt auf Anzeichen für eine Schwangerschaft und wissen intuitiv, auch ohne Test oder ärztliche Untersuchung, dass sie ein Kind erwarten. Bei anderen ist die blaue Linie auf dem Teststreifen, ausgelöst durch das HCG-Hormon im Urin, die Bestätigung, dass in ihrem Körper drastische Veränderungen stattfinden.

Bis zum dritten Monat wird die Leistung des mütterlichen Herzens merklich angekurbelt; sie erhöht sich zunehmend im weiteren Verlauf der Schwangerschaft und erreicht zum Zeitpunkt der Geburt eine Steigerung von 30 bis 40 Prozent. Das Herz schlägt nicht nur kräftiger, sondern auch schneller.

Auch das Blutvolumen der Mutter erhöht sich um bis zu 50 Prozent infolge einer Verdünnung, die zum einen die Durchblutung der Plazenta erleichtert und zum anderen dem zusätzlichen Sauerstoffbedarf durch das »parasitäre« Lebewesen in der Gebärmutter Rechnung trägt. Sobald sich der Embryo im Uterus eingenistet hat, entzieht er dem mütterlichen Blut alles, was er für sein Wachstum benötigt.

Darüber hinaus bereitet er den Körper der Mutter schon jetzt darauf vor, für seine Ernährung nach der Geburt zu sorgen. Die Brüste werden größer und schwerer, ein Netz blauer Äderchen tritt immer deutlicher an der Oberfläche hervor. Durch hormonale Veränderungen reift das Drüsengewebe – die Milchbildungszellen und die Milchgänge, die zur Brustwarze führen –, sodass die Brüste sich weich anfühlen und kribbeln können. Obwohl die Hormone, die eine Milchsekretion auslösen, schon während der Schwangerschaft gebildet werden, kommt die Milchproduktion erst nach der Entbindung, während der Laktationsphase, in Gang. Doch im dritten Trimester kann eine klare Flüssigkeit aus der Brustwarze abgesondert werden, das sogenannte Kolostrum. Dieses Sekret, eine Mischung aus Zucker, Eiweiß und Antikörpern, wird den Ernährungsbedürfnissen des Babys vollauf gerecht und bietet in den ersten Tagen nach der Geburt, bis die reife Muttermilch entsteht, bis zu einem gewissen Grad Schutz vor Infektionen.

Zu den weiteren hormonell bedingten Veränderungen gehören eine Lockerung der Gelenke, die Wehen und Geburt erleichtern, und eine verstärkte Braunpigmentierung der Haut. Es können Schwangerschaftsstreifen entstehen, hervorgerufen durch Risse im kollagenhaltigen Bindegewebe der Haut, das durch den wachsenden Körperumfang der Mutter überdehnt wird. Die erhöhte Durchblutung der Nieren hat eine vermehrte Harnproduktion und häufiges Wasserlassen zur Folge – ein weitverbreitetes Symptom im Frühstadium der Schwangerschaft, verstärkt durch den vergrößerten Uterus, der auf die Blase drückt.

Die Plazenta schüttet Progesteron in großer Menge aus; dieses Hormon verhindert, dass sich die glatte Muskulatur der Gebärmutter zusammenzieht, und sorgt dafür, dass sich auch andere glatte Muskeln im Körper entspannen. Dadurch treten viele sogenannte sekundäre Schwangerschaftssymptome auf wie Verstopfung und Sodbrennen oder die verstärkte Bildung von Krampfadern. Müdigkeit, Schwächeanfälle und die Neigung zu emotionalen Überreaktionen sind bei vielen Frauen ebenfalls gang und gäbe. Diese Symptome machen sich selten länger als ein paar Wochen bemerkbar, aber sie können sich verschlimmern und verlängern, wenn sich die werdende Mutter deswegen Sorgen macht.

Der Appetit der Mutter nimmt gewöhnlich zu, doch der zusätzliche Energiebedarf für die gesamte Schwangerschaft beläuft sich auf nicht mehr als 60 000 Kalorien – oder die Nahrung, die man innerhalb von drei Wochen zu sich nimmt. Obwohl sich die benötigte Nahrungsmenge kaum erhöht, empfiehlt es sich, auf die Qualität, sprich eine gesunde Ernährung zu achten. Möglicherweise könnten nun Eisen und Vitamin-Zusatzpräparate erforderlich sein.

Das sichtbarste Zeichen der Schwangerschaft ist jedoch der zunehmende Leibesumfang der Mutter. Der Uterus vergrößert sich beträchtlich, um dem heranwachsenden Fetus Platz zu bieten. Der obere Rand (Fundusstand) tritt um die zwölfte Woche über das Becken hinaus, erreicht ungefähr in der 22. Woche den Nabel und etwa in der 36. Woche den Rippenbogen.

Die damit verbundenen physiologischen Veränderungen sind kein Grund zur Besorgnis. Unter dem Einfluss der Schwangerschaftshormone können die glatten Gebärmutter- und Bauchmuskeln durch Wachstum und Dehnung das 60-Fache ihres ursprünglichen Umfangs erreichen, bilden sich aber binnen sechs Wochen nach der Entbindung wieder vollständig zurück.

Die meisten Frauen überstehen diese spektakulären Veränderungen ohne Probleme. Biologisch gesehen scheint das Austragen eines Kindes für fruchtbare Frauen ein normaler Zustand zu sein. Diese Sichtweise rückt von der früher üblichen Auffassung ab, Schwangerschaft sei eine Art Krankheit. Sie ermöglicht uns, viele unangenehme Symptome, die mit einer Schwangerschaft einhergehen, als unzulängliche Anpassungen an die veränderte Hormonproduktion und die physischen Veränderungen zu betrachten, die für den heranwachsenden Fetus von zweitrangiger Bedeutung sind. Erst das Zusammentreffen all dieser Faktoren schafft die angemessene und unerlässliche Umgebung für das Wachstum und die Entwicklung der nächsten Generation.

SURVIVAL OF THE FITTEST

Bei vielen Frauen kommt es während der ersten Schwangerschaftswochen zum Spontanabort. Die ersten Einnistungsschritte sind kritische Entwicklungsphasen, die vorzeitig enden können, wenn das Corpus luteum nicht genug Progesteron und Östrogen produziert. Auch im Embryo selbst finden komplizierte Vorgänge statt, die nicht immer reibungslos verlaufen, zum Beispiel die Furchung der befruchteten Eizelle, die Entstehung der Blastozyste und die Entwicklung der Grundlagen des gesamten Nerven- und des Herz-Kreislauf-Systems.

Da die ausgestoßene Leibesfrucht in dieser Frühphase der Entwicklung nur wenige Zehntel Millimeter misst, merken viele Frauen gar nicht, dass sie schwanger waren, sondern sind der Meinung, ihre Periode habe sich verspätet oder sei besonders stark. Schätzungsweise 50 bis 70 Prozent der Schwangerschaften enden mit einer Fehlgeburt, 45 Prozent davon während der ersten drei Wochen.

Mehr als 50 Prozent aller spontan ausgestoßenen Feten weisen Abweichungen von der normalen Chromosomenzahl auf – dabei handelt es sich vorwiegend um überzählige oder fehlende Chromosomen oder einen vollständigen überschüssigen Chromosomensatz. Höchstwahrscheinlich weisen einige darüber hinaus auch abträgliche oder letale Mutationen – die mit dem Leben des Organismus nicht vereinbar sind – in bestimmten Genen auf. Diese Chromosomen-Aberrationen, die Fehlgeburten im Anfangsstadium auslösen, neigen in der Regel dazu, schwerste Schäden beim Fetus hervorzurufen. Deshalb könnte der Verlust des Embryos in der Frühphase eine evolutionäre Strategie gewesen sein, die verhindert, dass Frauen Energie verschwenden und ihr eigenes Leben durch das Austragen von Feten mit gravierenden Fehlbildungen und wenig Chancen auf eine lange Lebensdauer gefährden.

ABFALTUNG 4. WOCHE

Allmählich nimmt der Embryo die Züge eines menschlichen Wesens an. Die flache, dreiblättrige Keimscheibe mit dem Ektoderm oben, dem Mesoderm in der Mitte und dem Entoderm zuunterst rollt sich zu einem Zylinder zusammen, wobei sich das Ektoderm auf der Außenseite und das Entoderm mit einem rudimentären Darmrohr auf der Innenseite befindet. Der Raum zwischen Haut und Darm wird vom Mesoderm ausgefüllt; innerhalb dieser Schicht verläuft die Chorda dorsalis, die Urwirbelsäule, von der Vorderseite zur Rückseite des Embryos, oberhalb des Darms. An der Vorderseite des Darms befindet sich die »Mundplatte« und auf der Rückseite die »Analplatte«. Abgesehen davon, dass er keine Gliedmaßen besitzt, hat der Embryo nun eine tierhafte Form angenommen.

Noch wichtiger ist, dass bereits die wichtigsten Membranen vorhanden sind, die der Embryo für sein lebenserhaltendes Versorgungssystem braucht. Die Entoderm-Blase hängt wie ein Ballon von seinem Bauchnabel herab. Aus ihr ist der Dottersack entstanden. Obwohl er beim Menschen keinen Eidotter enthält, liefert er im Anfangsstadium alles, was der Embryo braucht, indem er ihm Nährstoffe zuführt, bis die Plazenta voll entwickelt ist. Der Dottersack bildet außerdem einen Teil des Darms und erzeugt primitive Blut- und Keimzellen – die künftigen Samen- oder Eizellen. Hinter dem Dottersack befindet sich eine kleinere Ausstülpung, die Allantois, aus der sich Blase und Nabelschnur entwickeln.

Die Abfaltung des Embryos hat die Ektoderm-Blase gedehnt, sodass sie nun einen Ballon bildet, der den Embryo nahezu vollständig umhüllt. Dieser Hohlraum, der sogenannte Amnion- oder Eihautsack, enthält die Flüssigkeit, in der der Embryo während seiner Zeit im Mutterleib schwerelos treibt.

Dottersack und Amnionsack sind über einen Haftstiel mit der Innenseite eines größeren Hohlraums, dem Chorionsack, verbunden. Die äußere Schicht des Chorionsacks – Chorion oder Zottenhaut genannt – besteht aus Trophoblastzellen und entwickelt sich zu einer Frühform der Plazenta. Schon jetzt »sprießen« die ersten Chorionzotten, Gewebeausstülpungen, die kleinen Fingern gleichen und den Zugang zum Blutkreislauf der Mutter gewährleisten.

Vom Zellhaufen zum Körper: Der Embryo, inzwischen 25 Tage alt, hat sich von den Seiten nach innen und von oben nach unten zusammengefaltet →

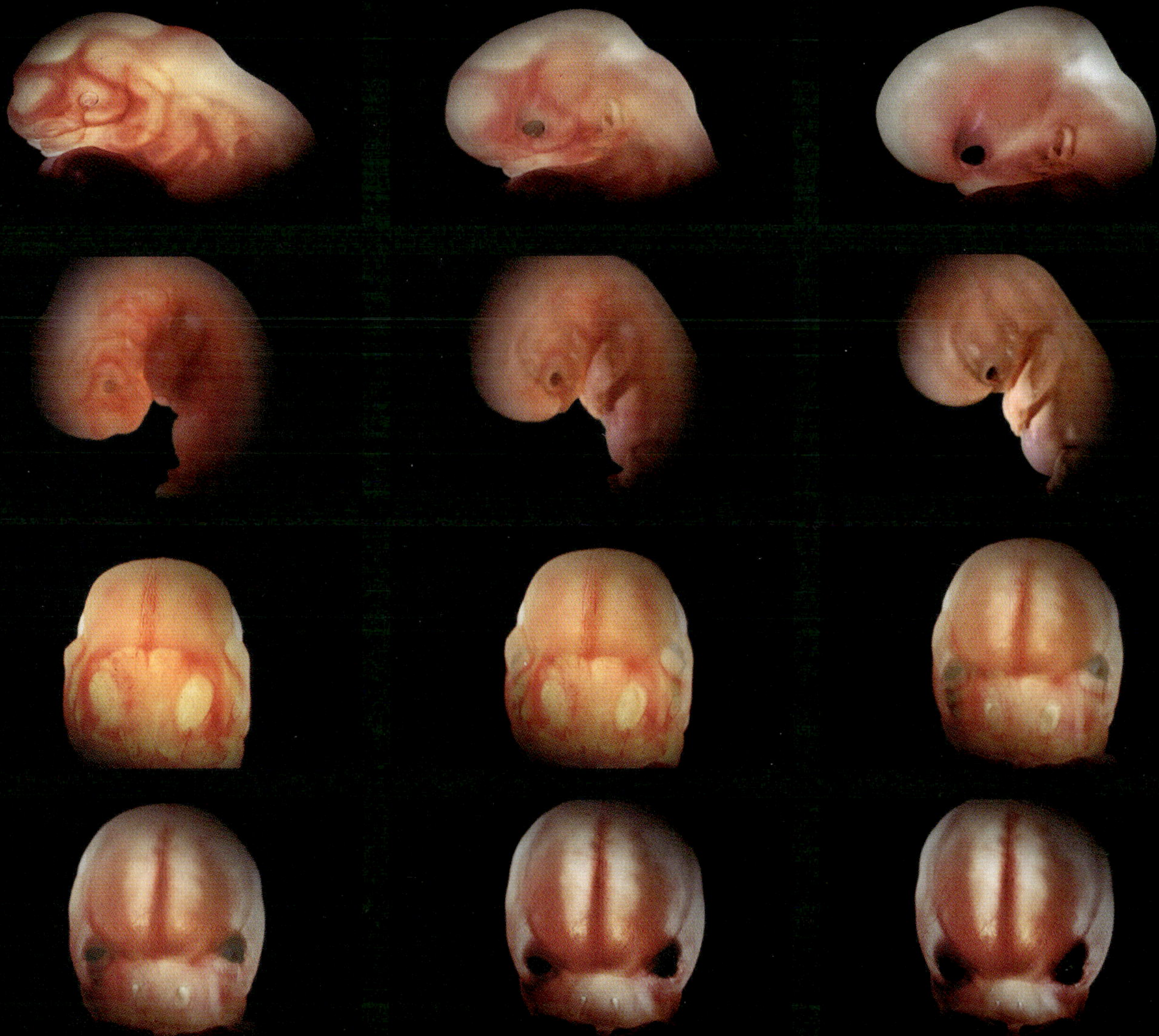

EIN HERZ SCHLÄGT 4. WOCHE

Das Herz-Kreislauf-System ist eines der ersten wichtigen embryonalen Systeme, das zu arbeiten beginnt. Ohne Herz und Blutgefäße bestünde keine Möglichkeit, den Embryo mit Nährstoffen und Sauerstoff zu versorgen. Die von Eizelle und Dottersack bereitgestellte Nahrung ist längst aufgebraucht.

Die Blutgefäße bilden sich zu Beginn der dritten Woche, zuerst auf dem Dottersack, dem Haftstiel und der Allantois, zwei Tage danach im Embryo selbst. Sie bestehen aus einer Gruppe von Mesodermzellen – oder »Blutinseln« – die aneinander haften.

In diesem Stadium ist die Gruppe der Herzzellen – ungefähr so groß wie Mohnsamen – noch inaktiv. Ursprünglich als sichelförmige Stränge angelegt, verschmelzen diese sogenannten Cluster nun miteinander und bilden eine einzige S-förmige Röhre, die in den embryonalen Blutgefäßen, in Dottersack, Chorion und Haftstiel angelegt wird, wo sie das Fundament des Herz-Kreislauf-Systems bildet. Am 22. oder 23. Tag, zu Beginn der 4. Woche, erwachen einzelne Herzzellen mit einem Ruck aus ihrem »Dornröschenschlaf«. Diese kaum merkliche Bewegung löst eine Kettenreaktion aus und andere Zellen der Gruppe fallen in den Rhythmus ein. Die neuen Zellen teilen sich, befinden sich »auf derselben Wellenlänge« und entwickeln sich schließlich zu dem aus vier Kammern bestehenden Herzen des Babys.

Die Muskelzellen des Herzens sind darauf vorprogrammiert, sich zusammenzuziehen. Diese Kontraktionen sind perfekt koordiniert, sodass der obere Teil des Herzens genau in dem Augenblick Druck auszuüben beginnt, in dem sich der untere Teil weitet. Später, wenn das Nervensystem ausgereifter ist, steuert das Gehirn die Kontraktionsrate und sorgt dafür, dass das Herz für den Rest des Lebens unaufhörlich schlägt und pumpt. Mit 75 Jahren beläuft sich die Gesamtanzahl der Herzschläge eines Menschen auf annähernd drei Milliarden.

Am Ende der Woche schlägt das Herz rhythmisch und die primitiven fetalen Blutzellen beginnen mit der Zirkulation durch die Blutgefäße, die nicht dicker sind als ein Haar. Die Blutzellen transportieren lebenswichtige Sauerstoff- und Nährstoffvorräte aus der Plazenta; sie sind der Motor, der das phänomenale Wachstum des ungeborenen Kindes in den kommenden acht Monaten vorantreibt.

Neue Blutgefäße: eine Vene und eine Arterie, die Blut zum Herzen bzw. vom Herzen weg transportieren →

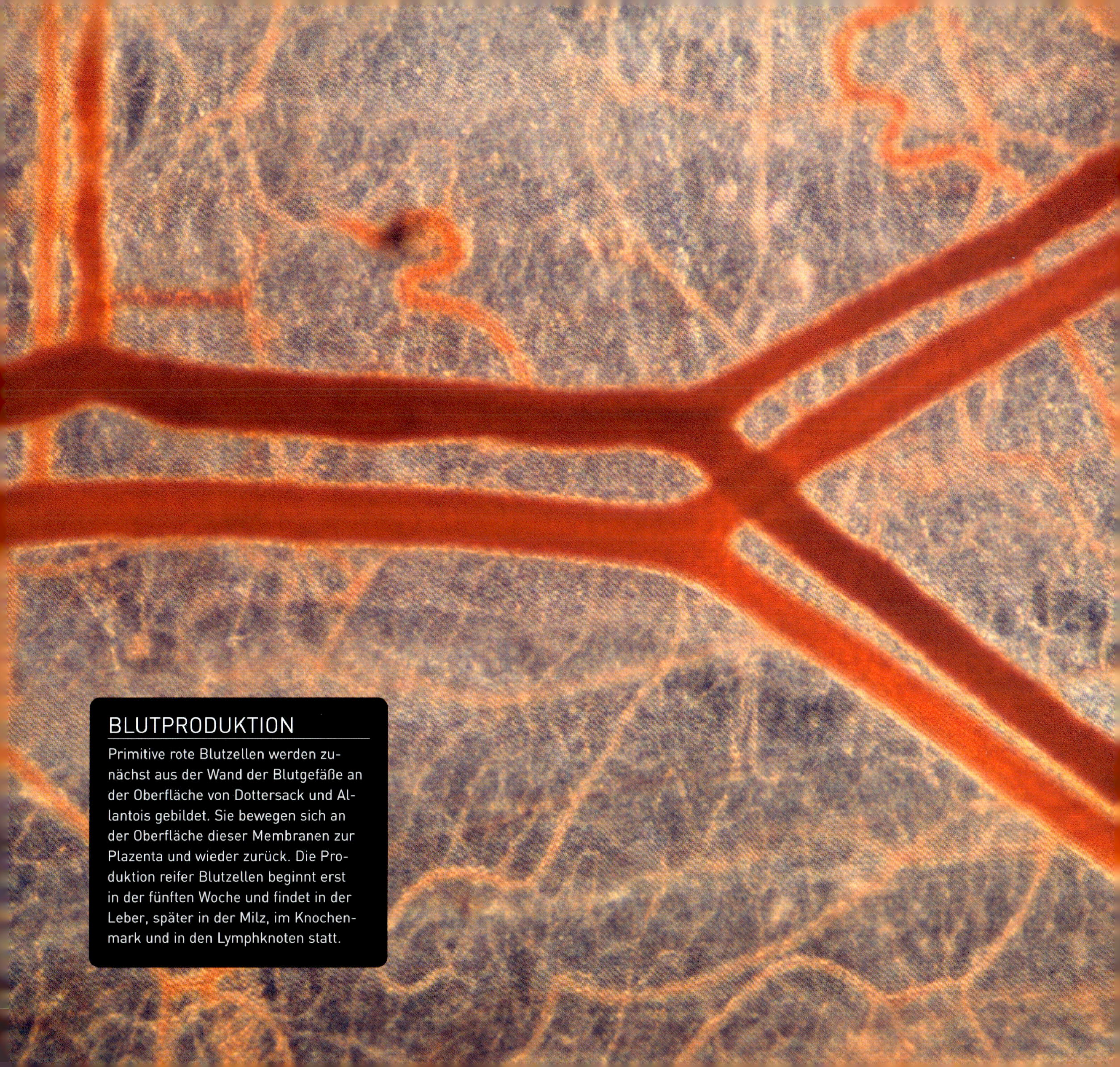

BLUTPRODUKTION

Primitive rote Blutzellen werden zunächst aus der Wand der Blutgefäße an der Oberfläche von Dottersack und Allantois gebildet. Sie bewegen sich an der Oberfläche dieser Membranen zur Plazenta und wieder zurück. Die Produktion reifer Blutzellen beginnt erst in der fünften Woche und findet in der Leber, später in der Milz, im Knochenmark und in den Lymphknoten statt.

BODYBUILDING 4. WOCHE

Ab dem 28. Tag wächst der Embryo ungefähr einen Millimeter täglich und ist trotzdem noch nicht größer als der Kopf eines Streichholzes; dennoch sind bereits alle lebenswichtigen Organe angelegt.

Der Embryo rollt sich in der typischen C-Form zusammen und hat einen langen gebogenen Schwanz. Die Rückseite des Kopfes wächst schneller als die Vorderseite und das Vorderhirn gleicht einer Beule. Die Bausteine des Innenohrs befinden sich bereits an Ort und Stelle – ein Labyrinth, das sowohl für das Hören als auch für das Gleichgewicht eine wichtige Rolle spielt. Schwarze Blasen dienen als Vorläufer für die Linsen der Augen. Sie werden bald mithilfe eines Stiels, der aus dem Gehirn herauswächst, am Rand einer becherartigen Struktur aufgehängt. Aus einem Großteil dieses Bechers entwickelt sich die lichtempfindliche Netzhaut, während sich aus dem Rand ein ringförmiger farbiger Muskel bildet, die Iris, die teilweise die Linsen bedeckt. Der Stiel wird zum Sehtrakt, der in Bälde visuelle Informationen von der Netzhaut an das Gehirn übermittelt.

An den Körperseiten erscheinen Knospen, aus denen sich Arme und Beine des Embryos entwickeln. Das winzige Herz, das sich unter der Leibesmitte wölbt, schlägt 80-mal in der Minute und wird mit jedem Tag schneller. Im Verhältnis zum Gesamtumfang des Körpers ist es neunmal so groß wie das Herz eines Erwachsenen; die zusätzliche Kraft wird benötigt, um das Blut durch Nabelschnur, Plazenta und den Körper des Embryos zu pumpen.

Am Kopfende sind fünf lamellenartige Wülste sichtbar, aus denen Gesicht und Kiefer entstehen. Der obere Wulst wächst nach unten und bildet Stirn und Nase, die beiden unteren Wülste verwachsen miteinander zu Unterkiefer und Unterlippe und die beiden seitlichen Wülste werden zu Wangen und Oberlippe. Noch im Erwachsenenalter ist das Zusammenwachsen der beiden Wangenwülste klar erkennbar: an der senkrechten Rinne zwischen Oberlippe und Nase, Philtrum genannt. Wenn die Seitenwülste nicht richtig miteinander verwachsen, kommt das Kind mit einer Gaumenspalte zur Welt, eine Fehlbildung, die sich später chirurgisch korrigieren lässt.

Obwohl er noch nicht einwandfrei arbeitet, hat sich bereits das Fundament eines röhrenförmigen Verdauungstrakts entwickelt, der vom Mund abwärts verläuft und sich nun öffnet. Magen, Leber, Gallenblase, Bauchspeicheldrüse und Schilddrüse sind bereits vorhanden; nur die Analöffnung fehlt. Rudimentäre Bereiche der Lunge entstehen, die zunächst noch mit dem Darm verbunden sind. Und in der Wand des Dottersacks bilden sich amöbenartige primitive Keimzellen: die künftigen Samen- oder Eizellen.

Dennoch würde es sogar einem Experten schwerfallen, allein anhand der äußeren Merkmale zu bestimmen, ob aus diesem Embryo ein Mensch, ein Schwein oder ein Affe entsteht, geschweige denn, ob ein Junge oder ein Mädchen. Nur 1,5 Prozent der DNA machen unser Menschsein aus: Wir haben 98,5 Prozent der DNA-Sequenz mit unseren engsten Verwandten, den Schimpansen, gemein; bei den Hunden sind es 75 Prozent, bei Fruchtfliegen 50 Prozent und bei Narzissen 33 Prozent.

Doch im Verlauf der nächsten vier Wochen wird unser Embryo weiterhin in Übereinstimmung mit seinen eigenen genetischen Bauplänen wachsen. Alle wichtigen Organe und Systeme werden Form annehmen und er wird nach und nach das unverkennbare Aussehen eines Menschen erhalten.

Großes Herz: 4 Wochen alter Embryo →

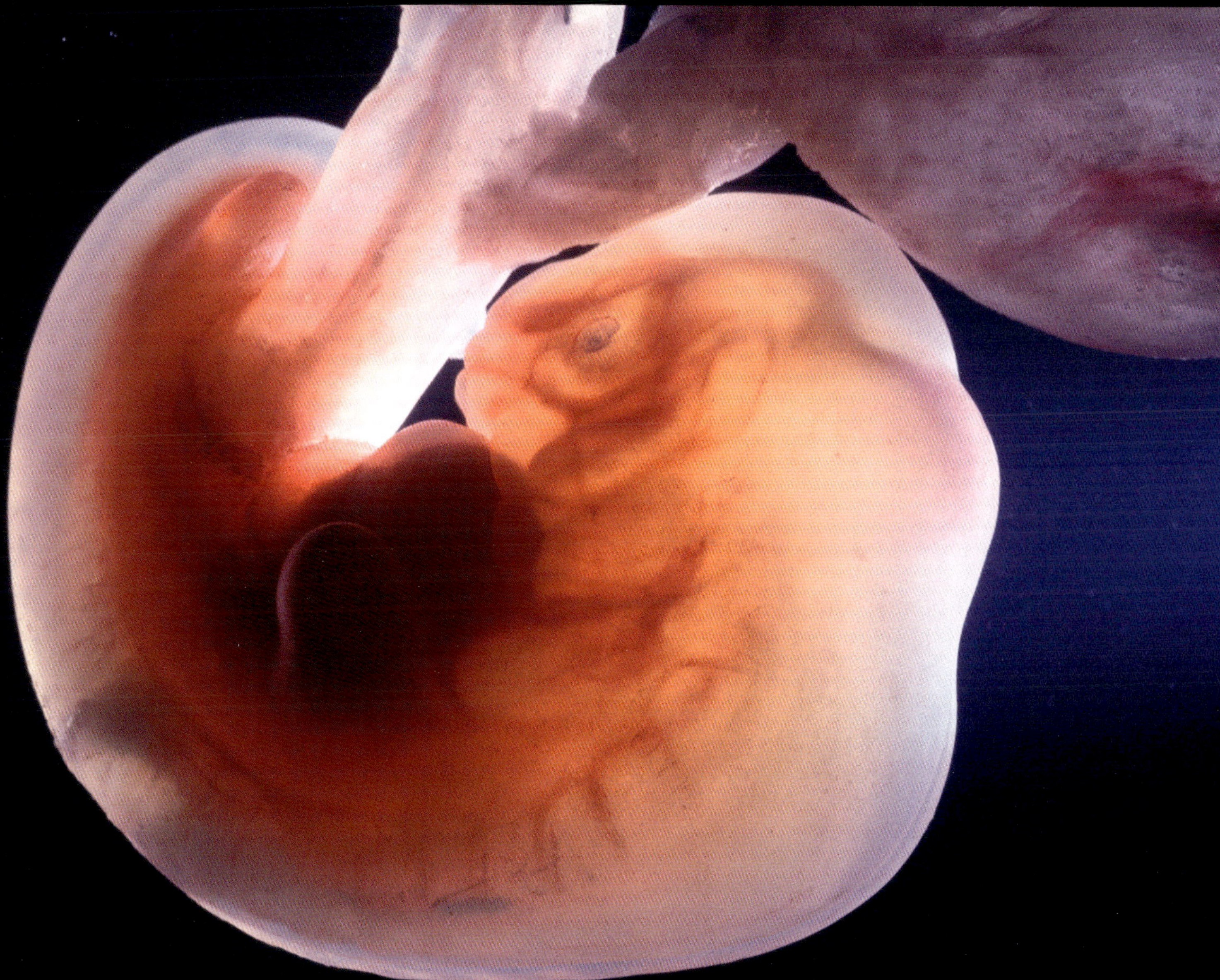

GESTATIONSALTER: 4 Wochen | **LÄNGE:** ca. 5 Millimeter

KOPFLASTIG 6. WOCHE

Der Embryo wächst nunmehr seit sechs Wochen. Er ist ungefähr einen Zentimeter lang – wie eine Kidneybohne. Die Armknospen sind wie Paddel und die Beine wie Flossen geformt. Zellplatten haben sich gebildet, aus denen Hände und Füße entstehen. Vor wenigen Tagen noch zwei schwarze Punkte, sind nun Augen gewachsen, weit auseinander liegend, glasig und blind – schwarz umrandete kuppelförmige Strukturen ohne Lider oder Iris. Die Netzhaut enthält schon einige Pigmente, die Linsenscheiben sind bereits angelegt und die Augenmuskeln – die zu den feinsten des Körpers zählen – beginnen sich zu formen. Mund und Nase des Embryos sind ebenfalls erkennbar und winzige Gewebewülste erscheinen an der Stelle, wo sich die Schnecke des Außenohrs befinden wird. Nervenfasern vernetzen sich mit dem olfaktorischen Bereich des Gehirns, bahnen dem Geruchssinn den Weg.

Das Gehirn besteht nun aus fünf Höhlen, ausgekleidet mit embryonalem Nervengewebe, das sich so lange vermehrt, bis es diesen Raum fast gänzlich ausfüllt. Eine rudimentäre Hirnrinde wird sichtbar – derjenige Teil des Gehirns, der für das Denkvermögen und die Steuerung der willkürlichen Bewegungen zuständig ist. Da Gehirn und Gesicht rapide wachsen, ist der Kopf immer noch beträchtlich größer als der Körper. Der Embryo scheint über der Wölbung des Herzens, das begonnen hat, Klappen und Kammern zu entwickeln, zu nicken.

Die Leber hat die Produktion der Blutzellen vom Dottersack übernommen, der nun mit seinem geschwächten Haftstiel vom Verdauungstrakt abgetrennt wird. Die Nieren sind angelegt, filtern aber noch keinen Stoffwechselabfall. Die Lungen, zu paarigen Lungenflügeln angeordnet und in Segmente unterteilt, enthalten ein filigranes Netz von Bronchialästen. Die Wülste für die äußeren Genitalien sind erkennbar und die primitiven Keimzellen wandern in den Dottersack, durch den Nabel und am Darm vorbei, bis sie schließlich seitlich in die Geschlechtsdrüsen oder Gonaden abbiegen – die künftigen Hoden oder Eierstöcke. Noch sehen männliche und weibliche Embryonen haargenau gleich aus.

EVOLUTIONÄRE ÜBERRESTE

Der Embryo bildet nacheinander drei Nierenanlagen, bevor er die zuletzt und bestausgebildete endgültig übernimmt. Die erste Nierenanlage (die sogenannte Vorniere) entsteht in der vierten Woche und gleicht der Struktur, die man bei primitiven Organismen wie den Fadenwürmern findet. Sie ist rudimentär vorhanden, aber ohne Funktion. Die zweite Nierenanlage (die Urniere) entsteht gegen Ende der vierten Woche und hat Ähnlichkeit mit der eines Frosches. Sie ist gut entwickelt und filtert das Blut weitgehend während des zweiten Monats. Die dritte Anlage (die Nachniere) wird Anfang der fünften Woche angelegt und übernimmt ungefähr vier Wochen später die Arbeit der zweiten Nierenanlage. Unverkennbar menschlich aussehend, wird sie ihre Funktion dauerhaft ausüben. Als Überrest des evolutionären Erbes enthüllt dieser komplizierte Umwandlungsvorgang die Ähnlichkeit zwischen der embryonalen Entwicklung des Menschen und anderer Wirbeltiere.

FRÜHKINDLICHE REFLEXE

Allem Anschein nach lassen Embryonen bereits in der sechsten Woche spontane Bewegungen erkennen, zum Beispiel Drehen von Rumpf und Gliedmaßen und Reflexreaktionen auf Berührung. Diese ersten Reflexe sind »absolut«: das heißt, der Körper reagiert gleichermaßen auf Reize jedweder Art.

Arme und Beine: 6 Wochen alter Embryo →

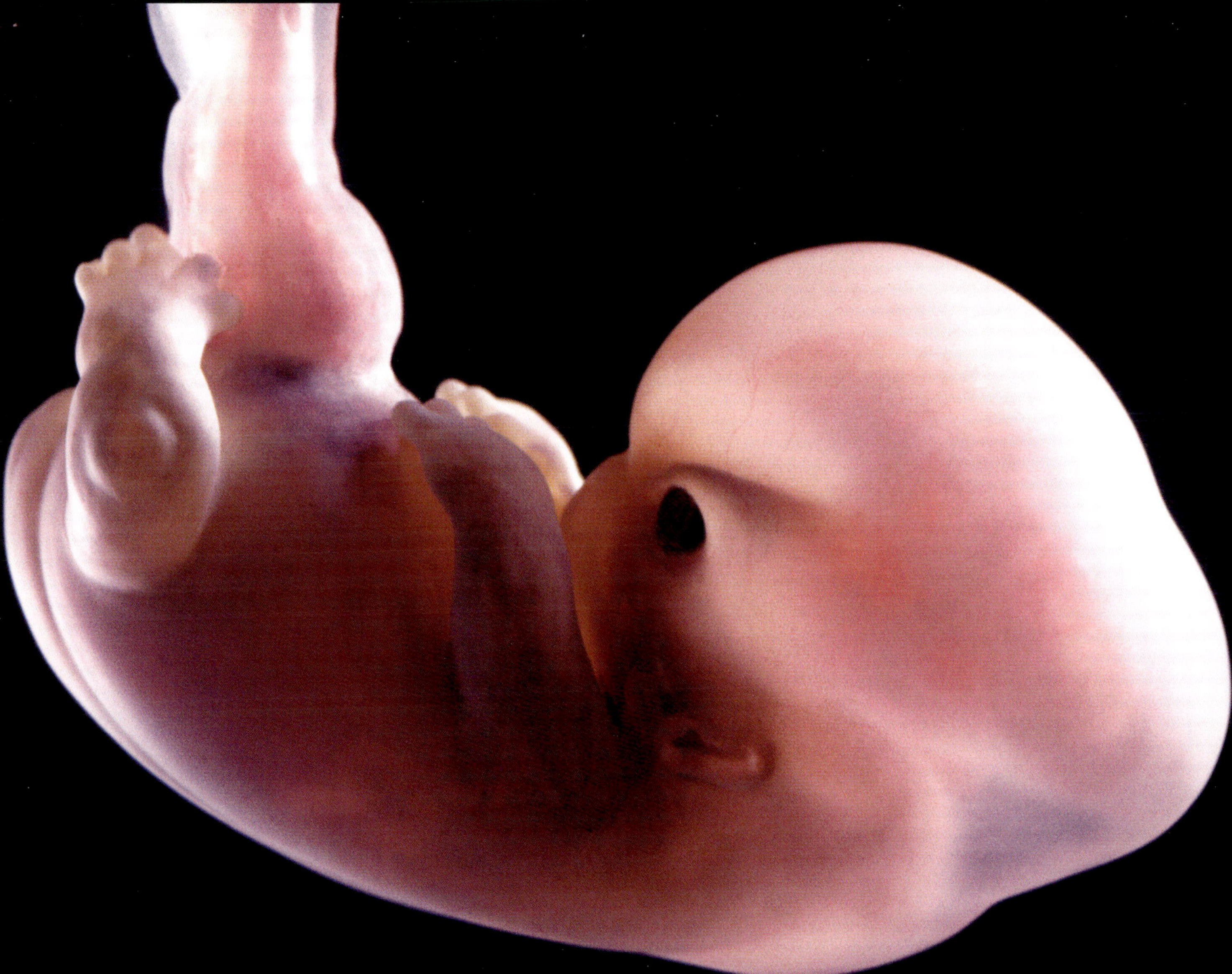

GESTATIONSALTER: 6 Wochen | LÄNGE: ca. 12,5 Millimeter

EIN MENSCHLICHES GESICHT 7. UND 8. WOCHE

In den letzten fünf Wochen haben die spektakulärsten und grundlegendsten Veränderungen der gesamten Schwangerschaft stattgefunden. Hunderte verschiedener Zellarten sind entstanden, Muskeln und Nerven wurden aktiviert und alle wichtigen Organe und Körpersysteme befinden sich in ihrer vorgesehenen Position. Im Verlauf dieses Prozesses hat der Embryo eine Metamorphose durchgemacht und sich von einer kugeligen Zellansammlung, nicht größer als ein Reiskorn, in ein unverkennbar menschliches Wesen verwandelt, das in eine Walnussschale passen würde.

Er weist nun eindeutig menschliche Merkmale auf, auch wenn der Kopf noch unverhältnismäßig groß ist und die Hälfte der Scheitel-Rumpf-Länge einnimmt. Hände und Füße sind sich vor dem Körper näher gerückt. Die Ohren haben beinahe ihre endgültige Form erreicht, obwohl sie noch tief am Kopf sitzen. Die Nasenspitze ist klar zu erkennen und die Nasenwege sind nach außen geöffnet.

Die lichtempfindlichen Zellen der Netzhaut und die Nervenverbindungen von der Netzhaut zum Gehirn haben sich gebildet. Die Augenlider sind nun deutlicher als klebrige Wülste an den Augenrändern zu erkennen, die kurz davor stehen, sich hermetisch zu verschließen, um die Augen in den letzten heiklen Entwicklungsphasen zu schützen. Sie öffnen sich erst wieder in der 25. oder 26. Woche, wenn die Neuronen des kortikalen Sehzentrums angelegt sind.

Im Mund befinden sich der Gaumen und eine winzige Zunge, die bereits über Geschmacksknospen verfügt. Die Zahnknospen für alle 20 Milchzähne existieren schon im Kiefer, der sich gerade entwickelt. Die Brustwarzen sind sichtbar und obwohl es jetzt Geschlechtsunterschiede im Erscheinungsbild der äußeren Genitalien gibt, lässt sich noch nicht eindeutig erkennen, ob es sich bei dem Embryo um ein Mädchen oder einen Jungen handelt.

Durch das Zwerchfell von Herz und Lunge getrennt, wächst der Darm jetzt so schnell, dass einige der Schlingen, die er bildet, eine Zeit lang durch die Bauchwand des Embryos austreten, wo sie sich in einer Hülle unweit der Nabelschnur weiterentwickeln. Der Magen ist bereits eine Miniaturausgabe dessen, was er später bei einem Neugeborenen sein wird, obwohl er an der Stelle, wo er in den Dünndarm übergeht, noch verschlossen ist. Am anderen Ende des Verdauungstrakts ist die Analöffnung durch einen Riss in der Membran des Mastdarms entstanden.

DEHNEN UND STRECKEN

Zu Beginn der achten Woche haben Muskeln und Nervensystem begonnen, sich miteinander zu verbinden und sich zu integrieren; der Embryo macht nun seine ersten zielgerichteten Bewegungen.

Vertraute Züge: 8 Wochen alter Embryo →

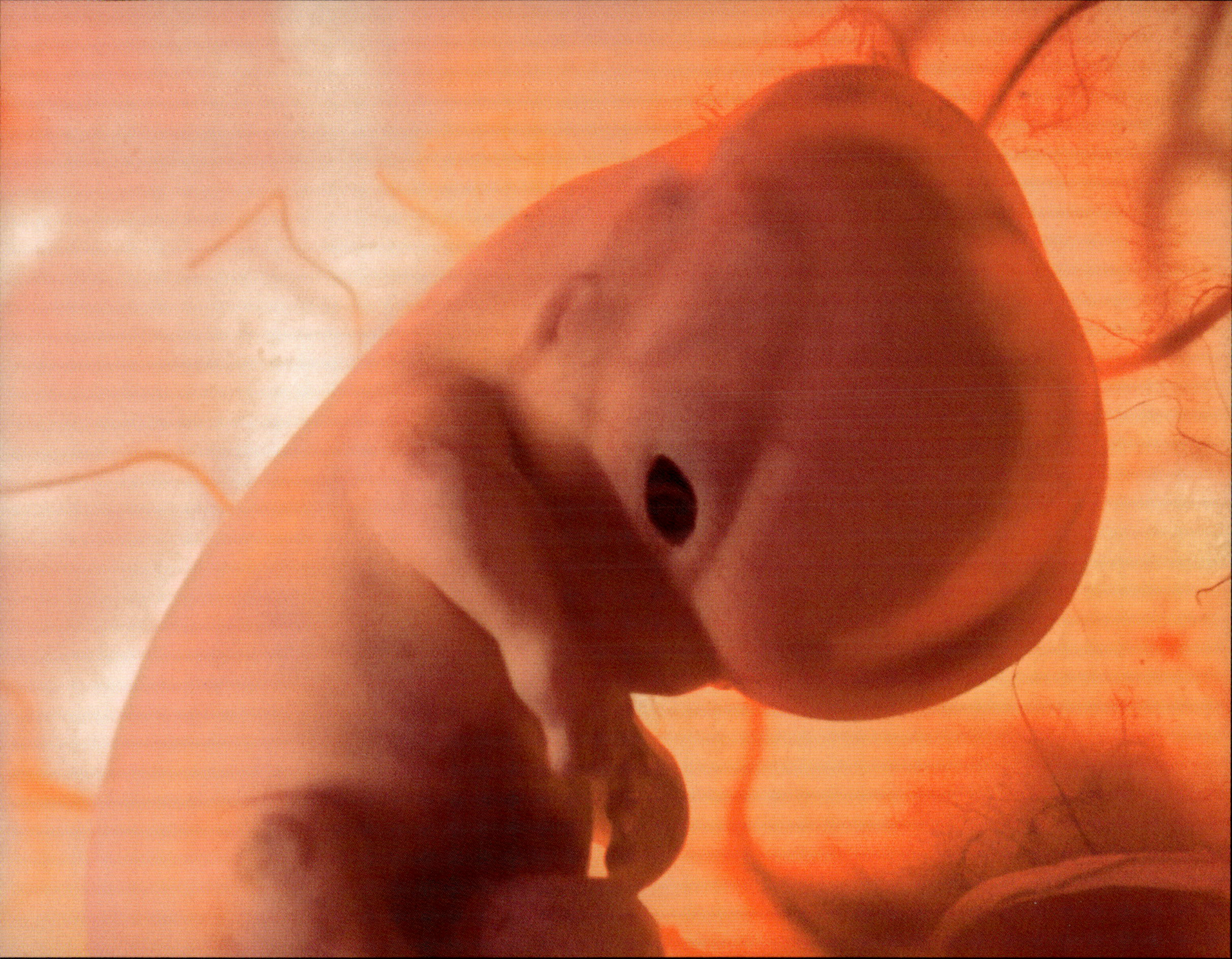

GESTATIONSALTER: 7 Wochen | **LÄNGE:** ca. 17,5 Millimeter • **GESTATIONSALTER:** 8 Wochen | **LÄNGE:** ca. 3 Zentimeter

ZELLTOD NACH PLAN

Während die Gliedmaßen des Embryos Gestalt annehmen und länger werden, beginnen sich die Hautfalten, aus denen die Arm- und Beinknospen bestehen, zu verdichten und Knorpel zu bilden, aus denen später die harten Knochen hervorgehen. Die Knorpelmasse dient lediglich als »Gussform«, die von den Knochenzellen ausgefüllt und ersetzt wird. Am Ende der achten Woche haben die mit Schwimmhäuten versehenen Hände und Füße voneinander getrennte Finger und Zehen hervorgebracht und Schultern und Ellenbogen zeichnen sich ab.

Finger und Zehen entstehen, sobald der Embryo – ähnlich wie ein Bildhauer, der eine Skulptur modelliert – sich seiner überflüssigen Schwimmhäute entledigt. Dieser Vorgang ist ein zeitlich genau festgelegter »Massenselbstmord«. Chemische Botschaften übermitteln den künftigen Fingern und Zehen die Anweisung, das überschüssige Gewebe in eigener Regie zu zerstören. Dabei werden spezielle Enzyme der Caspase-Familie innerhalb der Zellen aktiviert, die das Zellgewebe zum Schmelzen bringen.

Dieser Mechanismus ist auch für die Entstehung röhrenförmiger Strukturen, zum Beispiel bei der Luftröhre und Teilen des Darms, verantwortlich. Das Gehirn wird auf ähnliche, wenngleich subtilere Weise geformt: Hier findet eine Überproduktion und Selektion von Zellen statt, wobei all jene ausgesondert werden, die nicht den erforderlichen Mustern der wechselseitigen Vernetzung entsprechen. Die Selbstzerstörung scheint ein unabdingbarer Bestandteil des Entwicklungsprozesses zu sein: Der Tod wird als Werkzeug des Lebens vorprogrammiert.

Der programmierte Zelltod trägt dazu bei, die Anzahl der Zellen in einem Organ oder Gewebe in bestimmten Grenzen zu halten. Blut- und Hautzellen werden beispielsweise ständig durch sogenannte Progenitorzellen erneuert (Abkömmlinge aus adulten Stammzellen, die auf einen bestimmten Funktionsbereich festgelegt sind), doch diese uferlose Vermehrung muss durch gezielten Zelltod ausgeglichen werden. Bei einem Erwachsenen sterben jeden Tag durchschnittlich 50 bis 70 Milliarden Zellen ab, wie vorprogrammiert. Umgerechnet auf ein Jahr entspricht die Vermehrung und anschließende Massenvernichtung der Zellen dem Körpergewicht eines Menschen.

Abgesehen von seiner Bedeutung für normale biologische Prozesse ist der programmierte Zelltod an einer breiten Palette menschlicher Krankheiten beteiligt. Sterben zu viele Zellen ab, kann beispielsweise eine Fehlbildung wie die Mikromelie oder abnorme Kleingliedrigkeit die Folge sein. Ist die Fähigkeit der Zelle, den programmierten Zelltod herbeizuführen, beeinträchtigt (zum Beispiel durch Mutation) oder der Prozess blockiert (zum Beispiel durch einen Virus), kann sich eine geschädigte Zelle uneingeschränkt teilen, was zu krebsartigen Tumorbildungen führt.

Fingerskulptur: Einkerbungen, die sich vertiefen, trennen die künftigen Finger →

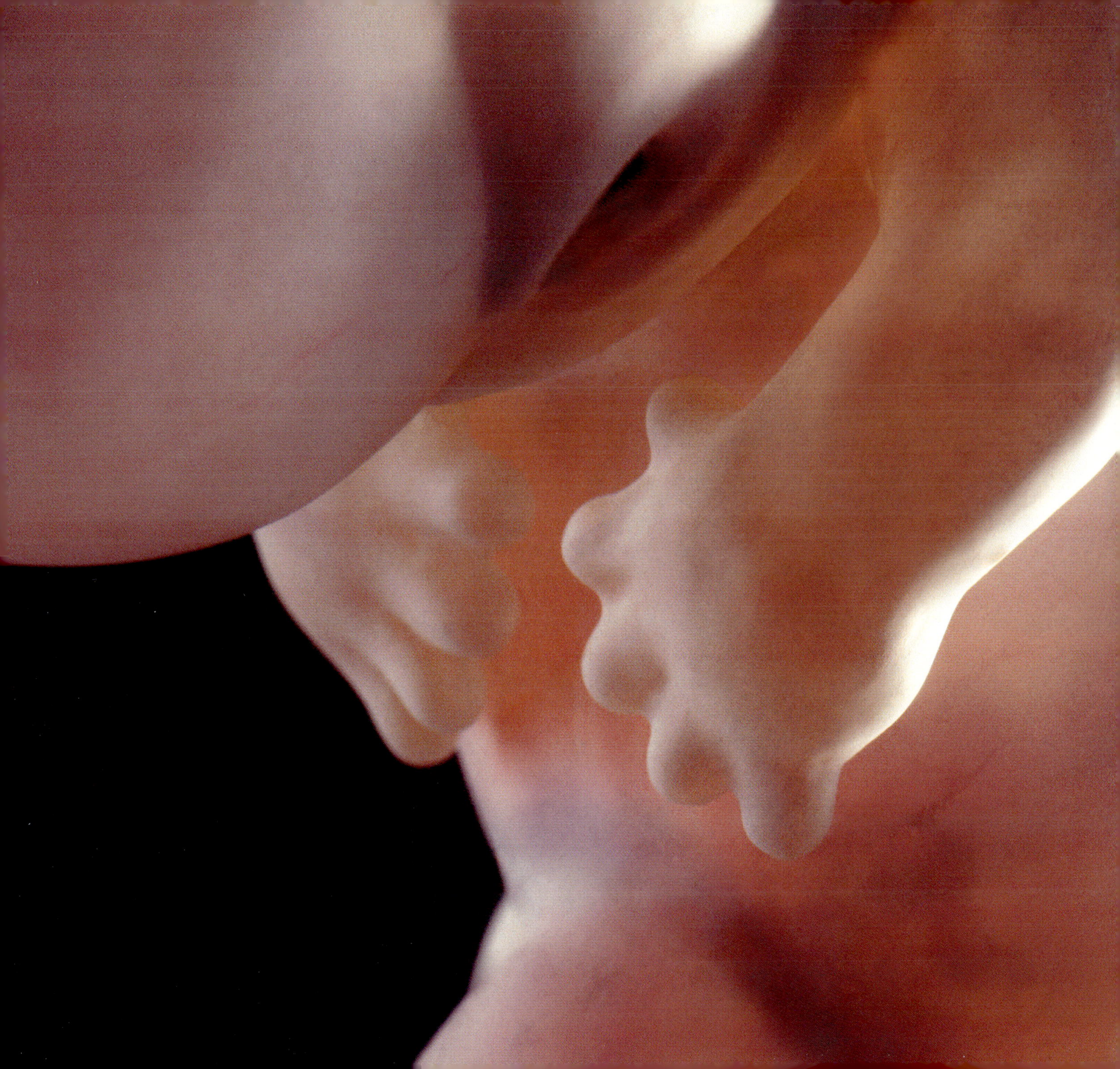

VOM EMBRYO ZUM FETUS

Nach acht Wochen wird der Embryo, abgeleitet von dem griechischen Wort für »Schwellung«, Fetus oder Fötus genannt, was im Lateinischen »Nachkomme« bedeutet. Er hat inzwischen zwei wichtige Meilensteine hinter sich gelassen. Erstens ist es ihm gelungen, die heikelste Phase seiner Entwicklung zu meistern: Er hat die vergangenen vier Wochen überstanden, in der lebensnotwendige äußere und innere Strukturen geschaffen wurden. In dieser kritischen Zeit ist er besonders anfällig für schädliche Einflüsse, beispielsweise Viren oder Medikamente, die durch ihre Auswirkungen auf die Entwicklung von Organen und Geweben zu angeborenen Fehlbildungen führen können.

Zweitens hat er seine Versorgung gesichert. Bisher war er von den Nährstoffen aus dem Dottersack abhängig, dem schwimmenden Ballon, der mit dem Nabelschnuransatz verbunden ist und dem winzigen Embryo in den ersten Wochen Nahrung und Blutzellen zuführt. Im zweiten Monat wird der Dottersack überflüssig und bildet sich in der Regel zurück. Die lebenswichtige Funktion, den Fetus mit allem zu versorgen, was er benötigt, übernimmt nun ausschließlich die Plazenta. Sie liefert Nährstoffe und Sauerstoff und filtert Kohlendioxid und andere Ausscheidungsprodukte heraus.

Übergangsstadium: Embryo mit Dottersack, der sich rasch entleert (links) →

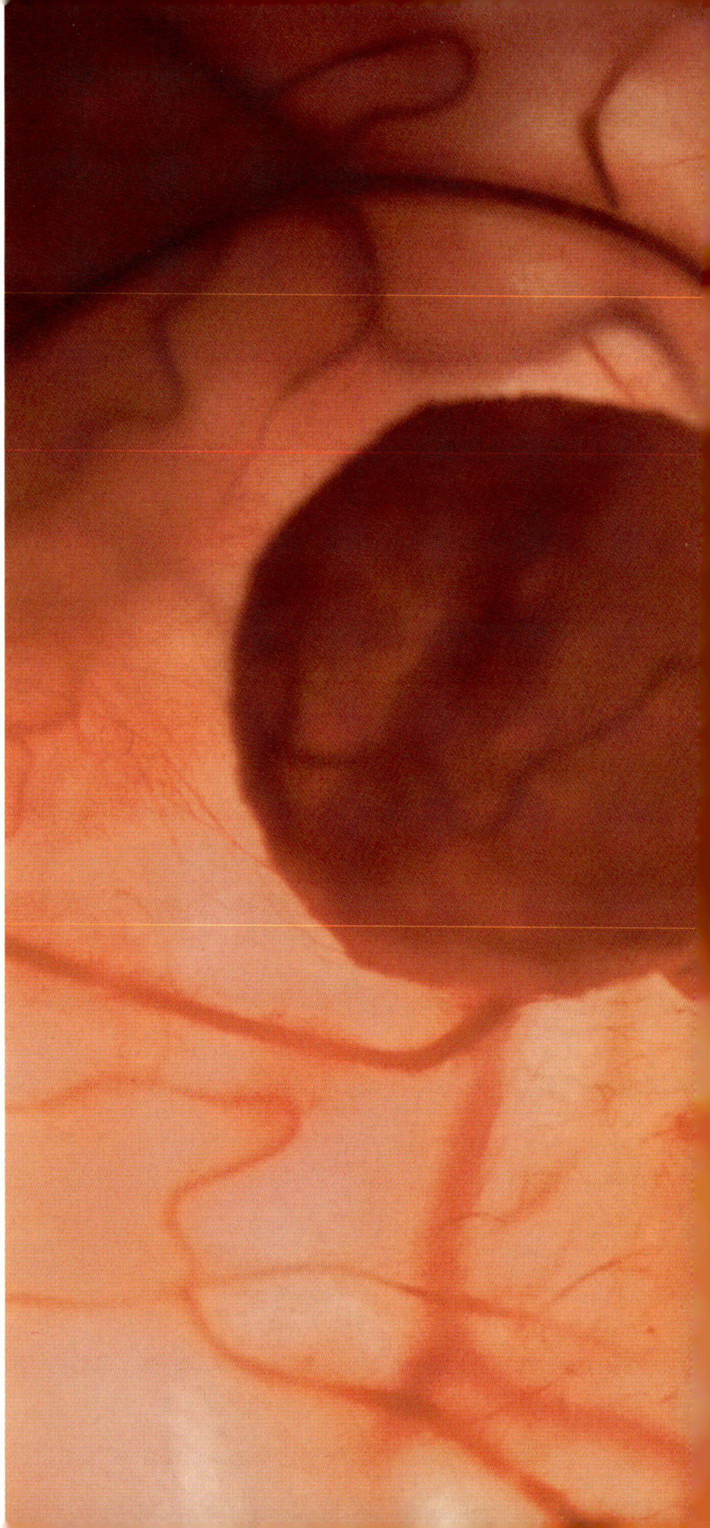

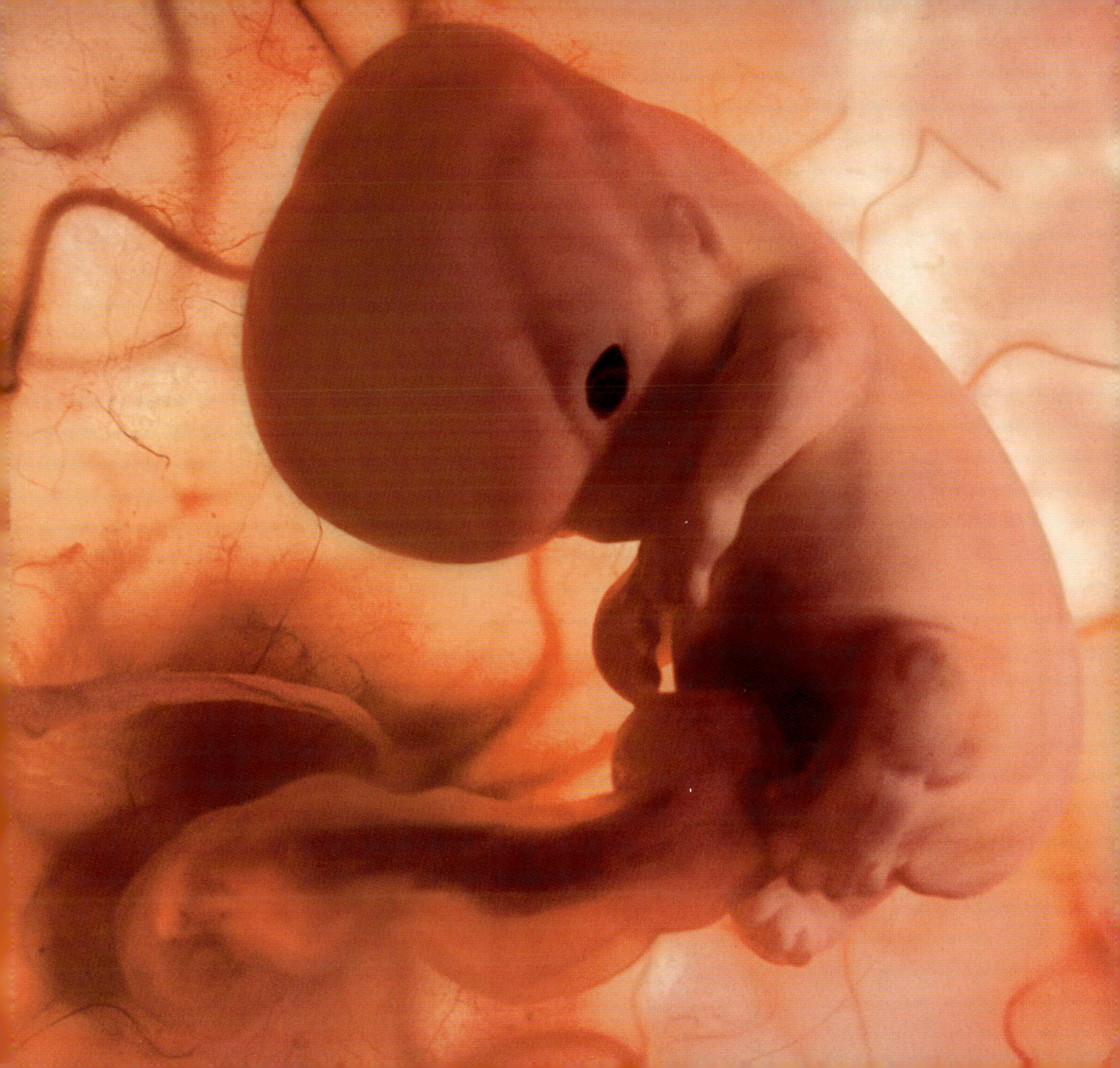

DIE PLAZENTA

Die Plazenta dient dem Fetus für den Rest seiner Zeit im Mutterleib als lebenserhaltendes Versorgungssystem. Der sogenannte Mutterkuchen (lateinisch »runder Kuchen«) gleicht einer schwammigen, wie eine Pizza geformten Leber. Er mag keine Augenweide sein, aber er ist eines der am meisten unterschätzten Wunderwerke der Natur.

Die Plazenta ist von ungeheuer fein verästelten Blutgefäßen durchzogen; sie laufen durch ein Netz von Chorionzotten, die größtenteils von einem mütterlichen Blutreservoir umströmt werden. Dieses Reservoir füllt das sogenannte Intervillosum, einen Raum, der gebildet wurde, als die verschmolzenen Trophoblastzellen mit ihren schwammähnlichen Fortsätzen in die Schleimhaut der Uterushöhle eindrangen. Die Chorionzotten, die in diesen intervillösen Raum hineinragen, sind neue Fortsätze der unterstützenden Trophoblastzellen des Chorion, auch Zottenhaut genannt. Die längsten Äste der Chorionzotten verbinden diese Zottenhaut mit dem Fasergewebe tief unter der Uterusschleimhaut.

Wie die Wurzeln eines Baumes, der Nährstoffe aus der Erde ableitet, entziehen die Blutgefäße der Chorionzotten dem mütterlichen Blut alles, was der Fetus braucht – Nahrung, Sauerstoff, Wasser. Mit jedem Herzschlag der Mutter strömt Blut aus ungefähr 100 Gebärmutterarterien wie bei einem Springbrunnen in das Intervillosum. Das Blut umspült die Chorionzotten, bevor es durch die Venen der Mutter versickert.

Das embryonale Blut beginnt gegen Ende der dritten Woche durch die mikroskopisch kleinen Gefäße der Chorionzotten zu fließen. Eine Woche später dringt das Blut der Mutter erstmals in das Intervillosum ein. Im ersten Trimester wächst die Plazenta schneller als der Fetus; in der 15. Woche ist sie fast so schwer wie er und zum Zeitpunkt der Geburt hat sie etwa ein Sechstel seines Gewichts, ungefähr 450 Gramm, und einen Durchmesser von ca. 15 Zentimetern. Bis zu 35 Prozent des mütterlichen Blutes fließt durch die Plazenta.

Die große Anzahl der Blutgefäße in den Chorionzotten und der relativ träge Blutfluss der Mutter durch das Intervillosum bieten ausreichende Möglichkeiten, den fetalen Blutkreislauf mit Sauerstoff und Nährstoffen zu versorgen. Gleichzeitig werden Kohlendioxid und andere Stoffwechselprodukte in das Intervillosum abgegeben und mit dem Blut der Mutter abtransportiert.

Trotz der räumlichen Nähe besteht keine direkte Verbindung zwischen den fetalen und den mütterlichen Blutgefäßgruppen in der Plazenta. Die beiden Kreislaufsysteme arbeiten Seite an Seite, aber sie vermischen sich nicht. Sie sind durch eine Schranke voneinander getrennt, eine dünne Membran, welche die Chorionzotten umhüllt. Das bedeutet, dass Blutungen, die während der Schwangerschaft auftreten, ihren Ursprung höchstwahrscheinlich nicht im fetalen, sondern im mütterlichen Reservoir haben. Der fetale Blutkreislauf ist geschützt, selbst bei einer Schädigung der Plazenta. Ohne diese biologische Schranke würde das Immunsystem der Mutter einen mörderischen Angriff auf den Fetus in die Wege leiten und die Schwangerschaft beenden.

Doch die Plazentaschranke und die Blutgefäße sind durchlässig und deshalb findet durch ihre Wände ein ständiger Austausch von Ingredienzien statt – Sauerstoff, aufgelöste Nahrung, Stoffwechselabfall usw. Die Plazenta arbeitet so effizient, dass ein oder zwei Stunden nach einer mütterlichen Mahlzeit auch der Fetus mit allem versorgt ist, was er braucht. Moleküle, die zu groß sind, können die Plazentaschranke nur

Tiefe Wurzeln: geöffnete Zottenoberflächen (grün), die fetale Blutgefäße sichtbar machen (purpur) →

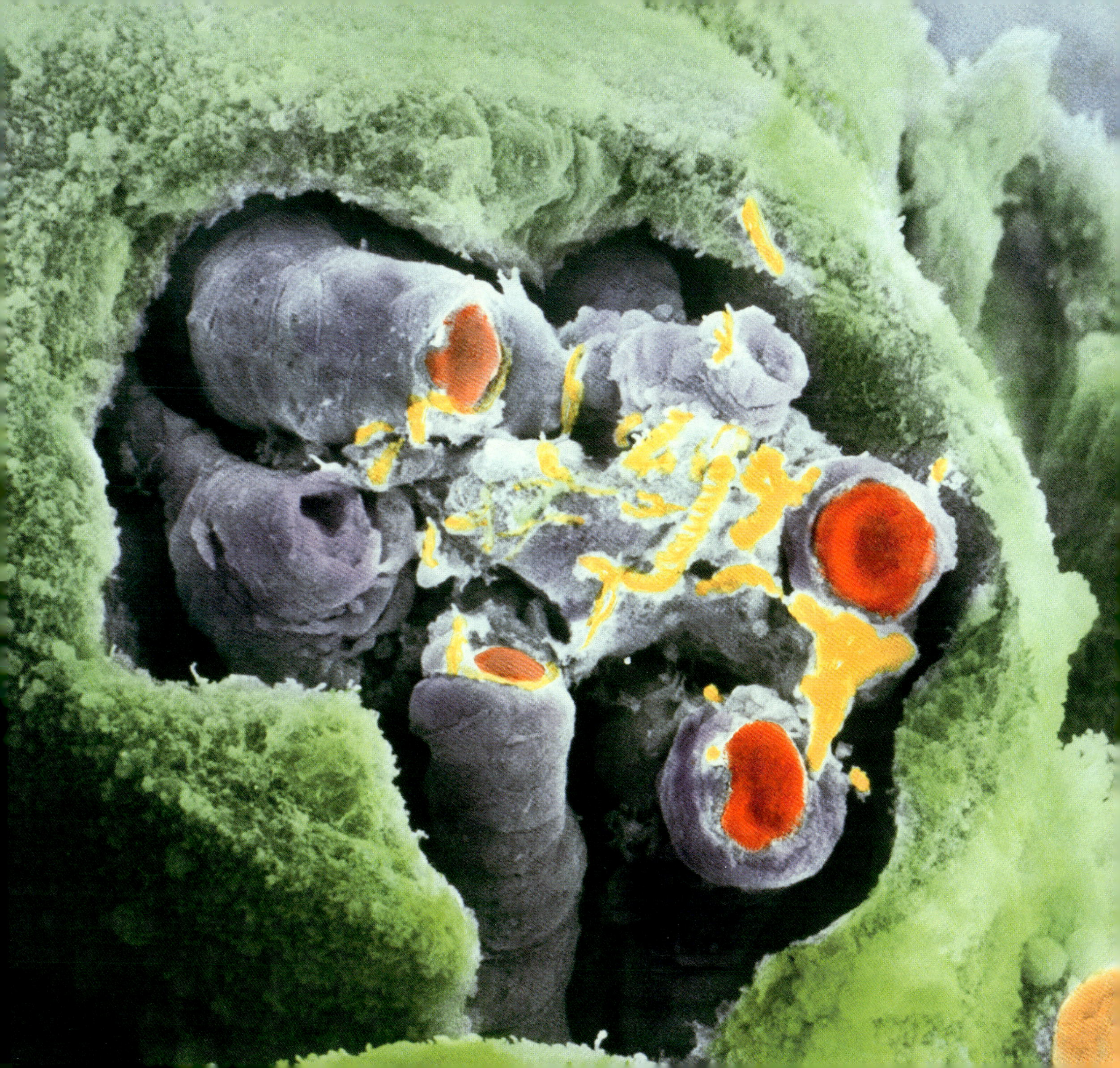

schwer durchdringen, deshalb filtert sie abträgliche Substanzen und Erreger aus, die sich im Blut der Mutter befinden und dem Fetus schaden könnten.

Kleinere schädliche Moleküle kann sie indes nicht aufhalten und deshalb sollte die werdende Mutter vorsichtig mit verschreibungspflichtigen Medikamenten, Alkohol und Nikotin sein, die unmittelbar an den Fetus weitergegeben werden. Erreger wie der Zytomegalievirus (ein Herpesvirus), Röteln, Pocken, Masern und spinale Kinderlähmung sowie Mikroorganismen, die Syphilis und Toxoplasmose verursachen, passieren ebenfalls ungehindert die Plazentaschranke – oft mit verheerenden Auswirkungen.

Die Mutter stattet den Fetus durch den Transfer von Antikörpern, die durch die Plazentaschranke gelangen – Proteine, die sich an infizierte Organismen heften und sie unschädlich machen sollen –, mit einer gewissen Immunität aus. Antikörper, die eine Immunabwehr gegen Diphtherie, Pocken und Masern bieten, erreichen den Fetus und schützen ihn noch Wochen nach der Geburt vor diesen Infektionskrankheiten; vor Keuchhusten oder Windpocken ist er jedoch nicht gefeit. Nach der Geburt erhält er weiterhin Antikörper mit der Muttermilch, sodass er während der ersten Monate geschützt ist, bis er eigene Abwehrstoffe produziert.

Das erste Trimester kann für die werdende Mutter eine unangenehme Zeit sein. Die Plazenta ist nicht nur ein Organ, das die fetale Atmung, Ernährung und Ausscheidung reguliert, sondern auch eine endokrine Drüse; sie schüttet Hormone aus, die in den mütterlichen Blutkreislauf gelangen, schwangerschaftserhaltende Wirkung haben und den Organismus auf Geburt und Stillen vorbereiten. Zu Beginn der Schwangerschaft lösen sie bei manchen Frauen morgendliche Übelkeit aus. Eines dieser Hormone, das Gelbkörperhormon Progesteron, wird während der gesamten Schwangerschaft produziert und unterdrückt die Freisetzung weiterer Eizellen. Andere verhindern, dass das Immunsystem der Mutter den fremden Organismus abstößt, der in ihr heranreift.

CHORIONZOTTENBIOPSIE

Eine Chorionzotten- oder auch Chorionbiopsie ist ein sogenannter pränataldiagnostischer Test, um mögliche genetische Defekte bei einem Fetus festzustellen. Normalerweise zwischen der elften und 13. Woche ausgeführt, wird dabei eine kleine Zellprobe aus den Chorionzotten entnommen. Die dabei gewonnenen Trophoblastzellen enthalten die gleichen genetischen Informationen wie Zellen vom Fetus. Bei diesem Verfahren lassen sich Chromosomen-Abweichungen wie das Down-Syndrom und pränatale Erkrankungen wie die Zystische Pankreasfibrose, die Tay-Sachs-Krankheit, Sichelzellenanämie und Thalassämie bereits im Vorfeld erkennen.

Ungefähr ein Prozent der Frauen, die sich für eine Chorionzottenbiopsie entscheiden, erleidet eine Fehlgeburt. Das Risiko eines Aborts scheint nach der Chorionzottenbiopsie ein wenig größer zu sein als nach einer Amniozentese, doch das mag daran liegen, dass die Chorionzottenbiopsie zu Beginn der Schwangerschaft durchgeführt wird, wo Fehlgeburten ohnehin häufiger vorkommen. Wie verlautet, besteht außerdem die Gefahr, dass es zu Fehlbildungen an den Gliedmaßen kommen könnte, wenn die Chorionzottenbiopsie vor der zehnten SSW stattfindet.

Fundament des Blutes: fetale rote Blutzellen vor der Entwicklung der adulten ausgehöhlten Scheibenform →

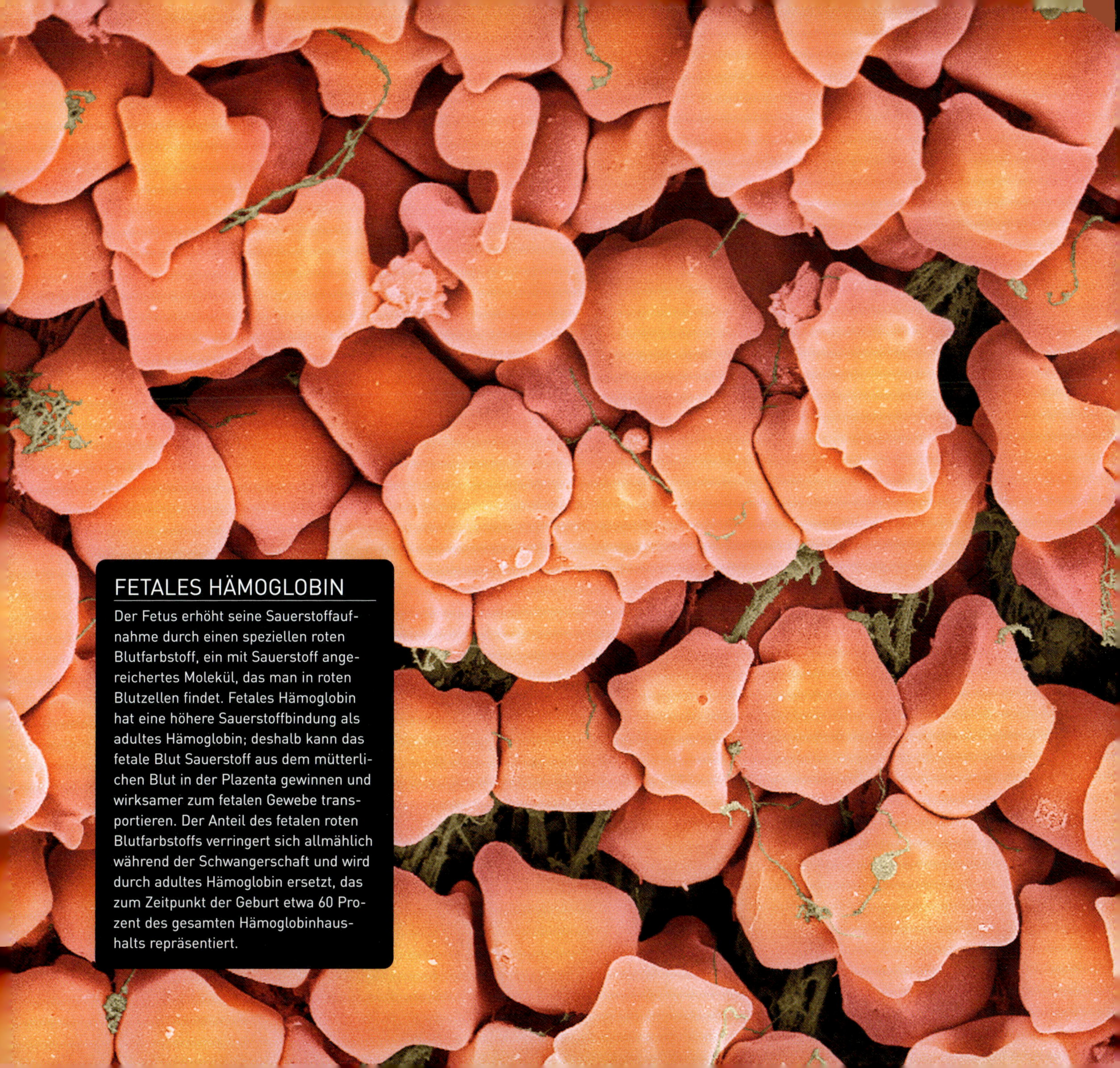

FETALES HÄMOGLOBIN

Der Fetus erhöht seine Sauerstoffaufnahme durch einen speziellen roten Blutfarbstoff, ein mit Sauerstoff angereichertes Molekül, das man in roten Blutzellen findet. Fetales Hämoglobin hat eine höhere Sauerstoffbindung als adultes Hämoglobin; deshalb kann das fetale Blut Sauerstoff aus dem mütterlichen Blut in der Plazenta gewinnen und wirksamer zum fetalen Gewebe transportieren. Der Anteil des fetalen roten Blutfarbstoffs verringert sich allmählich während der Schwangerschaft und wird durch adultes Hämoglobin ersetzt, das zum Zeitpunkt der Geburt etwa 60 Prozent des gesamten Hämoglobinhaushalts repräsentiert.

An manchen Stellen ist die Plazentaschranke nur eine Zelle dick und gelegentlich sickert fetales Blut durch mikroskopisch feine Risse in den Kreislauf der Mutter. Ungefähr eine von 100 000 Zellen im mütterlichen Blut könnte fetaler Herkunft sein; bei Feten mit Chromosomen-Anomalien liegt der Prozentsatz höher. Diese Zellen können noch Jahre nach der Geburt des Kindes im Blut der Mutter verbleiben. Wenn sie vom mütterlichen Immunsystem angegriffen werden, können sie Entzündungen verursachen und Autoimmunerkrankungen zur Folge haben. Doch in den meisten Fällen gewöhnt sich der Organismus vermutlich an sie.

Wissenschaftler haben fetale männliche Stammzellen im Knochenmark von Frauen entdeckt, die vor mehr als 50 Jahren von einem Jungen entbunden wurde. Das könnte erklären, warum bei Knochenmarktransplantationen von Mutter zu Kind seltener eine Abstoßung erfolgt, als wenn der Vater der Spender ist: Aufgrund der noch vorhandenen fetalen Zellen ist ein solches Transplantat dem Organismus des Kindes weniger fremd. Einige Wissenschaftler sind der Meinung, dass fetale Stammzellen in der Lage sein könnten, die alternden Zellen der Mutter zu ersetzen und verletztes Gewebe wiederherzustellen. Eine weitere Theorie besagt, das sei auch der Grund, warum Frauen in der Regel eine längere Lebensdauer als Männer haben und Mütter durch die Schwangerschaft einen gewissen natürlichen Schutz gegen Erkrankungen wie Multiple Sklerose und Brustkrebs besitzen.

Die fetalen Zellen im Blut von Schwangeren bieten die Möglichkeit, nichtinvasive – und risikofreie – pränataldiagnostische Tests zu entwickeln. Die modernen Methoden sind so ausgefeilt, dass sie diese streunenden Zellen aufspüren und ihre Gene untersuchen können. Schon jetzt lässt sich das Geschlecht eines Kindes anhand der fetalen, aus dem mütterlichen Blut gewonnenen Zellen bestimmen und vielleicht sind wir bald in der Lage, auf diese Weise auch genetische Erkrankungen bereits im Vorfeld zu erkennen.

LIEFERSERVICE

Sauerstoff, Wasser und Nährstoffe werden von der Mutter ungehindert durch die Plazenta zum Fetus transportiert. Die meisten Nährstoffe wie Salze, Fette und fettlösliche Vitamine (A, D und E) gelangen normalerweise durch einfache Diffusion in die Plazenta: Sie bewegen sich passiv vom Bereich hoher Konzentration im Blut der Mutter in den Bereich niedriger Konzentration im Blut des Kindes.

Doch Glukose, eine primäre Energiequelle, wird in der Plazenta nur langsam befördert; deshalb binden bestimmte Moleküle in der Membran der Plazentazellen Glukose und erleichtern den Transport von einem Ende zum anderen. Insulin, zur Regulierung des Glukosestoffwechsels benötigt, kann die Plazenta ebenfalls nicht durchströmen; deshalb stammt es nicht von der Mutter, sondern wird in der fetalen Bauchspeicheldrüse gebildet. Insulinhaltige Kristalle sind ab der zehnten Woche in der fetalen Bauchspeicheldrüse sichtbar und Insulin lässt sich mit zwölf Wochen im Blut feststellen. Einige Substanzen wie die Aminosäuren – die Bausteine der Proteine – und die wasserlöslichen Vitamine B und C durchströmen die Plazenta nur zögernd, weil das bedeutet, von einem Bereich niedriger Konzentration in einen Bereich höherer Konzentration überzuwechseln; andere Substanzen wie Kalzium, Eisen und Jod erfordern eine behutsame Behandlung. Moleküle in der Plazentaschranke tragen dazu bei, diese Nährstoffe in den fetalen Kreislauf zu pumpen.

Auf Lager: Insulin ausschüttende Kristalle in einer Bauchspeicheldrüsenzelle →

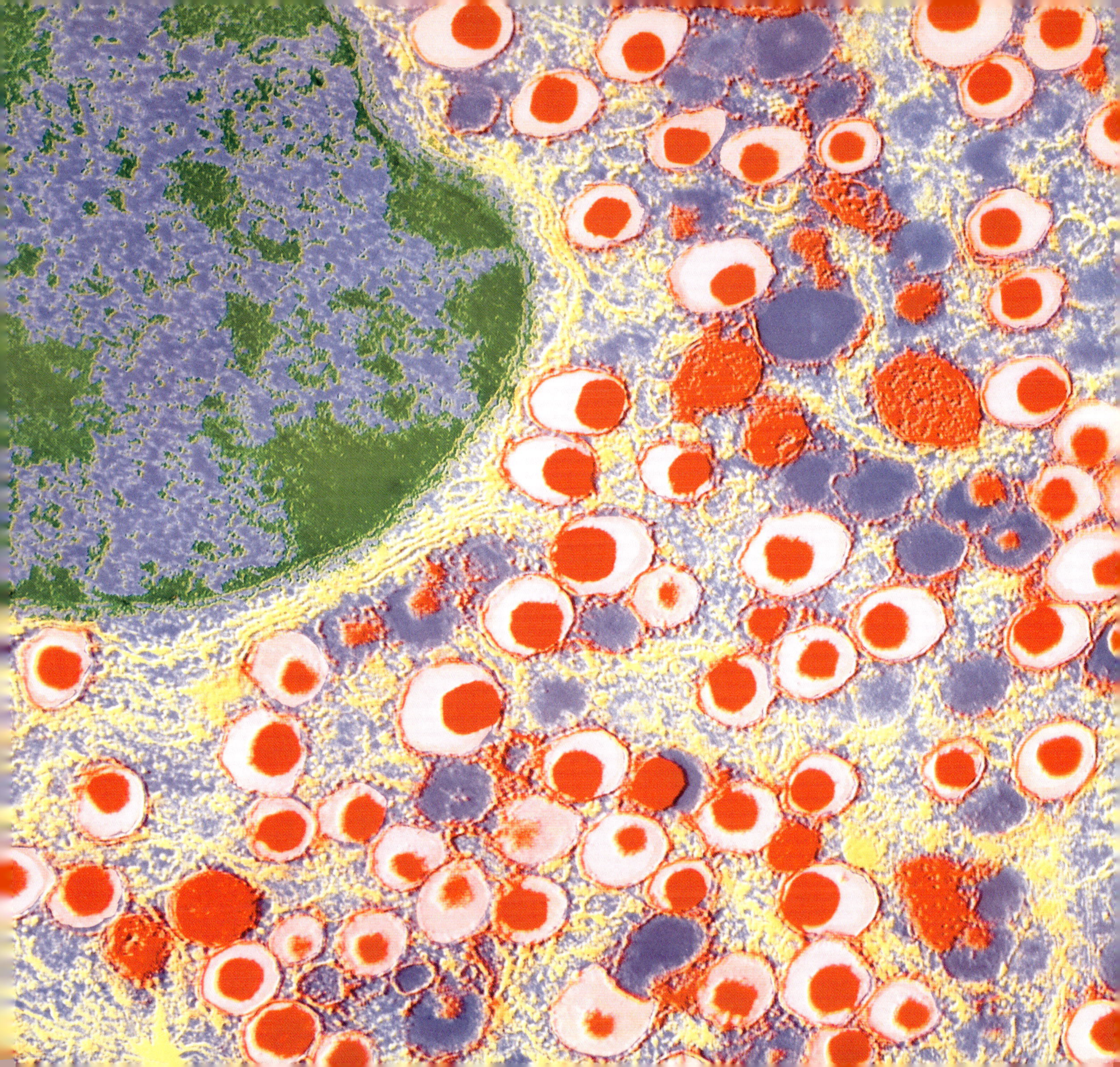

DIE NABELSCHNUR

Die Plazenta versorgt den Embryo bzw. Fetus mit allem, was er braucht, transportiert die Ausscheidungsstoffe ab und schützt ihn vor schädlichen Eindringlingen. Das gelingt ihr mithilfe der Nabelschnur, die zur Versorgung des ungeborenen Kindes unabdingbar ist.

Wenn sich der Embryo in der Uterusschleimhaut einbettet, ist er zunächst noch so klein, dass sich der Austausch einer entsprechend geringen Menge Gas, Nährstoffe und Abfallprodukte über seine Oberfläche bewerkstelligen lässt. Während der anfänglichen Wachstums- und Umformungsphase bildet sich dann ein kurzer Stiel – der Bauchstiel oder Haftstiel – aus seinem Gewebe. Blutgefäßschlingen wachsen in diesen Strang hinein, sobald sich Herz und Kreislauf des Embryos entwickeln. Der Strang wird länger, wenn der Embryo in seinem Amnionsack wächst, und am uterinen Ende werden die Blutgefäße zu einem Teil der entstehenden Plazenta.

Auf diese Weise entsteht die Nabelschnur mit den fetalen Blutgefäßen: Eine einzelne große Vene transportiert das sauerstoffreiche Blut und Nährstoffe von der Gebärmutter via Plazenta zum Fetus; und zwei kleinere Arterien schaffen die Abfallprodukte und das sauerstoffarme fetale Blut in den mütterlichen Organismus zurück, wo sie wieder angereichert werden.

Während diese drei Blutgefäße wachsen, bilden sie miteinander verwobene Spiralen und betten sich in eine gallertartige Masse mit einer dicken, schützenden Außenschicht ein (Wharton-Sulze), sodass die Nabelschnur im reifen Zustand einem gedrehten Strang gleicht. Die Drehung erfolgt üblicherweise entgegen dem Uhrzeigersinn. Am Ende der Schwangerschaft ist die Nabelschnur ungefähr 50 Zentimeter lang und im Amnionsack zu Schlingen gelegt, sodass sich der reife Fetus ungehindert bewegen kann. Da die drei Blutgefäße wie eine Spirale miteinander verflochten sind und das Blut mit einer Geschwindigkeit von ca. sechs Kilometern in der Stunde hindurchströmt, sind sie ziemlich unempfindlich gegen Druck; außerdem neigt die Nabelschnur dazu, sich auseinanderzurollen, wenn sie gebogen wird. Sie enthält keine weiteren Blutgefäße und keine Nerven.

Das Drehen und Biegen der Nabelschnurgefäße ist gang und gäbe, weil sie länger als die Nabelschnur selbst sind. Oft bilden sie knäuelförmige Schlaufen und falsche Knoten, die keine Gefahr für den Fetus darstellen. Doch bei jeder 100. Schwangerschaft entstehen sogenannte wahre Nabelschnurknoten durch echte Schlingenbildung. Sie können sich zusammenziehen und eine Atemlähmung beim Fetus verursachen. Die Knoten entstehen vor allem während der Geburt, wenn sich der Fetus während der Austreibungsphase in einer der Nabelschnurschlingen verfängt. Da sie nicht besonders fest sind, besteht in der Regel kein Grund zur Besorgnis. Diese lockere Nabelschnurumschlingung (Hals, Arme, Schultern, Beine) kommt bei einem Fünftel aller Geburten vor, ohne dass eine fetale Notsituation entsteht.

STAMMZELLENVORRAT

Das nach der Geburt aus der Nabelschnur gewonnene Blut ist eine ergiebige Quelle für Blutstammzellen. Diese können alle anderen Blutbestandteile produzieren, einschließlich der Blutplättchen, die für die Blutgerinnung erforderlich sind, und der roten und weißen Blutkörperchen. Wie gespendetes Knochenmark, kann auch das Nabelschnurblut bei der Behandlung verschiedener genetischer Krankheiten verwendet werden, die Blut und Immunsystem beeinträchtigen, bei Krebsarten wie Leukämie und bei einigen Erbleiden.

Versorgungslinie: Ultraschallaufnahme, die Nabelschnurvene (blau) und Arterien (rot) zeigt →

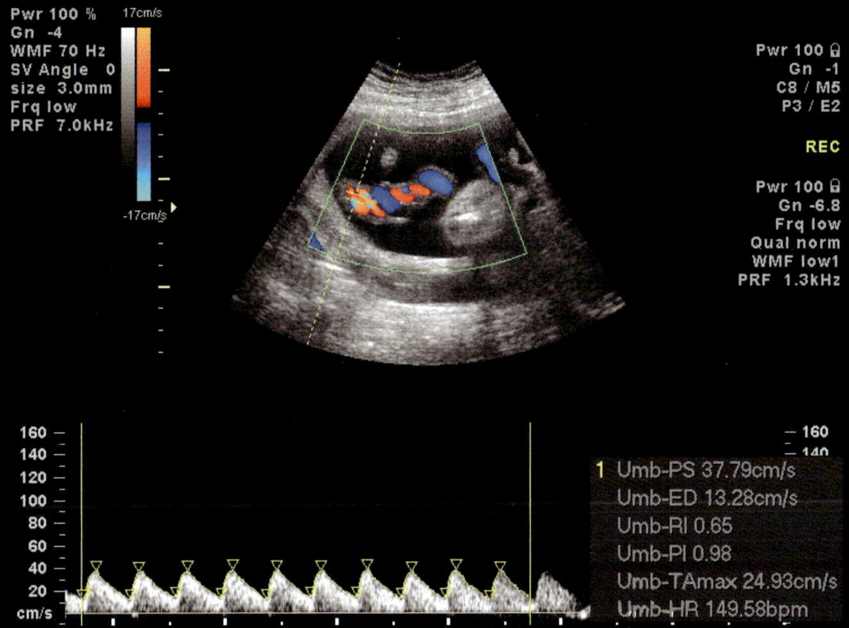

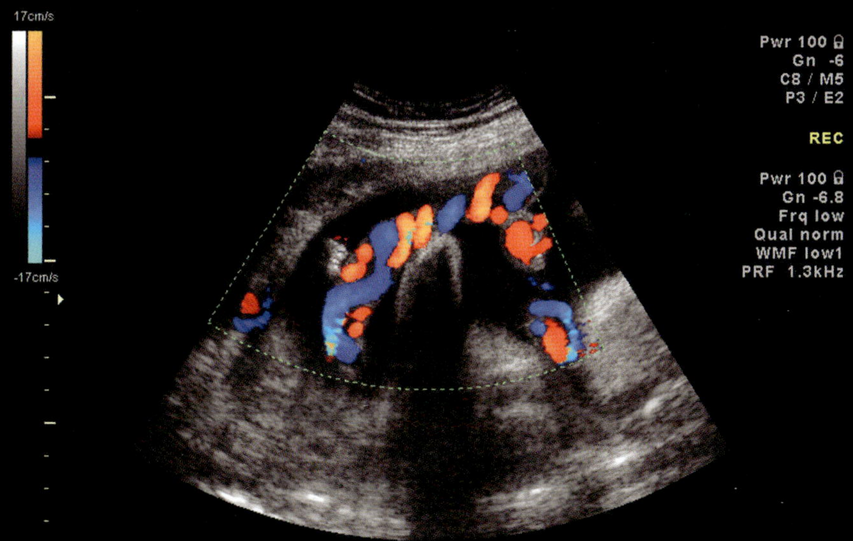

NABELSCHNURBIOPSIE

Anomalien bezüglich Position oder Struktur der Nabelschnur können mit dem »Doppler-Ultraschall« festgestellt werden, der den Blutstrom in der Nabelschnur misst. Schon in der 16. Woche nach der Empfängnis, wenn die Zellen groß genug sind, um bei Ultraschallaufnahmen sichtbar zu werden, kann Blut aus der Nabelschnur entnommen werden, um angeborene Bluterkrankungen, Infektionen oder fetale Anämie (Blutarmut) zu erkennen. Das Risiko einer Fehlgeburt infolge dieses Verfahrens liegt bei ein bis zwei Prozent.

DARWINSCHE KRANKHEIT?

Ungefähr zwei Drittel aller Frauen werden zu Beginn der Schwangerschaft von Übelkeit mit oder ohne Erbrechen geplagt. Obwohl man diesen Zustand herkömmlicherweise als morgendliche Übelkeit bezeichnet, da das Problem besonders schlimm nach dem Aufstehen und der ersten Mahlzeit des Tages auftritt, können sich die Symptome auch am Nachmittag, am Abend oder zu jedem anderen Zeitpunkt des Tages bemerkbar machen. Sie klingen gewöhnlich um die 14. SSW ab, doch bei zehn Prozent der Frauen dauern sie bis zur 20. SSW an.

Obwohl man die morgendliche Übelkeit im Allgemeinen dem hohen HCG-Spiegel im Blut der Mutter zuschreibt, ist die genaue Ursache unbekannt. Die mit dem Thema befassten Wissenschaftler haben viele einleuchtende Theorien aufgestellt, doch die Forschung konnte bisher keine schlüssigen Ergebnisse vorlegen. Die Hormontheorie kann man ausschließen, weil die Übelkeit nicht zwangsläufig vergeht, sobald die HCG-Werte abfallen. Dieses Symptom scheint auch keine emotionalen Faktoren widerzuspiegeln, beispielsweise zwiespältige Gefühle oder unbewusste Ablehnung der Schwangerschaft. Obwohl mehr als die Hälfte der Betroffenen nach der Einnahme eines Placebos eine erhebliche Besserung feststellt, haben vor allem die nicht davon betroffenen Frauen psychologische Probleme während der Schwangerschaft und sind weniger geneigt, zu stillen.

Eine andere faszinierende Theorie besagt, dass die morgendliche Übelkeit im Verlauf der Evolution als Anpassungsmechanismus entstanden sein könnte, zum Schutz der Leibesfrucht. Angesichts der seltsamen Essgelüste und Aversionen während der Schwangerschaft handelt es sich möglicherweise um eine Strategie der Natur, Mutter und Kind gleichermaßen vor nahrungsbedingten Erkrankungen oder den Fetus vor Toxinen zu schützen, Giftstoffen, die empfindliche Organe zu einem kritischen Zeitpunkt der Entwicklung schädigen könnten. Sowohl die morgendliche Übelkeit als auch die Entwicklung der fetalen Organe erreichen zur gleichen Zeit ihren Höhepunkt, normalerweise zwei bis acht Wochen nach der Empfängnis, und Viren oder Medikamente, mit denen der Fetus während dieser Periode in Berührung kommt, können bekanntermaßen schwere Geburtsdefekte verursachen. In einer Zeit, in der das Immunsystem der Mutter auf natürliche Weise »gedrosselt« wird, um einen Angriff auf den Fetus zu vermeiden, könnte die morgendliche Übelkeit als eine Art Verteidigungsmechanismus dienen, den der Körper als zusätzliches Sicherheitsnetz eingebaut hat.

Einige Frauen meiden instinktiv Nahrung oder Getränke, die dem ungeborenen Kind schaden könnten. Allein der Geruch von Alkohol, Meeresfrüchten oder Pilzen stößt sie ab. Es ist, als würde der Körper die Kost festlegen und der Schwangeren sagen, was sie weglassen oder im Rahmen ihrer Heißhungerattacken vermehrt zu sich nehmen sollte, um zu gewährleisten, dass der Fetus alles erhält, was er braucht.

Schwangere sind für ihre wechselhaften und bisweilen bizarren Essgelüste bekannt. Manche bevorzugen milde, andere salzige oder kräftig gewürzte Speisen. Viele haben Heißhunger auf Süßes, Milchprodukte oder saures Obst. Der verstärkte Konsum von Salz könnte die Folge eines Mineralstoffmangels sein, der durch das erhöhte Blut- und Körperflüssigkeitsvolumen entsteht. Zucker sorgt für eine rasche Steigerung der Energie. (Die Übelkeit wurde auch mit einem niedrigen Blutzuckerspiegel in Verbindung gebracht, weil sie oft am frühen Morgen auftritt, nach vielen Stunden ohne Nahrung, oder am Abend, wenn die werdende Mutter ausgelaugt ist und dringend Ruhe oder eine Mahlzeit benötigt.) Einige Frauen können den Geruch oder Geschmack von Gemüsesorten mit einem bitteren, starken Eigengeschmack, Tee oder

Kaffee nicht ertragen, während andere eine Aversion gegen Fleisch, Geflügel, Fisch und Eier entwickeln – Nahrungsmittel, die bei unzureichender Kühlung Parasiten oder andere Pathogene enthalten können. Eine Studie, die Schwangere aus 20 Kulturkreisen, in denen morgendliche Übelkeit vorkam, mit Frauen aus sieben Kulturkreise verglich, bei denen morgendliche Übelkeit nahezu unbekannt war, ergab, dass Letztere sich überwiegend von pflanzlichen Grundnahrungsmitteln (z. B. Getreide) statt tierischen Produkten ernährten.

Nahrung enthält olfaktorische Signale, die den Körper auf mögliche Gefahren aufmerksam machen. Ein Stück verdorbenes Fleisch oder eine Tüte saure Milch weisen unsere Nase durch ihren Geruch beispielsweise darauf hin, dass sich Bakterien in der Nahrung befinden und schädliche Substanzen erzeugen, die uns krank machen könnten. Schwangere haben oft von Haus aus eine starke Abneigung gegen schnell verderbliche Gemüse- und Fleischsorten, aber keine oder nur eine geringe Aversion gegen Brot und Getreideprodukte, die sich länger halten.

Ungefähr 20 Prozent aller werdenden Mütter sind in den ersten Schwangerschaftswochen extrem geruchsempfindlich. Das könnte auf Veränderungen im Hormonhaushalt zurückzuführen sein. Die Intensität dieser Erfahrung kann Übelkeit und Erbrechen auslösen und die Abneigung gegen bestimmte Nahrungsmittel und Substanzen noch verstärken.

Pflanzen erzeugen ein bitter schmeckendes Toxin, um ihre natürlichen Feinde abzuwehren. Diese Toxinmenge ist gering und normalerweise problemlos verdaulich, doch auf einen Embryo, der sich noch in der Entwicklung befindet, kann sie eine nachteilige Wirkung haben. Auf alkoholische Getränke wie Whisky und Wein, die Pflanzenderivate enthalten, reagieren viele Frau mit größerem Widerwillen als auf Getränke ohne Pflanzenextrakte, wenngleich die Abneigung gegen Alkohol im Allgemeinen nicht so stark ausgeprägt ist wie bei bestimmten Nahrungsmitteln. Das könnte daran liegen, dass Ethanol, die Hauptkomponente des Alkohols, nicht besonders bitter schmeckt.

Dennoch bleiben einige Rätsel ungelöst. Bei einer seltenen psychischen Störung, dem Couvades-Syndrom (»Männerkindbett-Syndrom«) können beispielsweise bei einem Mann morgendliche Übelkeit und andere Schwangerschaftssymptome seiner Partnerin auftreten, zum Beispiel Gewichtszunahme, Abgeschlagenheit, häufiges Wasserlassen und Bauchkrämpfe während der Entbindung. Bei Frauen mit mehreren Schwangerschaften müssen sich nicht jedes Mal Übelkeit und Erbrechen einstellen. Und die Kinder von Müttern, die unter morgendlicher Übelkeit leiden, bevorzugen später salzige Nahrung – vielleicht programmieren die Hormone, die nach dem Erbrechen das unerlässliche Wiederauffüllen der Mineralien signalisieren, die Geschmacksvorlieben des ungeborenen Kindes vor.

Was wir gesichert wissen, ist jedoch, dass Frauen, die während des ersten Trimesters mit morgendlicher Übelkeit zu kämpfen haben, seltener eine Fehlgeburt erleiden. Diese Tendenz wird noch verstärkt, wenn die Übelkeit von Erbrechen begleitet wird. Schwangere, die von diesen Symptomen verschont bleiben, müssen sich indes keine Sorgen machen. Nicht-Erbrechen ist genauso wenig ein Indiz für eine gefährdete Schwangerschaft, wie ständiges Erbrechen ein positives Ergebnis gewährleistet. Auch wenn man eine Frau nötigt, gesunde Nahrungsmittel zu sich zu nehmen, die ihr widerstreben, ändert sich nichts am Ausgang der Schwangerschaft.

Der griechische Arzt Soranus wies bereits im 2. Jahrhundert v. Chr auf die morgendliche Übelkeit hin, beschrieb präzise die Zeitdauer und empfahl, der werdenden Mutter »leicht verdauliche Nahrung in kleiner Menge ... statt fettes Geflügel« zu verabreichen. Dieser Rat gilt auch heute noch.

WACHSTUMSSPRÜNGE 9.–12. WOCHE

Der Körper des Fetus holt den Kopf in puncto Wachstum nun rasch ein und binnen vier Wochen hat sich seine Scheitel-Rumpf-Länge verdoppelt. Er verliert seine anfängliche kommaähnliche Gestalt, sobald sich der spitze Schwanz in den Körper zurückzieht. Der Hals bildet sich, sobald sich der Rücken streckt und das Kinn von der Brust hebt. Das Gesicht ist breit, mit weit auseinander liegenden Augen, »zusammengeschweißten« Lidern und tief angesetzten Ohren. Unter den Kiefern beginnen sich die Knospen der bleibenden Zähne zu formen. Gegen Ende der zwölften Woche wachsen die ersten Haare – die feinen, weichen, nur wenig pigmentierten Lanugohaare (lateinisch »Flaumhaare«). Die Fingernägel entstehen. Die Arme erreichen ihre vorläufig endgültige Länge, obwohl die Beine noch unverhältnismäßig kurz und die Oberschenkel auffallend dürr sind.

Der Darm hat sich wieder von der Nabelschnur abgelöst, ist in den Bauchraum gewandert und tritt weniger deutlich hervor. In der neunten Woche stellt die Leber die Hauptproduktionsstätte der roten Blutkörperchen dar, doch in der zwölften Woche werden die Aktivitäten dort allmählich eingestellt und zunehmend von der Milz übernommen. Die Nieren beginnen mit der Harnproduktion und die Gallenblase sondert Galle ab. In der zehnten Woche ist der Herzschlag elektronisch sichtbar. In der zwölften Woche entwickeln sich die harten Knochenzentren im Skelett, vor allem im Schädel und in den langen Knochen, und nun sind auch die klar differenzierten Genitalien zu erkennen.

Da fetale Organe und Gliedmaßen jetzt grob skizziert sind, werden Wachstum und Funktionstüchtigkeit verstärkt. Der Fetus reagiert zunehmend auf Reize und erweitert sein Repertoire an Reflexbewegungen beträchtlich. Wenn es in seinem Kokon enger wird, dehnt sich die Gebärmutter aus und wölbt den Bauch immer mehr; am Ende der Schwangerschaft wiegt sie allein etwa ein Kilo und hat ein Volumen von mehr als viereinhalb Litern – eine atemberaubende Vergrößerung um das 500- bis 1000-Fache ihres ursprünglichen Umfangs.

HARNPRODUKTION

In der 20. Woche produziert der Fetus bis zu drei Esslöffel Harn am Tag. Die Harnproduktion wird für den Rest seines Verbleibs im Mutterleib fortgesetzt, obwohl die vollständige Entsorgung ein mühevoller Weg ist. Die Blase wird alle 20 bis 30 Minuten gefüllt und entleert; der Harn wird dabei ins Fruchtwasser abgesetzt und wieder geschluckt. Dann wird er wieder vom Darm absorbiert, in den Blutstrom geschleust und vor dem endgültigen »Abgang« durch die Plazenta geleitet. Für alles Weitere ist der mütterliche Organismus zuständig.

Gut in Form: 12 Wochen alter Fetus →

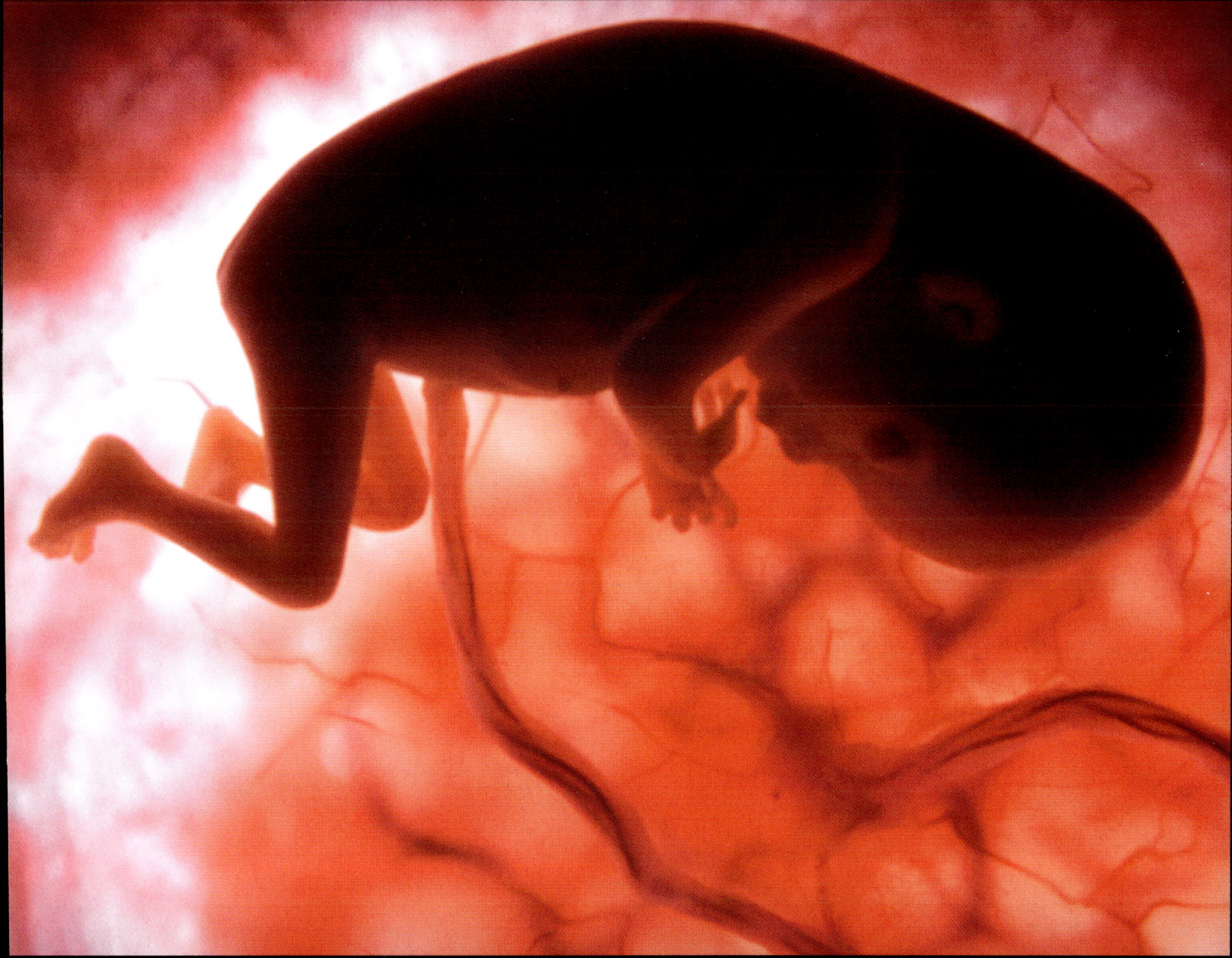

GESTATIONSALTER: 9 Wochen | LÄNGE: ca. 5 Zentimeter | GEWICHT: ca. 9 Gramm •
GESTATIONSALTER: 12 Wochen | LÄNGE: ca. 9 Zentimeter | GEWICHT: ca. 45 Gramm

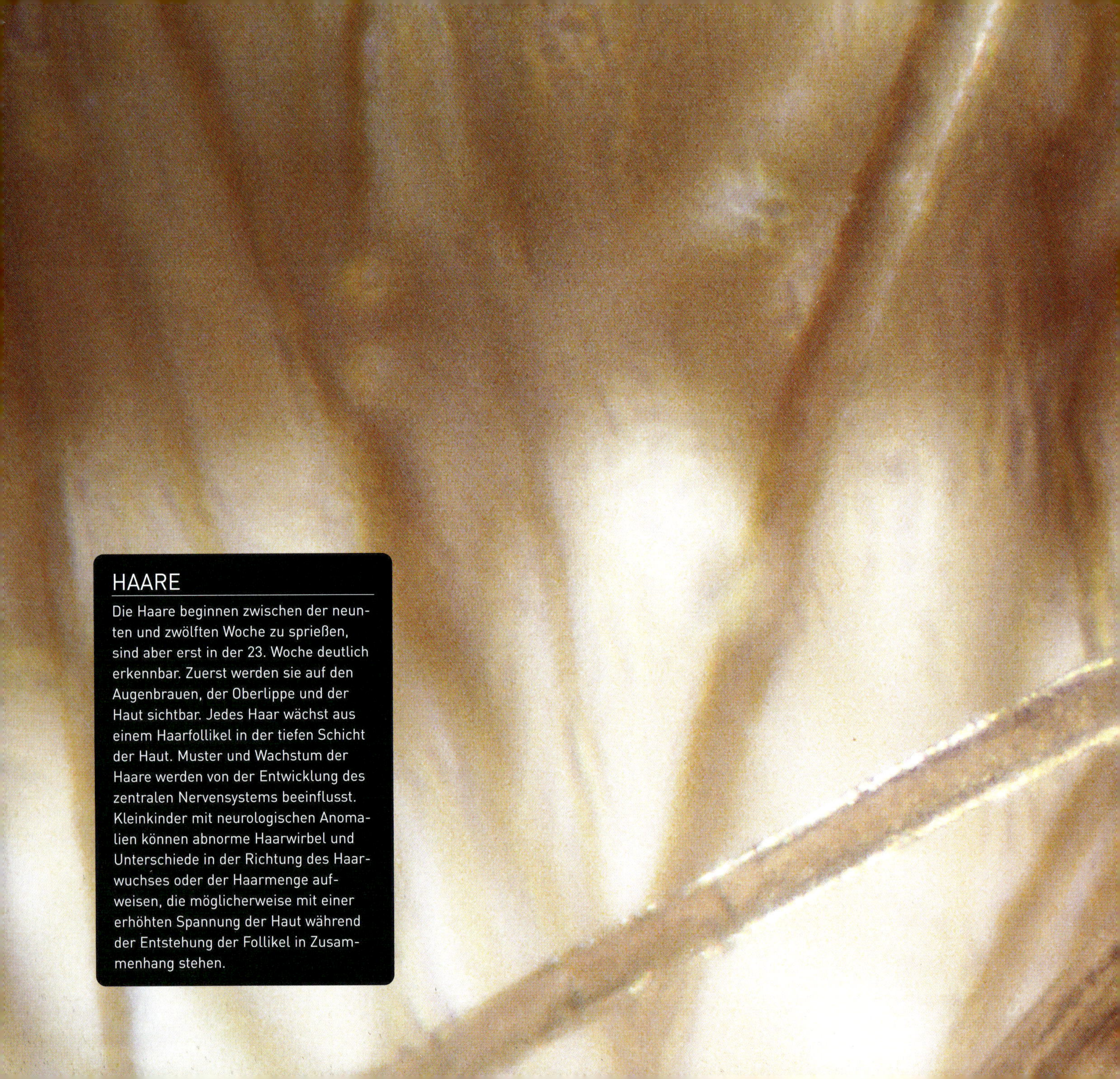

HAARE

Die Haare beginnen zwischen der neunten und zwölften Woche zu sprießen, sind aber erst in der 23. Woche deutlich erkennbar. Zuerst werden sie auf den Augenbrauen, der Oberlippe und der Haut sichtbar. Jedes Haar wächst aus einem Haarfollikel in der tiefen Schicht der Haut. Muster und Wachstum der Haare werden von der Entwicklung des zentralen Nervensystems beeinflusst. Kleinkinder mit neurologischen Anomalien können abnorme Haarwirbel und Unterschiede in der Richtung des Haarwuchses oder der Haarmenge aufweisen, die möglicherweise mit einer erhöhten Spannung der Haut während der Entstehung der Follikel in Zusammenhang stehen.

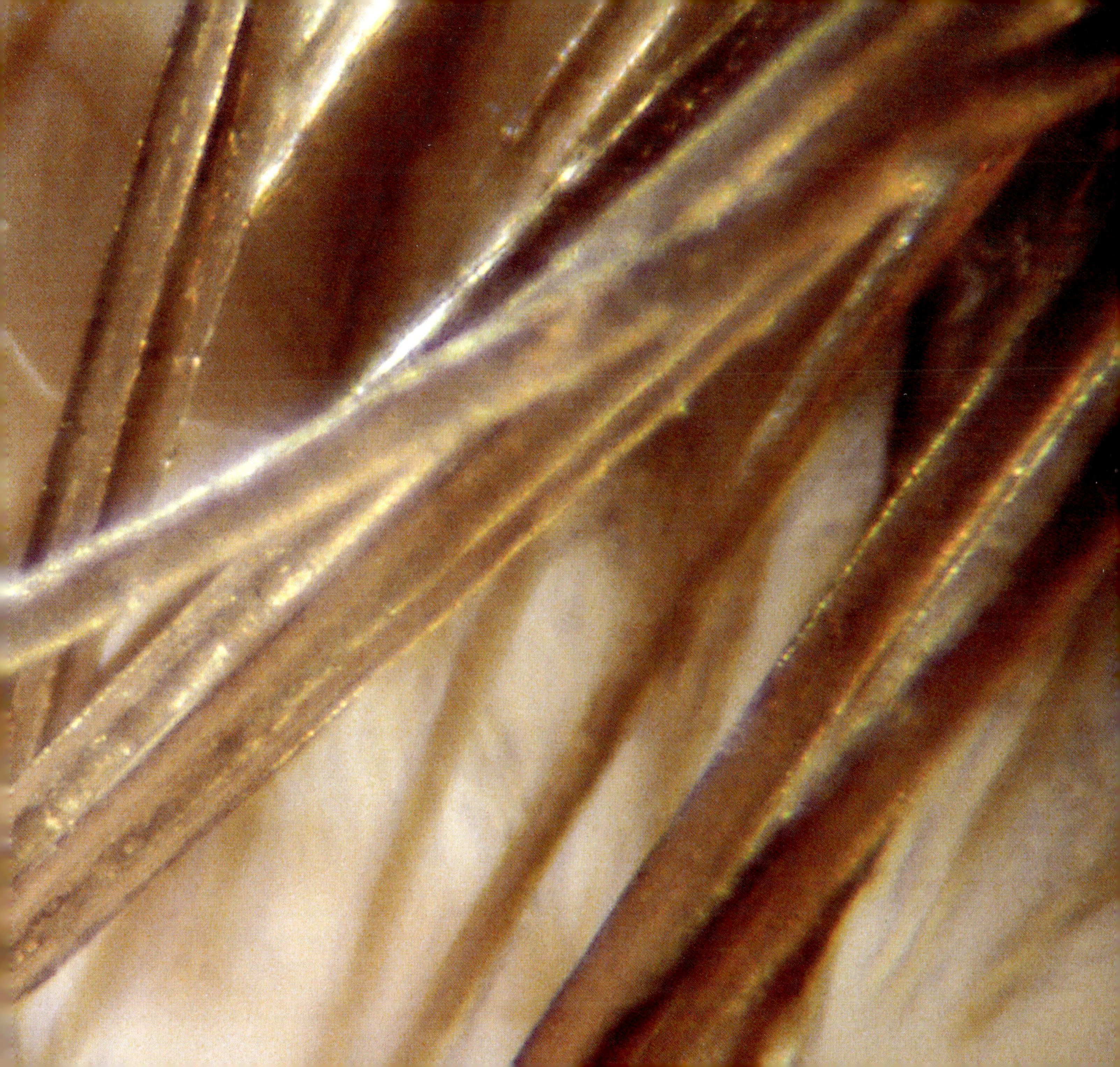

GESCHLECHTSDIFFERENZIERUNG

In der Anfangsphase der Entwicklung haben männliche und weibliche Feten die gleichen Reproduktionsorgane. Erst in der siebten Woche nehmen diese eine unterschiedliche Ausprägung an. Obwohl die Entwicklung beider Gonaden schon während der fünften Woche einsetzt, beginnt die Differenzierung in der siebten Woche mit den Hoden; die Eierstöcke sind erst in der zehnten Woche zu erkennen. In der zwölften Woche lassen sich deutliche Unterschiede ausmachen und beide Keimdrüsen arbeiten bereits auf Hochtouren: Bei einem männlichen Kind produzieren die Hoden Testosteron, bei einem weiblichen bereiten sich die Eierstöcke darauf vor, primitive Eizellen in Follikel zu »verpacken«.

Wissenschaftler haben ein Gen auf dem Y-Chromosom entdeckt, das für die männliche Ausprägung verantwortlich ist; es wirkt wie ein Schalter, der umgelegt wird und die Umwandlung der noch indifferenten Gonaden zu Hoden aktiviert. Das in den Hoden erzeugte Testosteron sorgt dafür, dass sich die reproduktiven Gänge und Genitalien männlich entwickeln. Als der geschlechtsbestimmende Bereich auf dem Y-Chromosom bekannt, könnte dieses sogenannte SRY-Gen einige andere wichtige Gene aktivieren, die für die Ausprägung des männlichen Geschlechts benötigt werden, oder diejenigen unterdrücken, die für die Ausbildung der weiblichen Geschlechtsorgane erforderlich sind. Vielleicht geht aber auch beides Hand in Hand – mehr als 15 Jahre nach der Entdeckung dieses Gens ist das Geheimnis, wie es genau funktioniert, immer noch nicht entschlüsselt.

Wir wissen indes, dass fünf Tage alte männliche Embryonen wesentlich weiter entwickelt scheinen als ihre weiblichen Entsprechungen; möglicherweise steuert das SRY-Gen die Wachstumsrate und ermöglicht den männlichen Embryonen, vor den weiblichen einen kritischen Wendepunkt auf der gemeinsamen Route zu erreichen und den »Ausgang« zur Entwicklung von Hoden zu nehmen. Wenn der Embryo nicht innerhalb eines bestimmten Zeitfensters zu dieser Wegscheide gelangt, ist der Ausgang blockiert und die indifferenten Geschlechtsorgane haben keine andere Wahl, als den Weg zur Entwicklung von Eierstöcken fortzusetzen. Mit anderen Worten, das säumige Geschlecht ist weiblich.

RÜCKBILDUNG DER GÄNGE

Männliche und weibliche Embryonen haben anfangs zwei aneinander grenzende, paarige Reproduktionsgänge: die Wolff'schen und die Müller'schen Gänge. Beide sind während der fünften und sechsten Woche vorhanden, wenn noch nicht feststeht, ob sich der Embryo zu einem männlichen oder weiblichen Wesen entwickelt. Der männliche Reproduktionstrakt entsteht aus den Wolff'schen Gängen, die eine Zeit lang als Harn sammelnder »Urnierengang« dienten: ein Beispiel für die genialen Problemlösungen der Evolution, die sich für ähnliche Strukturen mit unterschiedlichen, artspezifischen Aufgaben entschieden hat. Das in den Hoden gebildete Testosteron regt die Wolff'schen Gänge an, sich in Spermiengänge zu verwandeln, und die indifferenten äußeren Geschlechtsorgane werden zu Penis und Hodensack. Mittlerweise sorgt eine andere von den Hoden produzierte Substanz, das Anti-Müller-Hormon (AMH) dafür, dass sich die Müller'schen Gänge zurückbilden.

Im Gegensatz dazu ist die sexuelle Entwicklung zum weiblichen Embryo nicht vom Vorhandensein von Eierstöcken oder Hormonen abhängig. Die Wolff'schen Gänge verschwinden infolge des Testosteronmangels, während die Müller'schen Gänge Gebärmutter und Eileiter ausbilden, da es kein AMH gibt, das sie daran hindert.

Junge oder Mädchen? Die Genitalien erscheinen zuerst als Vorwölbung mit einer mittigen Furche →

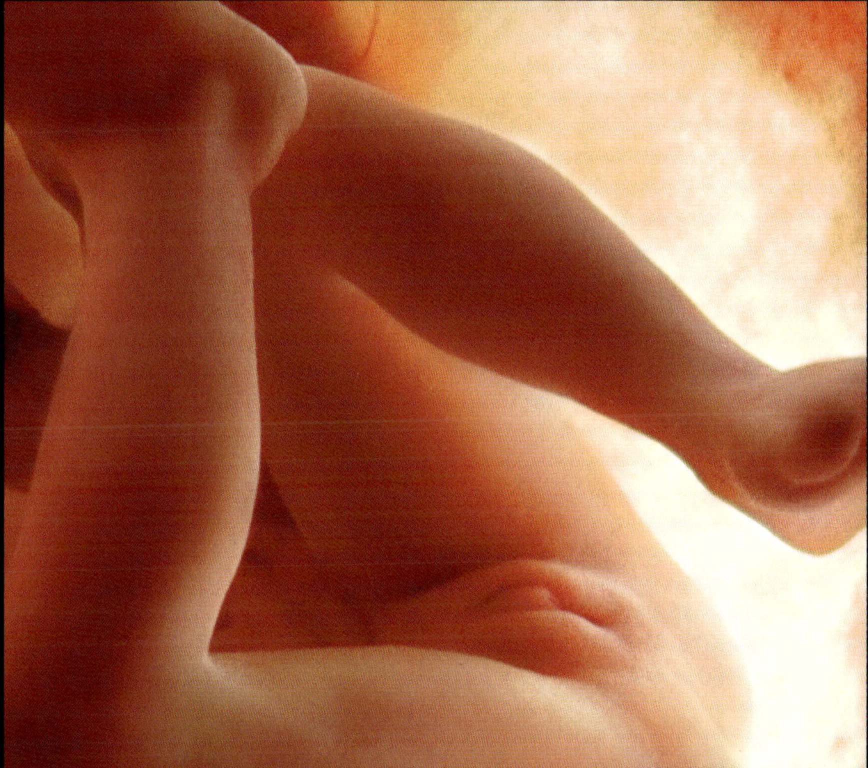

DER ENTSCHEIDENDE WINKEL

Zu Beginn der vierten Woche haben beide Geschlechter eine äußere Vorwöl-

AKTIVITÄT AUF ALLEN EBENEN

Im dritten Monat entwickelt der Fetus mit einem Schlag ungeahnte Aktivitäten. Der Ausbau des Nervensystems geht rasant vonstatten, es produziert im Schnitt 2,5 Millionen Neuronen in der Minute. Unterstützt von Helferzellen, den Gliazellen, breiten sich diese im ganzen Körper aus und gelangen über bestimmte Bahnen ins Gehirn, wo sie sich miteinander verbinden und aktiv werden.

Damit ist der Grundstein eines neuronalen Netzwerks gelegt, das als integriertes Ganzes arbeitet, obwohl der Eingliederungsprozess erst im sechsten Monat beginnt und noch etliche Jahre nach der Geburt andauert. Doch zum Zeitpunkt der Geburt erhält das Baby bereits Informationen von mehr als 10 000 Geschmacksknospen im Mund, von 240 000 Hörflächen in den Ohren (Frequenzbereich, der vom menschlichen Gehör wahrgenommen wird) und von ungefähr 50 Milliarden lichtempfindlichen Punkten in der Netzhaut des Auges.

Der ganze Körper fängt an, sich spontan zu bewegen. In den nächsten vier Wochen tritt der Fetus um sich, dreht die Füße und rollt die Zehen ein. Er beugt Handgelenke und Ellenbogen, ballt die Hände ansatzweise zu Fäusten und hebt die Arme, um das Gesicht zu bedecken. Das Gesicht mit den »versiegelten« Augen lässt nun eine lebhafte Mimik erkennen: Der Fetus blinzelt, runzelt die Stirn, schürzt die Lippen und öffnet den Mund. Er reagiert auf Berührung – schon in der achten Woche erfolgt ein Rückzugsreflex des Kopfes, sobald eine taktile Reizung in dem mit Rezeptoren ausgestatteten Mundbereich erfolgt. (Bei Neugeborenen erfolgt dann eine Zuwendung und Öffnung des Mundes in Reizrichtung, die das Stillen erleichtert und Such- oder Rootingreflex genannt wird.)

Diese Bewegungen spielen eine entscheidende Rolle bei der Stimulierung des Muskelaufbaus und der Stärkung der Gelenke, obwohl die Mutter nichts davon wahrnimmt, weil der Fetus noch zu klein ist. In diesem Stadium können die Nerven beispielsweise nur von den Beinmuskeln bis zum Rückenmark reichen, während sich die Verbindung zum Gehirn noch in der Aufbauphase befindet. Das Gehirn ist daher nicht in der Lage, die fetalen Bewegungen zu kontrollieren. Sie sind ausschließlich auf undifferenzierte Reflexe und Automatismen zurückzuführen.

Auch das Herz wird noch nicht vom Gehirn gesteuert, sondern folgt seinem eigenen Rhythmus. Und es ist schneller geworden, seit es gegen Ende der dritten Woche zum ersten Mal aktiv wurde. Nach einem zögerlichen Start mit 20 bis 25 Schlägen in der Minute arbeitet es nun mit aller Kraft – mit 157 Schlägen in der Minute. Das Herz eines Erwachsenen schlägt im Vergleich dazu nur 70- bis 80-mal in der Minute. Nach dieser kurzfristigen Spitzenleistung verlangsamt sich der Herzschlag wieder, sobald das Herz, genau wie der Rest des Körpers, allmählich unter die Kontrolle des Gehirns gerät.

Bisher war der Fetus vor der Außenwelt verborgen. Doch nun kann die werdende Mutter einen ersten Blick auf die Vorgänge werfen, die sich insgeheim in ihrem Uterus abspielen.

Unterstützendes Team: sternförmige Gliazellen, sogenannte »Astrozyten«, die sich im Gehirn ausbreiten →

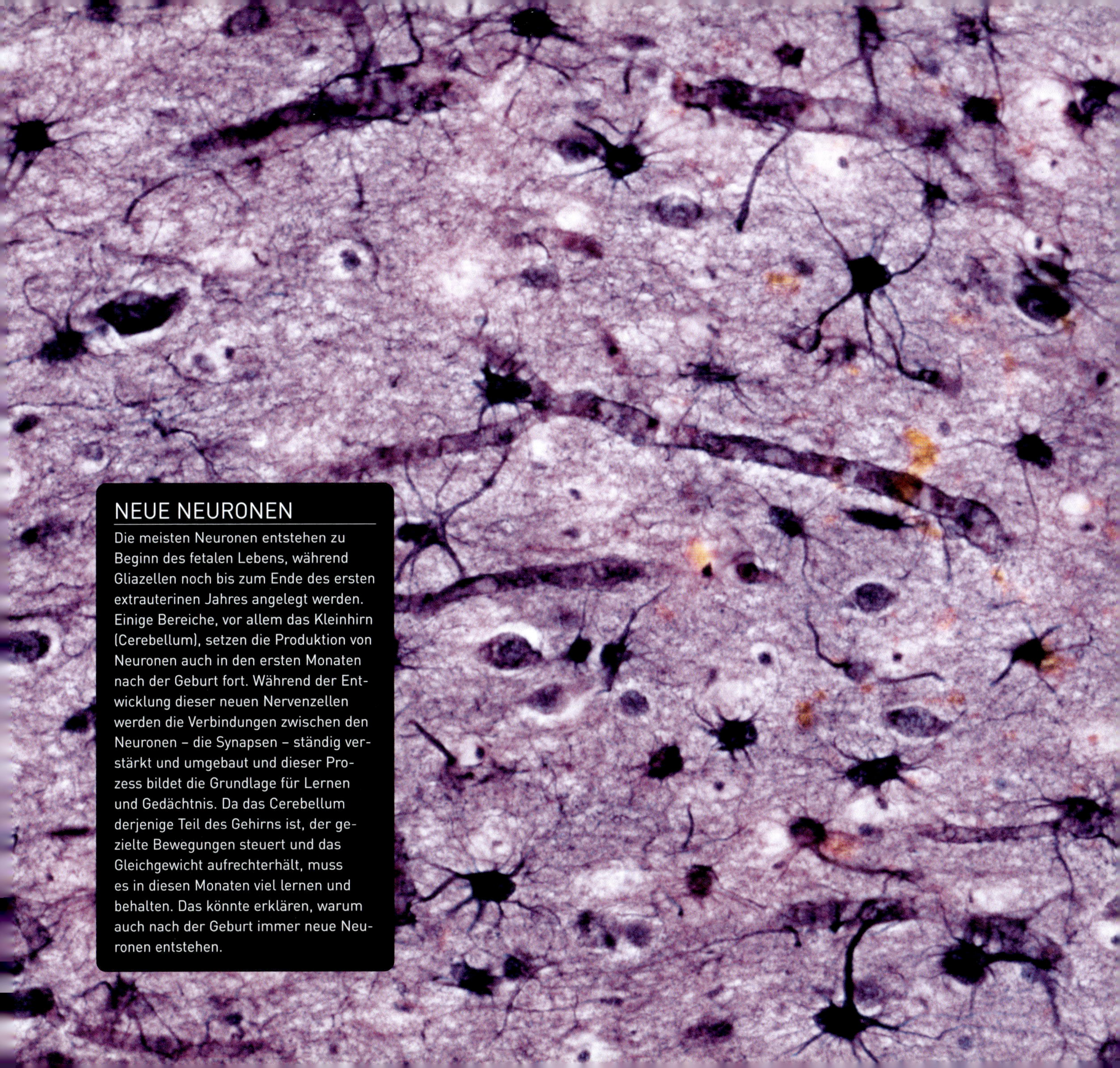

NEUE NEURONEN

Die meisten Neuronen entstehen zu Beginn des fetalen Lebens, während Gliazellen noch bis zum Ende des ersten extrauterinen Jahres angelegt werden. Einige Bereiche, vor allem das Kleinhirn (Cerebellum), setzen die Produktion von Neuronen auch in den ersten Monaten nach der Geburt fort. Während der Entwicklung dieser neuen Nervenzellen werden die Verbindungen zwischen den Neuronen – die Synapsen – ständig verstärkt und umgebaut und dieser Prozess bildet die Grundlage für Lernen und Gedächtnis. Da das Cerebellum derjenige Teil des Gehirns ist, der gezielte Bewegungen steuert und das Gleichgewicht aufrechterhält, muss es in diesen Monaten viel lernen und behalten. Das könnte erklären, warum auch nach der Geburt immer neue Neuronen entstehen.

INNENSCHAU

Zwischen der zehnten und 14. SSW gehen viele werdende Mütter zum ersten Mal zur Ultraschalluntersuchung. Die Möglichkeit, mithilfe der Ultraschalltechnologie einen Blick in das Innere der Gebärmutter zu werfen, hat unser Verständnis von der fetalen Entwicklung und Schwangerschaftsvorsorge revolutioniert.

Die Bilder entstehen durch ultrahochfrequente Schallwellen – zu hoch für das menschliche Gehör –, die von einer Sonde in den Körper der werdenden Mutter geleitet werden. Die Wellen durchdringen problemlos Gewebe und Bereiche, die mit Flüssigkeit gefüllt sind, zum Beispiel Fruchtwasser, prallen aber an festen Substanzen wie Knochen ab. Die reflektierten Wellen werden gebündelt und in eine Bildschirmaufnahme vom Inneren des Körpers umgewandelt, ähnlich wie ein Röntgenbild, aber ohne Risiken: Schäden für den Fetus infolge von Ultraschallaufnahmen sind unbekannt.

Der fetale Lebensraum ist das Fruchtwasser. Selbst die Lunge ist mit Flüssigkeit gefüllt und so entsteht auf dem Monitor ein bewegtes Bild, das einem geschulten Auge viel über die Gesundheit und Entwicklung des Kindes verrät. Es kann schon in dieser Phase die ersten diagnostisch relevanten Hinweise auf genetische Anomalien geben. Wenn man beispielsweise die Messwerte der fetalen, mit Flüssigkeit gefüllten Region der Nackenfalte und die Laborwerte von zwei Markersubstanzen im Blut der Mutter miteinander kombiniert, kann die Früherkennung des Down-Syndroms verbessert werden. Aus der Ultraschalluntersuchung geht nicht eindeutig hervor, ob ein Fetus am Down-Syndrom leidet, aber das Risiko lässt sich besser einschätzen und erleichtert Ärzten und werdenden Eltern die Entscheidung, ob invasive diagnostische Verfahren zur weiteren Abklärung folgen sollten.

Mit der ersten Ultraschalluntersuchung kann man nicht nur die Gesundheit des Kindes überprüfen, sondern anhand der Größe des Fetus auch das voraussichtliche Geburtsdatum genauer berechnen, als wenn man ausschließlich die letzte Regelblutung der Mutter als Anhaltspunkt hat. Die Ultraschallaufnahme enthüllt darüber hinaus zum ersten Mal, ob die Mutter ein Kind oder gar mehrere erwartet.

Bis vor Kurzem war die nichtinvasive Forschung über die Entwicklung menschlicher Feten auf körnige zweidimensionale Ultraschallbilder und fetale Autopsien nach einer Fehlgeburt beschränkt. Doch seit der Einführung der 3-D- und 4-D-Aufnahmen (3-D-Echtzeitaufnahmen) haben in diesem Forschungsbereich revolutionäre Veränderungen stattgefunden. Durch die Aufzeichnung von bis zu 16 Bildern in der Sekunde können die Geburtshelfer unmittelbar beobachten, wie sich der Fetus verhält und auf Reize reagiert und in welchem Ausmaß seine Reflexe dazu beitragen, ihn auf die Geburt und das Leben außerhalb des Mutterleibes vorzubereiten.

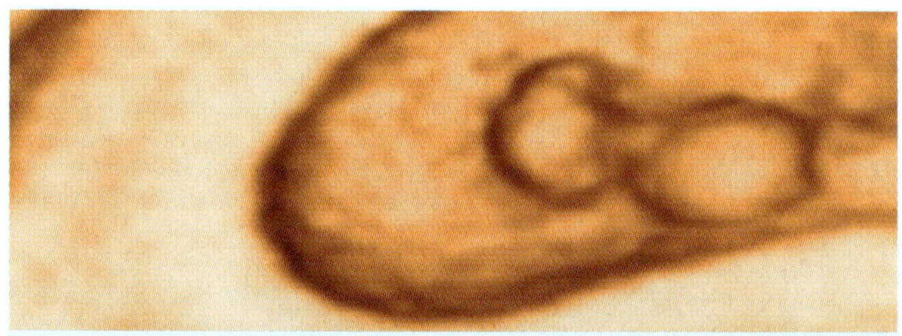

ERSTES KONTERFEI

Diese 3-D-Aufnahme gehört zu den ersten, die jemals von einem Kind im Mutterleib gemacht wurden. Sie zeigt einen sechs Wochen alten Embryo. Er befindet sich auf der linken Seite und der Dottersack – noch größer als der Embryo – auf der rechten Seite.

Fetales Szintigramm von Gesicht, Rippen, Herz und Körper im Querschnitt (im Uhrzeigersinn von oben links) →

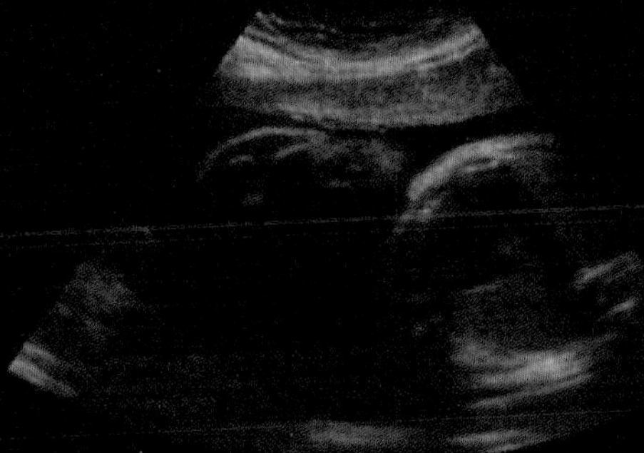

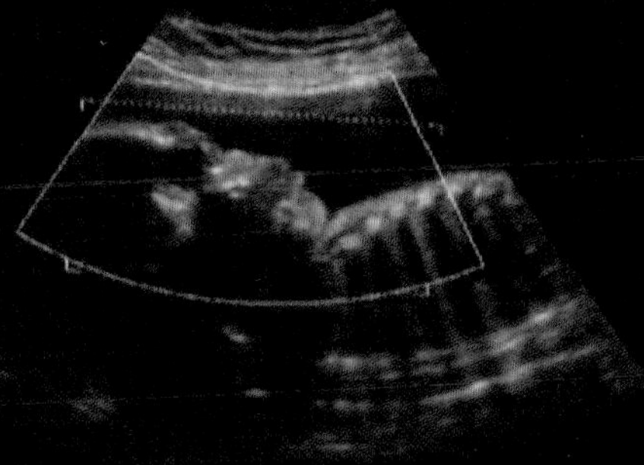

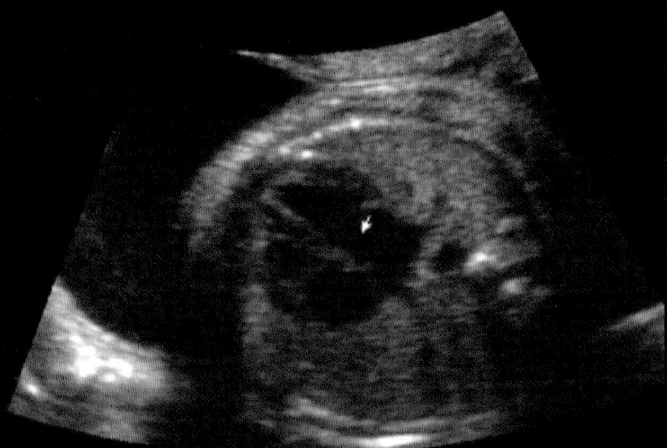

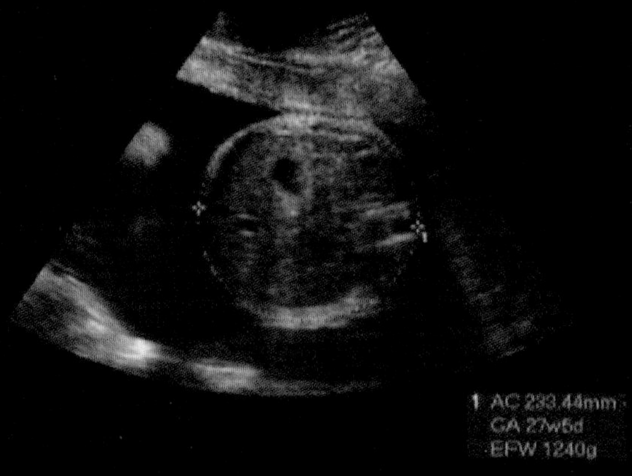
1 AC 233.44mm
GA 27w5d
EFW 1240g

DAS FRUCHTWASSER

Das Fruchtwasser spielt eine lebenswichtige Rolle für das Wachstum und die Entwicklung des ungeborenen Kindes. Hauptsächlich aus fetalem Harn und Gewebeflüssigkeit von der Plazenta und der Lunge des Babys bestehend, wird es fortwährend resorbiert und ersetzt, sodass es alle drei Stunden komplett erneuert wird. Ein Teil des Fruchtwassers dringt durch die Membranen des Amnionsacks und des Chorions in die uterinen Blutgefäße; der Rest sickert durch die Nabelschnur in den fetalen Blutstrom oder wird vom Fetus geschluckt und von Lunge und Darm, die sich bereits in der Entwicklung befinden, absorbiert. Die Abfallstoffe, die mit dem Fruchtwasser in den fetalen Blutstrom gelangen, werden von der Plazenta herausgefiltert und vom mütterlichen Blut aufgenommen, während überschüssiges Fruchtwasser von den fetalen Nieren ausgeschieden und mit dem Urin in den Amnionsack zurückbefördert wird.

Das Fruchtwasser ist nicht nur ein Gleitmittel, sondern schenkt dem Fetus auch Bewegungsfreiheit, wobei es ihn gleichzeitig vor der Außenwelt schützt. Es federt Schläge und Stöße ab, dient als Polster bei Druck und stellt ein steriles Schwimmbecken mit konstanter Temperatur dar. Im schwerelosen Raum des Amnionsacks dahintreibend, können Gesicht und Körper symmetrische Formen annehmen, haben die Lungenflügel Platz für ihre Entwicklung und lassen sich Muskeln und Nerven trainieren, wenn der Fetus gegen die Uteruswände und den Amnionsack stößt.

Das Fruchtwasservolumen beläuft sich in der zwölften SSW auf ungefähr 25 ml. Ab der Schwangerschaftsmitte nimmt die Menge rasch zu und erreicht etwa in der 34. SSW ein Volumen von ca. 900 ml, das in der 42. SSW aus unerklärlichen Gründen auf 280 ml abfällt. (In Deutschland werden die Durchschnittswerte wie folgt angegeben: 10. SSW = 30 ml; 30. SSW = 950 ml; 40. SSW = 750 ml.)

AMNIOZENTESE

Die Amniozentese (auch Amnionpunktion) ist eine pränatale systematische Untersuchung, bei der eine Fruchtwasserprobe aus dem Amnionsack entnommen wird. Die im Fruchtwasser enthaltenen Zellen, Proteine, Mineralien und anderen chemischen Substanzen geben Aufschluss über Gesundheitszustand und Reifegrad des ungeborenen Kindes.

In der Spätschwangerschaft können Proben durch den Zervixkanal (transzervikal) entnommen werden. Die Amniozentese kann aber auch zu Beginn der Schwangerschaft, in der 15. oder 16. Woche, durchgeführt werden; zu diesem Zeitpunkt gewinnt man das Fruchtwasser mithilfe einer langen dünnen Nadel durch die Bauchdecke der Mutter (transabdominal).
Die Untersuchung kann angeraten sein, wenn die medizinische Vorgeschichte der werdenden Eltern den Verdacht auf genetische oder chromosomale Anomalien nahelegt oder solche Defekte in der Verwandtschaft vorliegen. Das Down-Syndrom lässt sich beispielsweise durch eine Analyse der vagabundierenden Zellen feststellen, die in das Fruchtwasser gelangen – normalerweise aus dem Amnionsack oder aus Haut, Mund, Blase oder Luftröhre des Fetus. Diese Form der Pränataldiagnostik kann außerdem Aufschluss über die Lungenreife des Fetus, ein unzureichendes intrauterines Nahrungsangebot, angeborene Fehlbildungen wie Spina bifida und das Geschlecht des Kindes geben (wichtig, wenn in der Familie geschlechtsgebundene Erbkrankheiten vorliegen). Da bei Spätgebärenden ab dem 35. Lebensjahr ein erhöhtes Risiko besteht, ein Kind mit Chromosomen-Anomalien zur Welt zu bringen, wird im Allgemeinen empfohlen, eine Amniozentese durchführen zu lassen, vor allem, wenn die vorausgehenden Blutuntersuchungen für eine weitere diagnostische Abklärung sprechen. Bei einer Amniozentese ist das Risiko einer Fehlgeburt gering (weniger als 0,5 Prozent).

SPRINGEN IM UTERUS

Obwohl das Kind erst mit ca. einem Jahr laufen lernt, sind die Bausteine für die ersten Schritte bereits in der elften SSW vorhanden. Diese Sequenzen zeigen, wie elf bis zwölf Wochen alte Feten rhythmisch mit den Beinen treten und stoßen, was man als Schreitreflex oder »Schreitautomatismus« bezeichnet.
Ein Reflex ist ein vorprogrammierter Nervenimpuls. Wenn die Füße des Fetus den Gebärmutterboden berühren, löst das Nervensystem eine automatische Reaktion in der Beinmuskulatur aus.
In dieser Zeit ist in der Gebärmutter noch so viel Platz, dass der Fetus hüpfen und springen kann, wobei er die Uteruswände als »Trampolin« benutzt.
Die Fähigkeit, zu gehen, ist wichtig für das Überleben und je mehr sich der Fetus bewegt, desto stärker wird der Reflex.
Dieser Schreitautomatismus lässt sich deutlich bei Neugeborenen erkennen, wenn man sie aufrecht hält, sodass die Füße den Boden berühren: Sie versuchen, einen Fuß vor den anderen zu setzen. Der Reflex verschwindet kurz nach der Geburt.

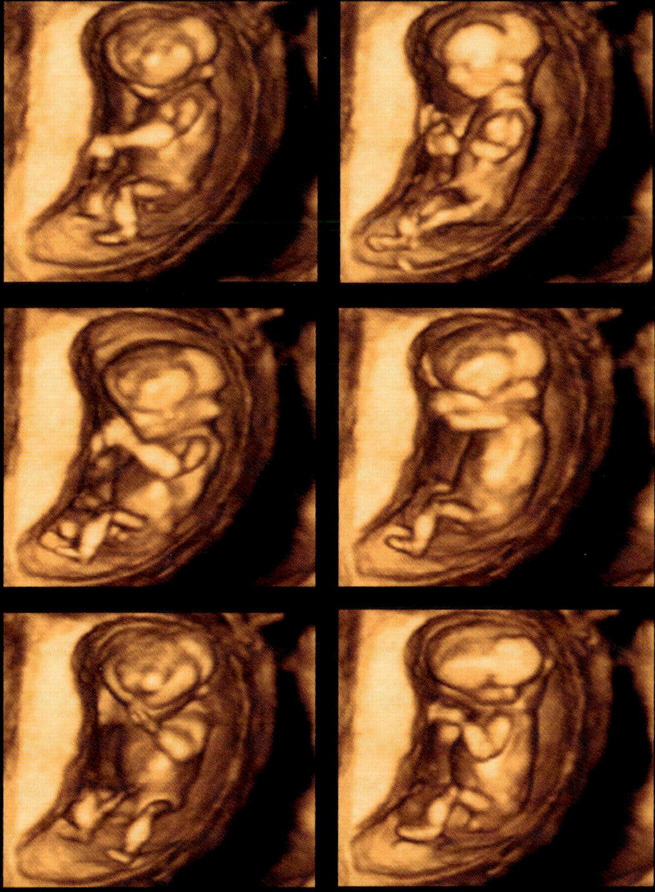

DAS ZWEITE TRIMESTER

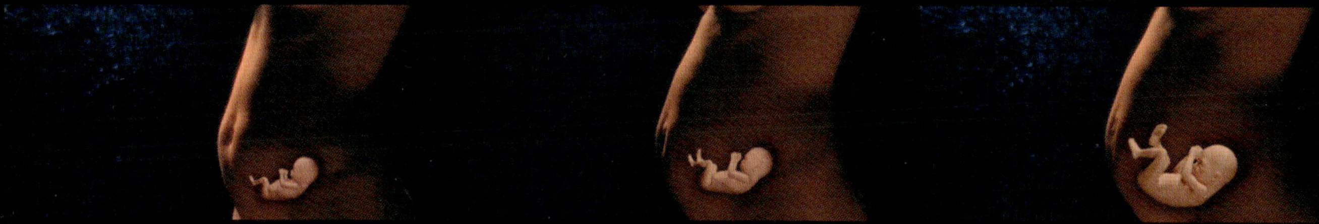

WACHSTUM UND KOORDINATION 13.–16. WOCHE

Während des zweiten Trimesters – in den mittleren drei Monaten der Schwangerschaft – wächst der Fetus rapide und entwickelt komplexe koordinierte Bewegungsabläufe. Während der Schwerpunkt im ersten Trimester auf der Zelldifferenzierung und Zellteilung lag, steht nun nur noch die Zellteilung im Mittelpunkt.

In der 13. Woche sind die Organe bereits gut ausgebildet. Obwohl nicht größer als eine Faust, ist der Fetus nun weniger empfindlich und das Risiko einer Fehlgeburt geringer. Zwischen der 13. und 16. Woche schießt der Körper »in die Höhe«. Kein anderer Schwangerschaftsmonat kann mit einem vergleichbaren Wachstumsschub aufwarten.

Der Wachstumsprozess findet größtenteils im Körper des Kindes statt. Die Beine werden länger, das unausgewogene äußere Erscheinungsbild, hervorgerufen durch den überdimensionalen Kopf, ist nun weniger auffällig. Die Augen wachsen dichter zusammen, verleihen ihm ein menschlicheres Aussehen, und die Ohren stehen vom Kopf ab. Die erste dünne transparente Hautschicht beginnt allmählich die schützende Membran zu ersetzen, die den Fetus zeitweilig umhüllt hat. Auf dem Schädel zeichnen sich bereits Haarwirbelmuster ab.

Finger und Zehen sind getrennt und ausgeformt, die Fußnägel entstehen. Die Hände reifen vor den Füßen, vielleicht, weil sie nach der Geburt als Erste gebraucht werden oder weil sie sich als wichtiges Sinnesorgan zur gleichen Zeit wie alle anderen Sinne entwickeln. Bei Mädchen sind die Eierstöcke angelegt; sie enthalten primitive Follikel mit Vorläufer-Eizellen und sowohl bei Jungen als auch bei Mädchen lassen sich die Genitalien deutlich erkennen.

Die fetalen Bewegungen werden immer noch von den sogenannten primitiven Reflexen und Automatismen ausgelöst, doch inzwischen haben einschneidende Veränderungen stattgefunden. Das Nervensystem ist »installiert« und einsatzbereit und die Bewegung der Gliedmaßen wird zunehmend vom Gehirn kontrolliert und koordiniert. Dank der Muskelbeugung ist der Fetus nun mobiler. Er macht »Atemübungen«, nuckelt am Daumen, schluckt Fruchtwasser und sondert Harn ab.

Die Knochen werden immer härter und sind nun bei Ultraschalluntersuchungen auf dem Monitor sichtbar. Der Übergang von der Knorpelmasse zur harten Knochengrundsubstanz – oder die direkte Knochenbildung wie im Schädel – stellt beträchtliche Anforderungen an den mütterlichen Kalzium- und Phosphorhaushalt, da die starren, skelettbildenden Schichten der fetalen Knochen aus diesen beiden Elementen bestehen. Dieser Prozess, Ossifikation genannt, ist jetzt in vollem Gang und wird erst nach der Pubertät abgeschlossen sein. Einige schmale Hand- und Fußknochen bestehen bei der Geburt beispielsweise noch vollständig aus Knorpelmasse.

KOPF UND BEINE

Im zweiten Monat nimmt der Kopf des Kindes die Hälfte der gesamten Körperlänge ein, vom dritten bis zum fünften Monat 33 Prozent, zum Zeitpunkt der Geburt 25 Prozent und im Erwachsenenalter etwa zehn Prozent. Bei den Beinen verläuft die Entwicklung umgekehrt. Mit zwei Monaten machen sie 25 Prozent der Gesamtlänge aus, mit fünf Monaten 33 Prozent, zum Zeitpunkt der Geburt 40 Prozent und im Erwachsenenalter ungefähr 50 Prozent.

Harte Sache: 16 Wochen alter Fetus mit gehärteten Knochen (gelb) →

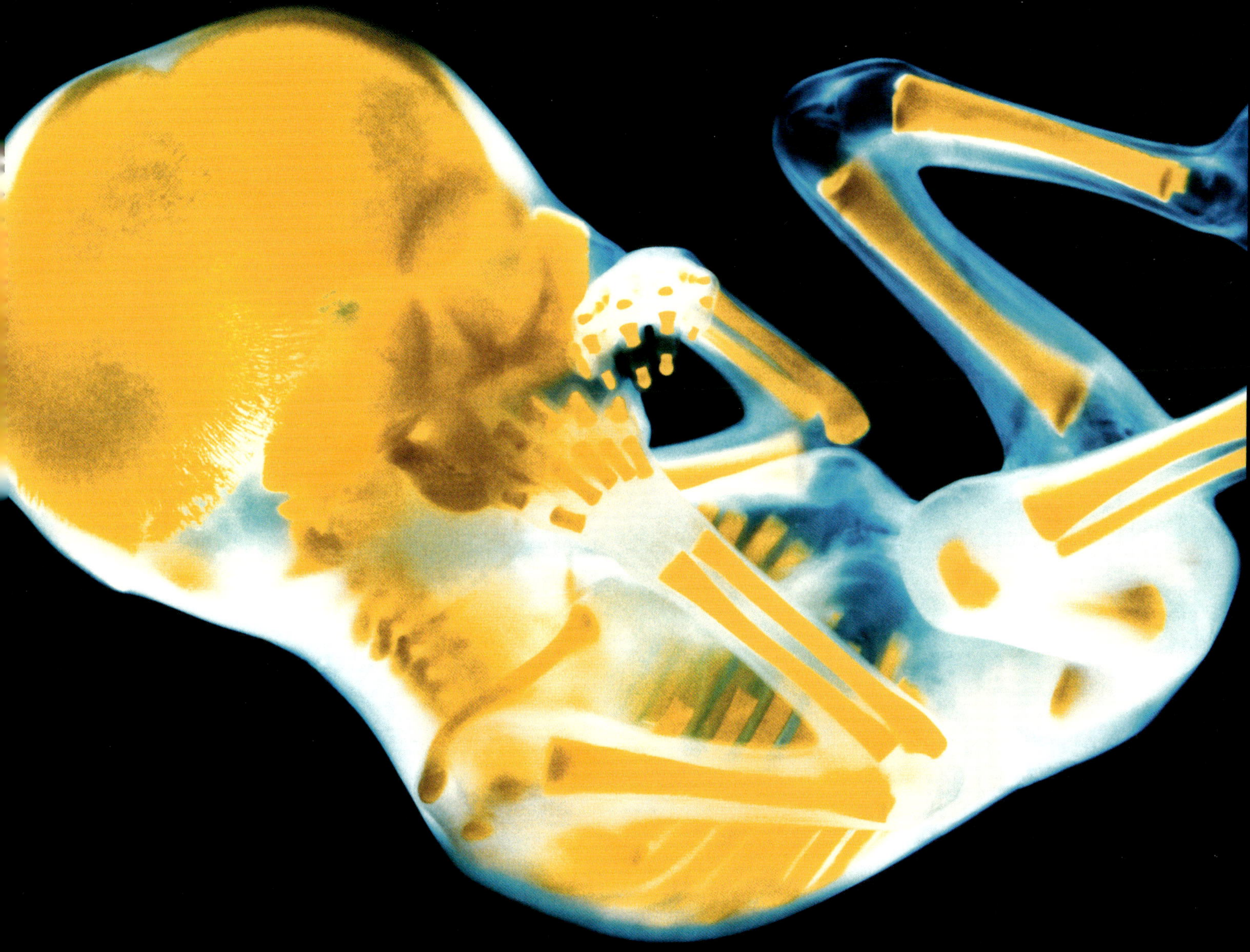

GESTATIONSALTER: 14 Wochen | LÄNGE: ca. 12 Zentimeter | GEWICHT: ca. 110 Gramm •
GESTATIONSALTER: 16 Wochen | LÄNGE: ca. 14 Zentimeter | GEWICHT: ca. 200 Gramm

KONTROLLÜBERNAHME

Das zentrale Nervensystem weitet seine Verbindungen in die meisten Körperregionen aus und schafft damit ein Netzwerk, das es dem Gehirn ermöglicht, allmählich die alleinige Kontrolle über sämtliche physiologischen Vorgänge zu übernehmen.

Das Herz schlägt beispielsweise nicht länger spontan und sporadisch. Das Gehirn reguliert nun die Aktivität der Herzmuskeln und sorgt dafür, dass sie mit einer stetigen Frequenz von 140 bis 150 Schlägen in der Minute Blut in den Kreislauf pumpen, doppelt so schnell wie bei einem Erwachsenen. Mit einem Sonografie-Gerät, dem sogenannten Handdoppler, kann man jetzt die Herztöne des Kindes hören.

Mit der Ausbreitung des Nervensystems im Körper wächst die Fähigkeit des Fetus, auf Reize zu reagieren. Er nimmt Berührungen intensiver wahr und zuckt vermutlich zusammen, wenn er beim Abtasten der mütterlichen Bauchdecke einen Stoß erhält.

Ab dem vierten Monat ist der Fetus in der Lage, viele komplexe Bewegungen auszuführen. Er kann seine Gliedmaßen, Finger, Handgelenke, Beine und Zehen beugen, anziehen und drehen. Und er beginnt bereits, ein Bewusstsein für den Raum zu entwickeln, in dem er sich befindet.

Dieses Bewusstsein wird Propriozeption genannt – der unbewusste Sinn für den Platz im Raum, an dem sich unser Körper befindet; er vereinfacht die Wechselbeziehung zu unserer Umwelt und die Koordination unserer Bewegungen. Sensoren leiten ständig Rückmeldungen an das Gehirn weiter und ermöglichen dadurch eine Verfeinerung und schlussendlich Perfektionierung von Bewegungsabläufen. Dieses Feedback beginnt bereits vor der Geburt. Die Bewegungen der Mutter in Verbindung mit dem Auf und Ab des Fruchtwassers bieten viele Gelegenheiten, den »Vestibularapparat« des Kindes zu stimulieren, den sensorischen Mechanismus im Innenohr, der Bewegung wahrnimmt und dazu beiträgt, das Gleichgewicht zu halten.

BESCHLEUNIGTE INFORMATIONSÜBERMITTLUNG

Das rasche Wachstum des Nervensystems im zweiten Trimester ist hauptsächlich auf die Entwicklung von Myelin zurückzuführen; diese fettreiche Eiweißschicht, die unsere Nerven umgibt und isoliert, sorgt für eine beschleunigte Informationsübermittlung. Im Gehirn und im Rückenmark werden die Sinnesnervenzellen vor den motorischen Nervenzellen mit einer Isolationsschicht umhüllt; sie leiten Impulse mit der Anweisung an die Muskeln weiter, sich zusammenzuziehen. Doch außerhalb des Gehirns und Rückenmarks, im peripheren Nervensystem, findet die sogenannte Myelinisierung zuerst bei den motorischen Nervenzellen statt.

Da die mit einer Isolationsschicht umgebenen Nerven Impulse erheblich schneller weiterleiten, ist die begrenzte Integration der fetalen Bewegungen und Sinneswahrnehmungen teilweise auf die noch fehlende Myelinisierung zurückzuführen. Sie beginnt in der 18. Woche im Rückenmark, im Gehirn jedoch erst in der 35. Woche, und die Entwicklung ist erst nach der Geburt weitgehend abgeschlossen. In Bereichen, die für »höhere« Funktionen wie kognitive Wahrnehmung und Lernen zuständig sind, findet sie erst zu einem späteren Zeitpunkt im Leben statt.

Bei der Myelinisierung herrscht die gleiche Rangfolge wie bei der Entwicklung der Funktionen des Nervensystems: Das Gehirn kommt zum Schluss an die Reihe. Dieser relative Myelinmangel ist einer der Gründe, warum das Gehirn während der ganzen Schwangerschaft auf Ultraschallbildern zu sehen ist.

Abgefeuert: Animationssequenz von aktivierten Neuronenverästelungen →

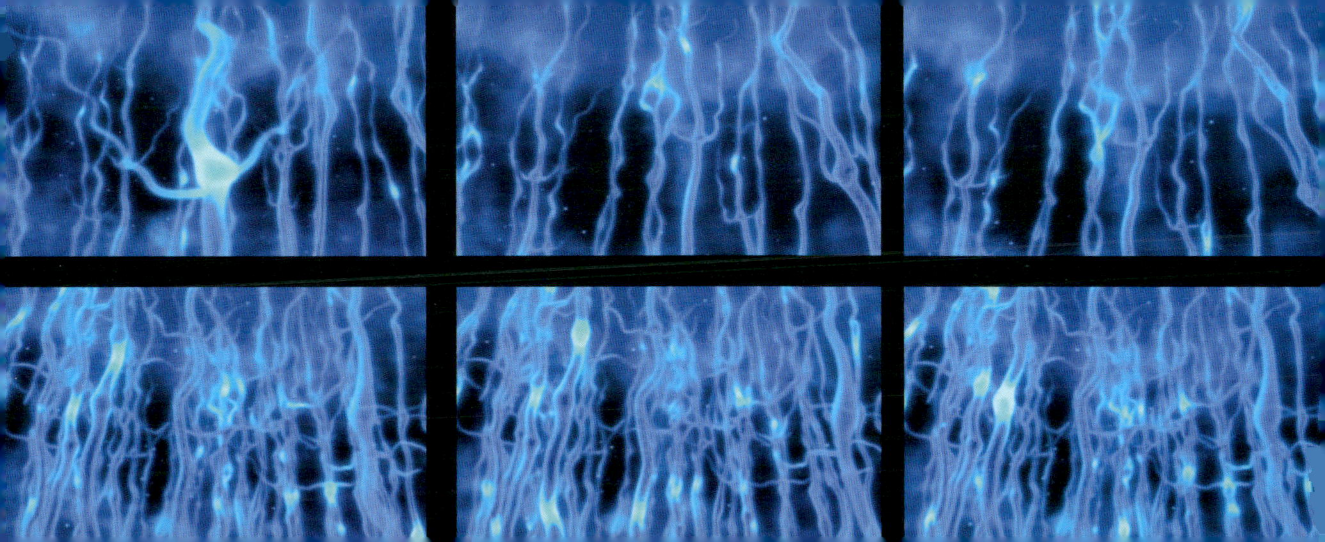

EISERNER GRIFF

Während der Fetus seinen Körper erkundet, verbringt er viel Zeit damit, seine Reflexe zu erproben und nach seinen Händen, Füßen, Fingern, Zehen und der Nabelschnur zu greifen. Obwohl sich der Greifreflex bereits mit 16 Wochen entwickelt, ist er erst mit 32 Wochen voll ausgeprägt.

Die Ursprünge des Greifreflexes könnten bei unseren Vorfahren zu finden sein. Für ein neugeborenes Menschenkind ist das Leben relativ einfach. Es wird auf dem Arm der Mutter oder in einem Tuch herumgetragen oder im Kinderwagen gefahren. Bei einem neugeborenen Affen hängt das Überleben von der Fähigkeit ab, sich an das Fell der Mutter zu klammern, wenn diese sich auf Nahrungssuche begibt oder vor den Klauen eines Raubtieres flieht. Dieser Greifreflex scheint ein Vermächtnis unserer gemeinsamen evolutionären Herkunft zu sein.

Menschliche Säuglinge sind weniger von diesem Reflex abhängig, um zu überleben, doch der Fetus entwickelt trotzdem einen »eisernen« Griff. Neugeborene umklammern jedes Objekt, das man ihnen in die Hand gibt (palmarer Greifreflex), und wenn man ihnen über die Fußsohlen streicht, krümmen sie die Zehen wie bei einer Greifbewegung (plantarer Greifreflex).

Eineiige Zwillinge kommen erstmals in der zwölften Woche miteinander in Kontakt; in der 14. Woche berühren sich Arme, Beine, Körper und Mundregion. Weibliche eineiige Zwillinge scheinen früher auf »Tuchfühlung« zu gehen. Zweieiige Zwillinge sind durch Membranen im Uterus voneinander getrennt und haben keine Möglichkeit, einen so hautnahen Kontakt herzustellen.

Wenn eineiige Zwillinge größer werden, berühren sich Hände, Gesicht und Füße ständig in dem enger werdenden Raum und so nehmen sie sich selbst und ihren »Mitbewohner« deutlicher wahr. Dieser ständige Kontakt im Mutterleib spiegelt sich auch nach der Geburt wider und ist nicht zuletzt für die enge emotionale Beziehung verantwortlich, die Zwillinge zeitlebens miteinander verbindet.

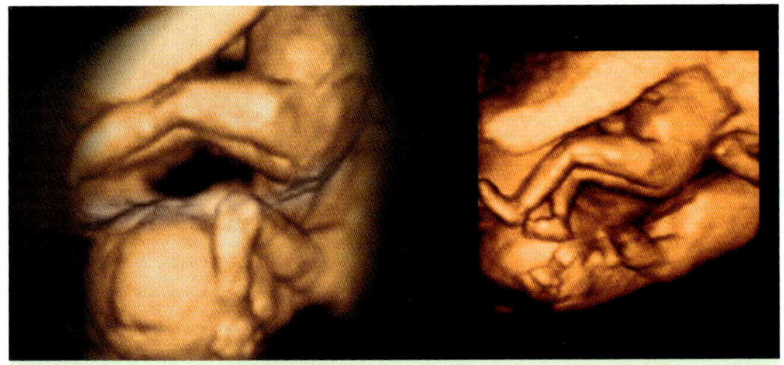

KONKURRENT UND WEGGEFÄHRTE

Die linke Ultraschallaufnahme zeigt die Membranen, die ein zweieiiges Zwillingspaar direkt über dem Ellenbogen des unteren Zwillings trennen (quer durch die Bildmitte verlaufend). Die rechte Aufnahme lässt den engen Kontakt eineiiger Zwillinge im Uterus erkennen, bei denen die trennenden Membranen meistens fehlen.

Handgriffe: Ein Fetus ergreift seine Nabelschnur und spielt damit →

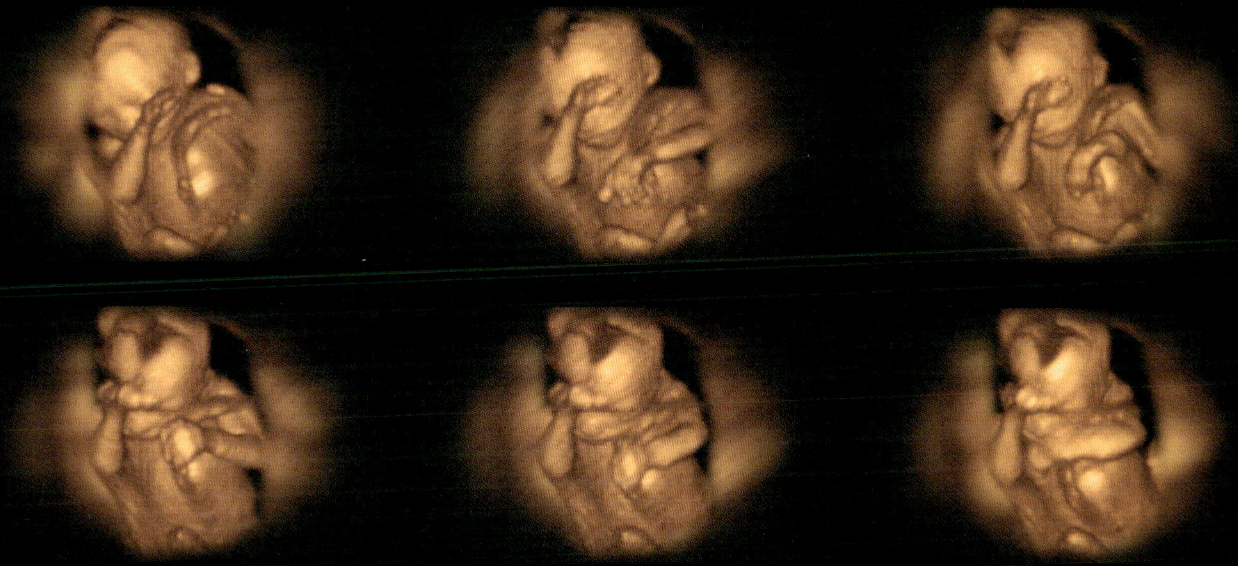

ZWILLINGE, DRILLINGE, ...

Zweieiige Zwillinge (erbungleiche Zwillinge) entstehen, wenn zwei Eizellen zur gleichen Zeit befruchtet werden. In der Regel stoßen die Eierstöcke jeden Monat nur ein Ei ab, doch wenn es zufällig zwei oder mehr sind, können sie von zwei getrennten Samenzellen befruchtet werden. In diesem Fall haben die Zwillinge nicht die gleiche DNA. Sie können physisch und genetisch genauso unterschiedlich sein wie Geschwister, die zu einer anderen Zeit geboren werden. Zweieiige Zwillinge sind im Uterus stets getrennt; jedes Kind befindet sich in seinem eigenen Amnionsack und verfügt über seine eigene Plazenta.

Eineiige Zwillinge (erbgleiche Zwillinge) entstehen, wenn sich eine befruchtete Eizelle in zwei gleiche Embryonalanlagen teilt. Die Zwillinge besitzen identische DNA, sind daher gleichgeschlechtlich und in ihrem physischen Erscheinungsbild einander sehr ähnlich. Je nachdem, wann die Furchungsteilung stattfindet (noch ohne DNA-Transkription), können eineiige Zwillinge auch eine gemeinsame Plazenta haben. Nur etwa ein Prozent teilt sich darüber hinaus auch den Amnionsack.

Ungefähr zwei Drittel aller Zwillinge sind zweieiig. Eine Faustregel besagt, dass bei jeder 85. Geburt zweieiige Zwillinge, bei jeder 90x90-sten Geburt Drillinge, bei jeder 90x90x90-sten Geburt Vierlinge und bei jeder 90x90x90x90-sten Geburt Fünflinge zur Welt kommen. Diese Formel trifft weitgehend zu, doch die Wahrscheinlichkeit, zweieiige Zwillinge zur Welt zu bringen, hängt auch von der ethnischen Zugehörigkeit und dem Alter der Mutter ab (das Risiko steigt mit dem Alter, vor allem durch Fertilitätsbehandlungen). Interessanterweise bestehen Unterschiede, was die weltweite Geburtenrate von zweieiigen Zwillingen betrifft, während der Prozentsatz bei eineiigen Zwillingen nahezu konstant ist und bei einer von 300 Geburten liegt.

Im Gegensatz zu eineiigen Zwillingen liegt die Neigung, zweieiige Zwillinge zu bekommen, in der Familie und scheint sich in der weiblichen Abstammungslinie zu vererben. Ist bereits ein zweieiiges Zwillingspaar vorhanden, ist die Wahrscheinlichkeit einer weiteren Zwillingsschwangerschaft dreimal so hoch wie in anderen Familien. Der Hauptgrund ist das erhöhte Risiko eines multiplen Eisprungs, bei dem die Frau zwei oder mehr Eier in einem bestimmten Menstruationszyklus freisetzt. Bei Müttern von zweieiigen Zwillingen ist diese Neigung verstärkt vorhanden, genauso wie die vermehrte Bildung von FSH, dem follikelstimulierenden Hormon, das die Freisetzung der Eizellen steuert. Noch ist ungeklärt, welche genetischen Faktoren dafür verantwortlich sind; als »Hauptverdächtige« gelten indes mutierte Gene, die eine veränderte Reaktion der Eierstöcke auf das FSH bewirken.

Das Risiko für eine Frau, zweieiige Zwillinge zu bekommen, ist also größer, wenn die Mutter, Schwester oder Tante (mütterlicher- oder väterlicherseits) zweieiige Zwillinge hatte. Der Vater scheint keinen Einfluss auf die Wahrscheinlichkeit einer Zwillingsgeburt zu haben, obwohl er seinen Töchtern diese Neigung vererben kann.

Das Alter der Mutter fällt ebenfalls ins Gewicht. Bei einer 37-Jährigen ist die Wahrscheinlichkeit, zweieiige Zwillinge zur Welt zu bringen, viermal höher als bei einer 18-Jährigen, obgleich die Fruchtbarkeit mancher Frauen infolge der rückläufigen Produktionsfähigkeit der Eierstöcke in diesem Alter bereits nachlässt. Hinzu kommt der ethnische Aspekt: In Asien liegt die Geburtenrate von zweieiigen Zwillingen bei 1:500, in Kaukasien bei 1:125 und in manchen afrikanischen Populationen bei 1:20.

Das alles trifft nur auf Spontangeburten zu. Die Einführung der assistierten Reproduktionstechniken (alle Maßnahmen, bei denen das Zustandekommen der Schwangerschaft unterstützt wird, z.B. intrauterine Insemination, In-vitro-Fertilisation usw.), vor allem, wenn Hormone zur Stimulierung des Eisprungs eingesetzt werden, hat einen dramatischen Anstieg der Mehrlingsgeburten ausgelöst. Damit erhöht sich auch die Wahrscheinlichkeit, eineiige Zwillinge zur Welt zu bringen, was auf einen möglichen Zusammenhang zwischen den beiden Arten der Zwillingsschwangerschaft hinweisen könnte. Außerdem ist die anfänglich »verborgene« Zwillingsschwangerschaftsrate vermutlich höher. Durch zunehmenden Einsatz der Ultraschalldiagnostik in der Frühschwangerschaft und die Überwachung der Embryonenübertragung bei der In-vitro-Fertilisation können die Ärzte nun beispielsweise feststellen, ob ein Zwilling vor der zwölften Woche stirbt und absorbiert wird, sodass eine einzelne Frucht übrig bleibt – das sogenannte »Verlorener-Zwilling-Syndrom«. Zwölf Prozent aller Schwangerschaften beginnen möglicherweise als Zwillingsschwangerschaft, von denen sich bis zu 70 Prozent durch den intrauterinen Fruchttod in Einlingsschwangerschaften verwandeln.

Eineiige Zwillinge entstehen normalerweise im Blastozysten-Stadium, gegen Ende der ersten SSW. Sie resultieren aus der Teilung der inneren Zellmasse in zwei gleiche Embryonalanlagen. Die zellige Außenwand bleibt verbunden, sodass sich die beiden Embryonen in einem eigenen Amnionsack entwickeln, sich aber den Chorionsack und die Plazenta teilen. Gelegentlich führt die anfängliche Teilung der kugeligen embryonalen Zellansammlung – im Zwei- bis Acht-Zellen-Stadium – zur Entstehung von eineiigen Zwillingen mit zwei Amnionsäcken, zwei Chorien und zwei Plazentaanlagen. Die Plazenten können, müssen aber nicht miteinander verwachsen sein, je nachdem, wie dicht nebeneinander sich die Zwillinge in der Gebärmutterwand eingenistet haben. In solchen Fällen lassen die Membranen allein keine Rückschlüsse zu, ob die Zwillinge ein- oder zweieiig sind.

Erfolgt die Zellteilung zwischen dem siebten und 15. Tag, teilt sich die Keimscheibe; damit entstehen eineiige Zwillinge, die sich Amnion- und Chorionsack teilen. Sie machen nur ein bis zwei Prozent aller eineiigen Zwillinge aus und werden selten lebend geboren, weil sich die Nabelschnüre dermaßen verheddern, dass die Blutzufuhr unterbrochen wird. Die Zellteilung nach dem 13. Tag ist oft unvollständig; daraus resultieren möglicherweise zusammengewachsene Zwillinge mit verschiedenen Formen der Doppelfehlbildung, obwohl manche Wissenschaftler glauben, dass die Ursache keine unvollständige Durchschnürung, sondern vielmehr das Zusammenwachsen von zwei getrennten Embryoblasten im Frühstadium ist.

Ungefähr 15 bis 30 Prozent aller eineiigen Zwillinge, die sich den Chorionsack teilen, entwickeln eine schwere pränatale Erkrankung, das sogenannte Fetofetale Transfusionssyndrom (FFTS). Hier »eignet« sich ein Zwilling das meiste Blut aus der Plazenta an, sodass der andere verzögert gedeiht, weil er nicht genug Nährstoffe erhalten oder Stoffwechselprodukte absetzen kann. Im schlimmsten Fall kommt es zu einem Verlust beider Feten, wobei der Donor oder »Spenderzwilling« an Anämie und der Akzeptor oder »Empfängerzwilling« an einer kongestiven Herzinsuffizienz (Stauungsinsuffizienz) stirbt.

Bei Mehrlingsschwangerschaften treten häufiger Komplikationen auf als bei Einlingsschwangerschaften, nicht zuletzt wegen des Risikos einer Frühgeburt und einer intrauterinen Mangelentwicklung. Deshalb sollte die Schwangerschaft besonders sorgfältig überwacht werden.

DETAILANSICHT 17.–20. WOCHE

Vier Monate sind seit der Konzeption vergangen und der Fetus hat bereits die Hälfte der Reise zurückgelegt. Im Verlauf der nächsten Monate verlangsamt sich das Wachstum. Arme und Beine haben ihre endgültigen relativen Proportionen erreicht. Braunes Fett lagert sich in den Genickfalten, hinter dem Brustbein und im Nieren- und Leistenbereich ab. Dieses isolierende Fettgewebe erzeugt Hitze durch die Verbrennung von Fettsäuren. Frühgeborene oder untergewichtige Neugeborene haben sehr wenig braunes Fett; sie frieren schnell, weil es ihnen schwerfällt, die Körpertemperatur zu halten.

Die zarte Haut des ungeborenen Kindes ist nun mit einer dicken weißlichen Schicht bedeckt, Vernix caseosa genannt, die aus abgestorbenen Hautzellen und einem fetthaltigen Sekret aus den Talgdrüsen besteht. Diese Frucht- oder Käseschmiere schützt die Haut vor Kratzern durch die Fingernägel und verhindert, dass sie während der langen Zeit im mineralstoffreichen Fruchtwasser aufplatzt und sich vollsaugt. Sie schützt den Fetus außerdem vor Wärmeverlust und erleichtert das Gleiten während der Austreibungsphase der Geburt. Der Körper ist nun vollständig mit Lanugohaaren bedeckt, die den Fetus zusätzlich warm halten, bis er genügend Fettdepots angelegt hat und die Fruchtschmiere auf der Haut haftet. Bei dem künftigen Erdenbürger sind jetzt zahllose anatomische Einzelheiten zu erkennen. Er besitzt bereits eigene Haare, Finger- und Zehenabdrücke.

In der 18. Woche hat sich bei Mädchen die Gebärmutter gebildet und die Vagina nimmt Form an. Bei Jungen beginnen sich die Hoden abzusenken. Die Entwicklung der Lunge wird fortgesetzt. Während sich die Atemwege immer weiter verästeln und die Anzahl der winzigen endgültigen Lungenbläschen zunimmt, entsteht ein dichtes Geflecht von Blutgefäßen, das sich auf den Austausch von Sauerstoff und Kohlendioxid vorbereitet.

Bei der Mutter wird in dieser Zeit vielleicht eine detaillierte zweite Ultraschallaufnahme gemacht, die Aufschluss über die Anatomie des Fetus gibt und die Wachstumsrate seit dem letzten Szintigramm misst. Diese Untersuchungen werden ausschließlich aus medizinischen Gründen durchgeführt, um mögliche Komplikationen und Anomalien schon im Vorfeld erkennen zu können. 4-D-Aufnahmen sind beispielsweise besonders hilfreich bei der Diagnose einer Gaumenspalte.

Ärzte haben außerdem festgestellt, dass die Aufnahmen den werdenden Eltern helfen, eine emotionale Beziehung zu ihrem ungeborenen Kind herzustellen. Gesicht und Mimik ihres Sprösslings noch während der Entwicklung im Uterus zu sehen, kann eine nachhaltige Erfahrung darstellen, die eine enge Bindung schafft. Das kann sich sowohl für die nachgeburtliche Entwicklung des Kindes als auch für die langfristige Eltern-Kind-Beziehung als förderlich erweisen.

ERSTE KINDSBEWEGUNG

Etwa in der 18. Woche werden viele Mütter zum ersten Mal auf die Bewegungen ihres ungeborenen Kindes aufmerksam. Obwohl der Fetus schon eine Weile aktiv ist, sind die Bewegungen jetzt erst stark genug und spürbar. Frauen, die schon einmal schwanger waren, neigen eher dazu, dieses federleichte Flattern – die erste Kindsbewegung – im Unterbauch wahrzunehmen, oft schon in der 15. Woche.

Alles im richtigen Verhältnis: 20 Wochen alter Fetus →

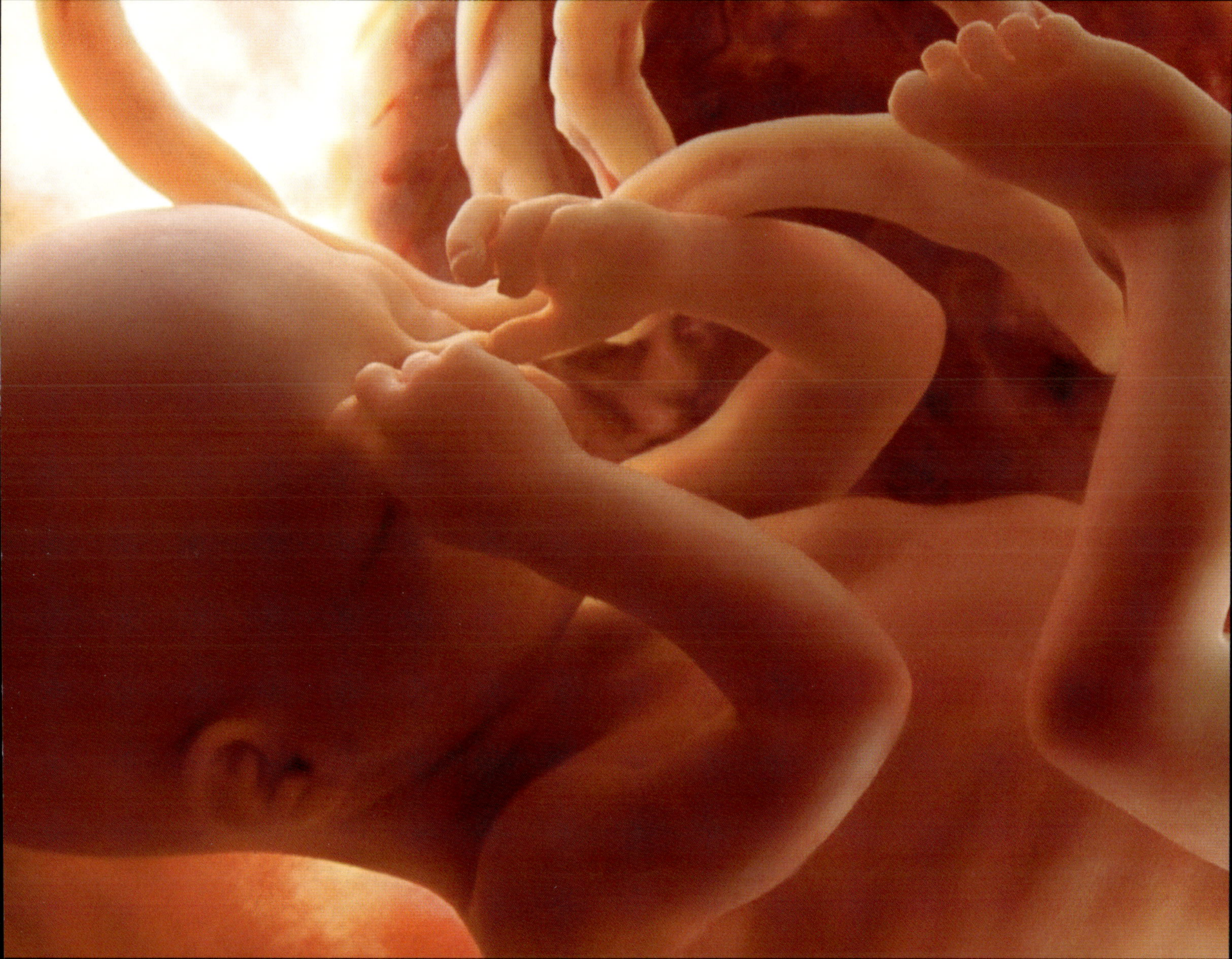

GESTATIONSALTER: 18 Wochen | LÄNGE: ca. 16 Zentimeter | GEWICHT: ca. 320 Gramm •
GESTATIONSALTER: 20 Wochen | LÄNGE: ca. 19 Zentimeter | GEWICHT: ca. 450 Gramm

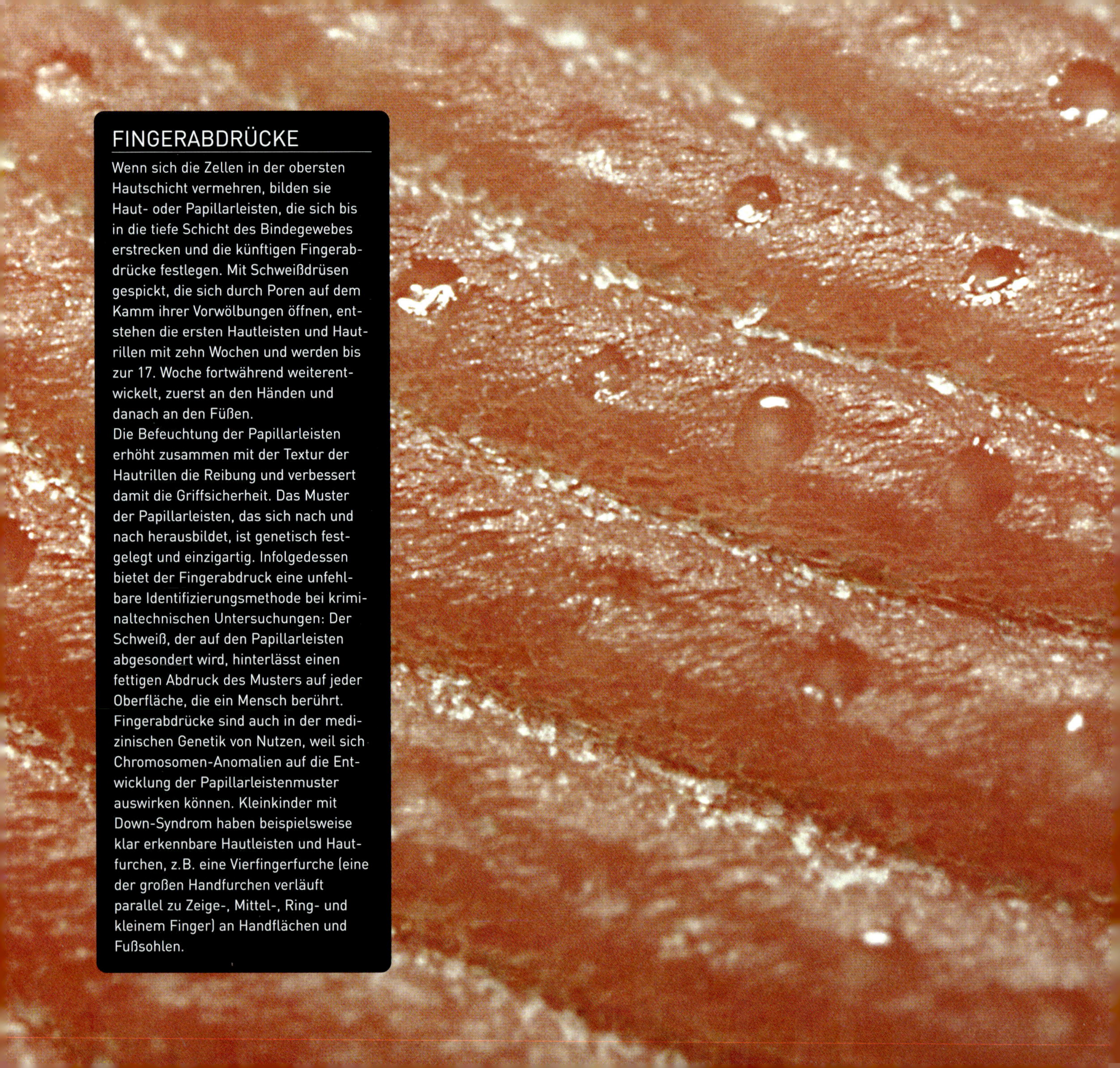

FINGERABDRÜCKE

Wenn sich die Zellen in der obersten Hautschicht vermehren, bilden sie Haut- oder Papillarleisten, die sich bis in die tiefe Schicht des Bindegewebes erstrecken und die künftigen Fingerabdrücke festlegen. Mit Schweißdrüsen gespickt, die sich durch Poren auf dem Kamm ihrer Vorwölbungen öffnen, entstehen die ersten Hautleisten und Hautrillen mit zehn Wochen und werden bis zur 17. Woche fortwährend weiterentwickelt, zuerst an den Händen und danach an den Füßen.

Die Befeuchtung der Papillarleisten erhöht zusammen mit der Textur der Hautrillen die Reibung und verbessert damit die Griffsicherheit. Das Muster der Papillarleisten, das sich nach und nach herausbildet, ist genetisch festgelegt und einzigartig. Infolgedessen bietet der Fingerabdruck eine unfehlbare Identifizierungsmethode bei kriminaltechnischen Untersuchungen: Der Schweiß, der auf den Papillarleisten abgesondert wird, hinterlässt einen fettigen Abdruck des Musters auf jeder Oberfläche, die ein Mensch berührt. Fingerabdrücke sind auch in der medizinischen Genetik von Nutzen, weil sich Chromosomen-Anomalien auf die Entwicklung der Papillarleistenmuster auswirken können. Kleinkinder mit Down-Syndrom haben beispielsweise klar erkennbare Hautleisten und Hautfurchen, z.B. eine Vierfingerfurche (eine der großen Handfurchen verläuft parallel zu Zeige-, Mittel-, Ring- und kleinem Finger) an Handflächen und Fußsohlen.

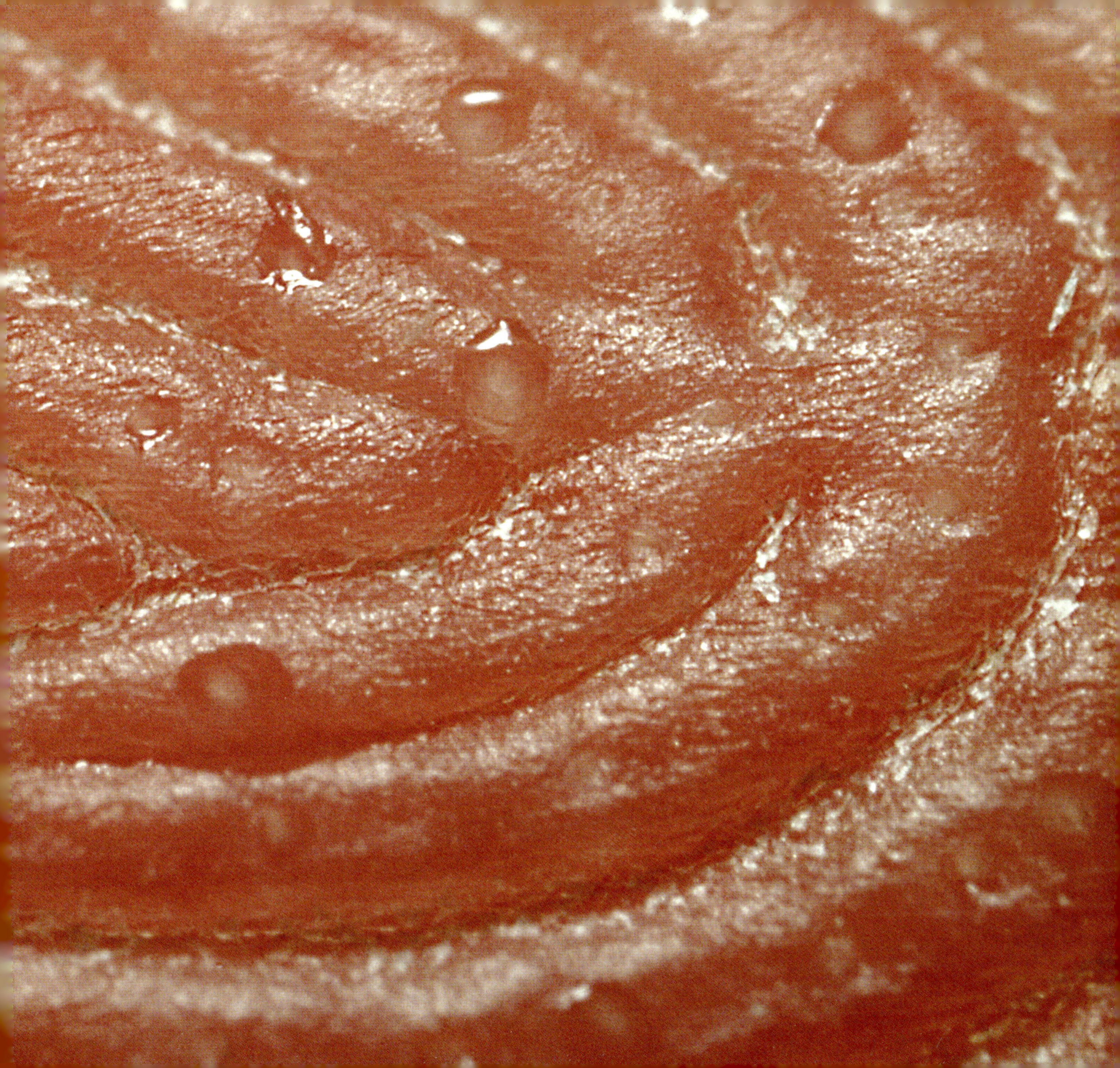

VERDAUUNGSSYSTEM

Nach der 18. Woche bekommt der Fetus einen »Vorgeschmack« auf das Leben außerhalb des Mutterleibs. Das Verdauungssystem lässt erste Anzeichen von Aktivität erkennen. Der Fetus braucht weder feste noch flüssige Nahrung, aber er schluckt die Flüssigkeit, in der er schwimmt – das Fruchtwasser. Das Fruchtwasser enthält Nährstoffe, Hormone und Wachstumsfaktoren (Proteine), die Darmregulierung, Wachstum und Reife fördern.

Einige unverdauliche Abfallprodukte – abgestorbene Zellen und Gewebetrümmer der fetalen Leber, Bauchspeicheldrüse und Gallenblase – sammeln sich im Gedärm und bilden eine grünlich schwarze Paste, das Mekonium oder Kindspech, das normalerweise mit dem ersten Stuhl nach der Geburt ausgeschieden wird. Doch der größte Teil der Flüssigkeit wird durch das Harnsystem geschleust und wieder in das Fruchtwasser zurückgeleitet.

Das Schlucken beginnt zwischen der zehnten und 14. Woche, zur gleichen Zeit, wenn der Dünndarm die in Wellen verlaufenden, unwillkürlichen Kontraktionen erzeugt, die Nahrung und Stoffwechselprodukte durch das Verdauungssystem befördern. Der Darm entwickelt außerdem die Fähigkeit, Glukose zu resorbieren. Es ist noch ungeklärt, wie das Schlucken angeregt wird, aber der Auslöser könnte Durst sein. Die fetalen Geschmacksknospen – die sich ungefähr zur gleichen Zeit entwickeln – könnten dabei ebenfalls eine Rolle spielen, denn wenn man Saccharin in das Fruchtwasser injiziert, erhöht sich die Schluckfrequenz, während sie sich bei schädlichen chemischen Substanzen verringert.

In der 14. Woche sieht die innere Dünndarmwand unter dem Mikroskop wie Samt aus. Sie ist mit Millionen kleiner Vorwölbungen oder Zotten überzogen, die gemeinsam eine riesige Oberfläche für die Aufnahme von Nährstoffen, Mineralien und Wasser bilden. Das fetale Verdauungssystem tritt erst nach der Geburt in Aktion, muss dann aber ganze Arbeit leisten und die Nahrung, insbesondere Milch, in verwertbare Bausteine umwandeln. Zum Zeitpunkt der Geburt produziert der Magen noch keine Säure und statt des Pepsins – ein Enzym, das für den Abbau der Proteine zuständig ist, die mit der Nahrung aufgenommen werden – erzeugt der Fetus das Enzym Rennin, das Milchproteine ohne die Hilfe von Säure spaltet.

Außerdem produziert er Insulin, das die Aufnahme von Blutglukose durch die Körperzellen fördert. Ohne dieses Proteohormon wäre der Fetus nicht in der Lage, Glukose als Brennstoff zu verwenden oder angemessen zu speichern.

Ein schmackhafter Anfang: Der Fetus schluckt die Flüssigkeit, in der er schwimmt →

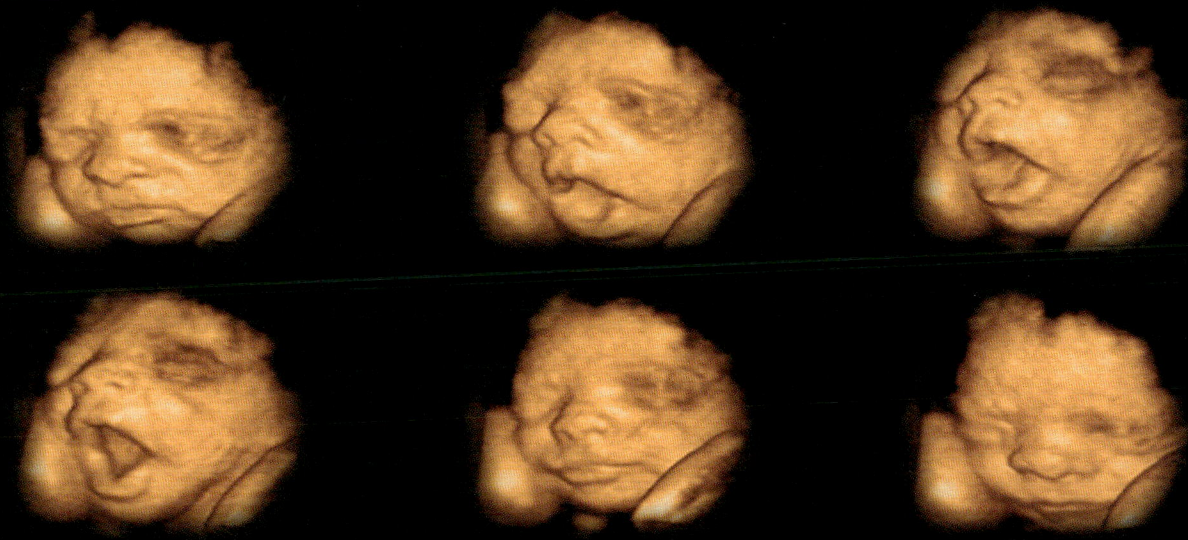

DIE LUNGE

Die Lunge arbeitet nicht, solange sich der Fetus im Mutterleib befindet – er bezieht den gesamten Sauerstoff aus dem Blut der Mutter, über die Plazenta. Das fein verästelte Netz der Atemwege ist während des gesamten Aufenthalts im Uterus mit Fruchtwasser gefüllt und die Luftbläschen oder Alveolen, die der Luft Sauerstoff entziehen, sind geschlossen und unausgereift.

Doch der Fetus macht trotzdem Atembewegungen mit Lunge und Zwerchfell. Die Atemmuskeln entwickeln sich früh und die Bewegung der Brustwand lässt sich schon in der elften SSW mittels Ultraschall feststellen. Sie trägt zur Stärkung der Brustmuskulatur bei, damit sie gerüstet ist, sich im Augenblick der Geburt zu erweitern und die Lungenflügel mit Luft zu füllen.

Wenn die Geburt naht, werden die Atembewegungen regelmäßiger und ausgeprägter; dabei wird weiterhin Fruchtwasser in die Lungen gesogen. In der 24. Woche vermischt sich dieses mit einer Flüssigkeit, die von der Lunge selbst produziert wird. Die Lungenflüssigkeit hat eine wichtige Funktion. Wäre die Innenseite der Lunge mit reinem Wasser befeuchtet, würde die Oberflächenspannung rund um das weitverzweigte Netz aus Tausenden von Lungenbläschen einen Kollaps der Lunge verursachen und ein Entweichen der Luft zur Folge haben, genauso, als würde man in eine Seifenblase stechen.

Nach der Geburt müssen die winzigen Lungenalveolen jedoch von einer extrem dünnen Wasserschicht überzogen sein, damit sie Sauerstoff aufnehmen können. Um einen Zusammenbruch zu verhindern, enthält die Lungenflüssigkeit eine waschmittelähnliche Substanz – ein »Surfactant«, das von speziellen Zellen im Innern der Alveolen (Alveolarzellen) gebildet wird. Es verringert die Oberflächenspannung so weit, dass die Lunge offen bleiben und die Luft problemlos halten kann.

Die Surfactant-Produktion in der Lunge scheint durch Kortisol angeregt zu werden, eines der Hormone, die während der Wehen Gebärmutterkontraktionen auslösen. Gebildet von den Nebennieren, paarigen Hormondrüsen, die sich auf den oberen Polen beider Nieren befinden, ist Kortisol auch als »Stresshormon« bekannt; es wird in Krisenzeiten gemeinsam mit Adrenalin gebildet, um den Körper auf »Kampf oder Flucht« vorzubereiten.

Atemraum: Die Entwicklung der Lungenalveolen, auf dieser elektronenmikroskopischen Aufnahme in 1000-facher Vergrößerung, wird noch mindestens acht Jahre nach der Geburt fortgesetzt →

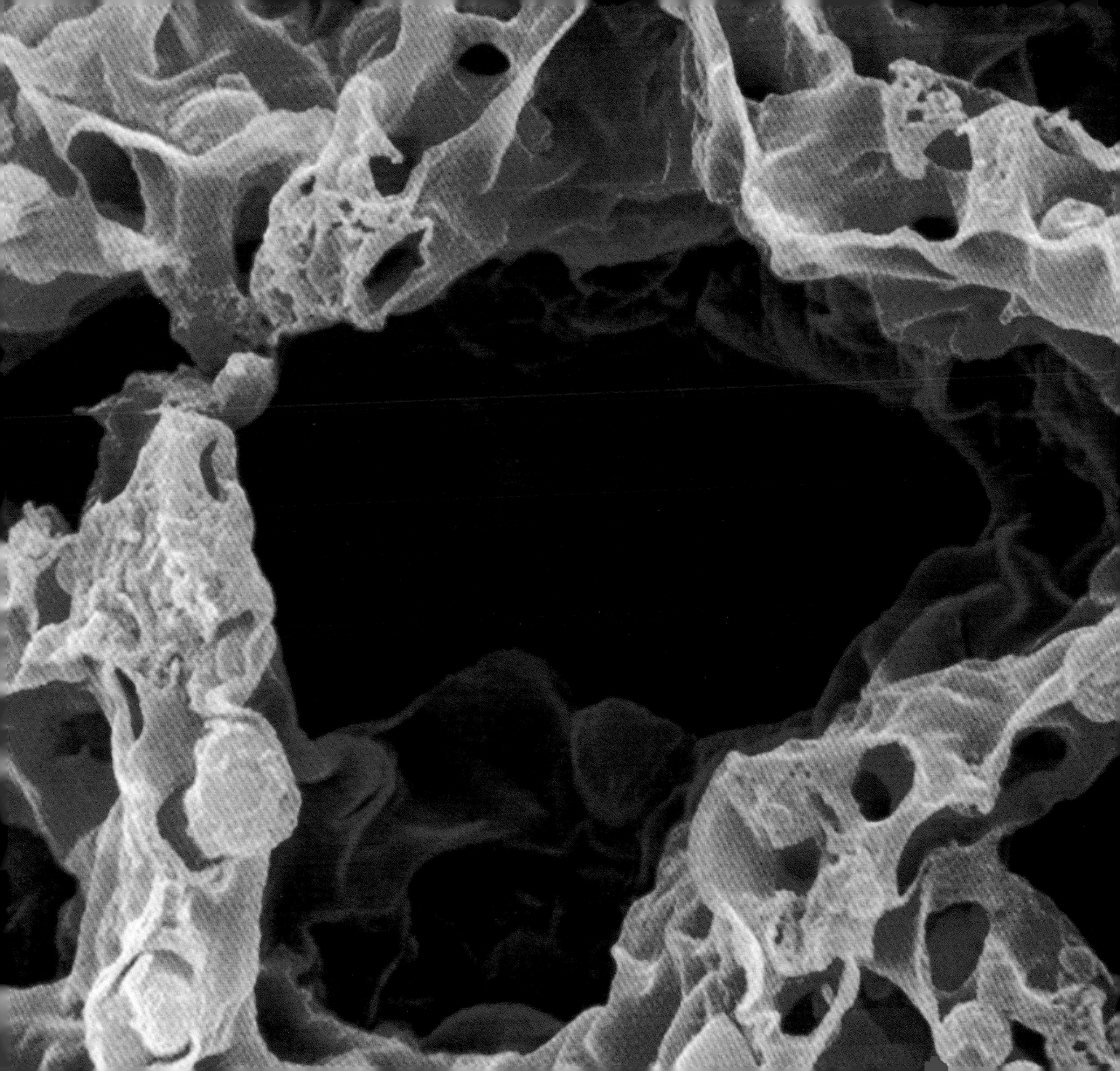

NOCH GESCHLOSSEN

Früher glaubte man, dass die Augen des Fetus bis zur 25. oder 26. Woche geschlossen wären, doch 4-D-Ultraschallaufnahmen haben gezeigt, dass er sie bereits mit 18 Wochen öffnet. Es gibt allerdings nicht viel zu sehen in der dunklen Umgebung der Gebärmutter, die jedoch lichtdurchlässiger bzw. grauer werden kann, wenn der Uterus wächst und sich ausdehnt. Doch selbst wenn genug Licht vorhanden wäre, sind die Augen zu einem so frühen Zeitpunkt noch nicht funktionsfähig. Das Öffnen ist lediglich ein erstes Zeichen des Blinzelreflexes.

Lider heben: Der Fetus wird bald seine Augen öffnen →

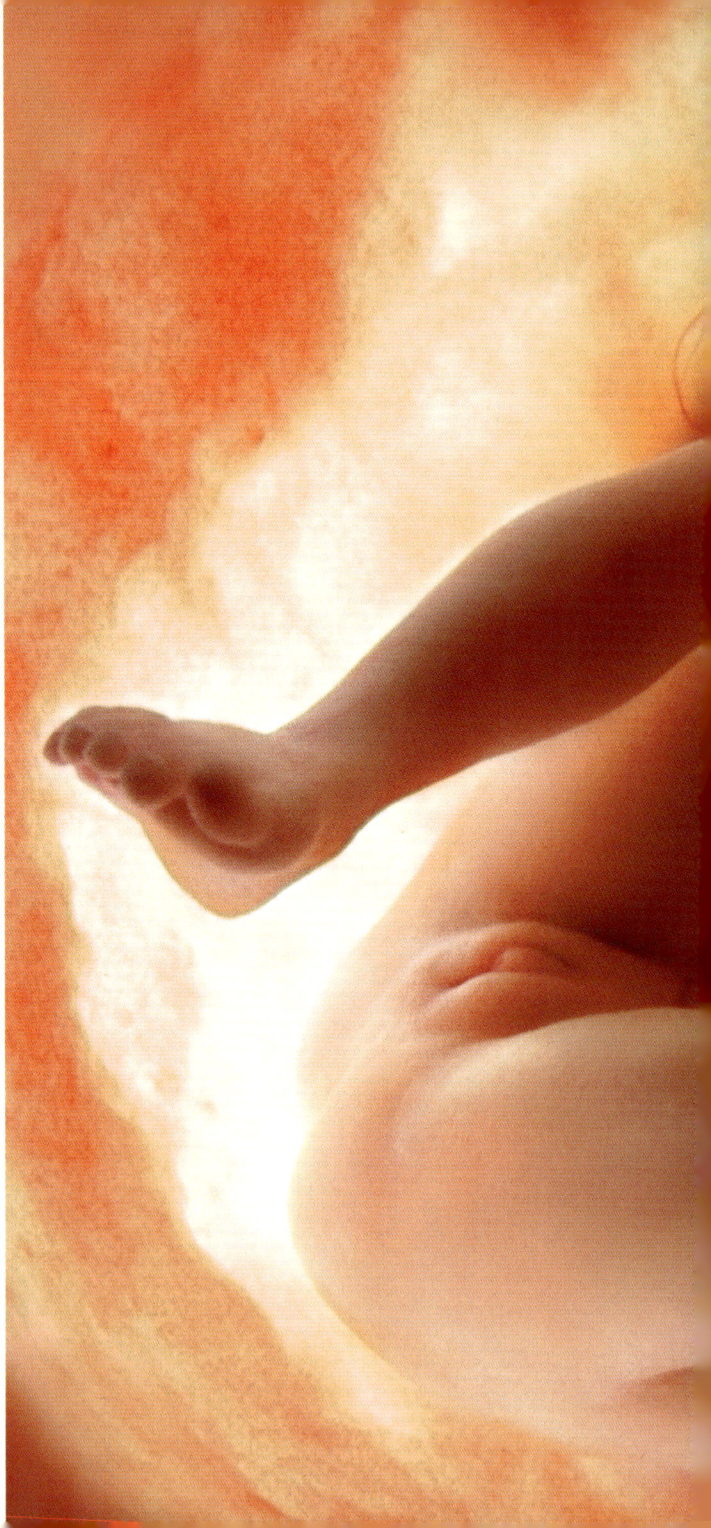

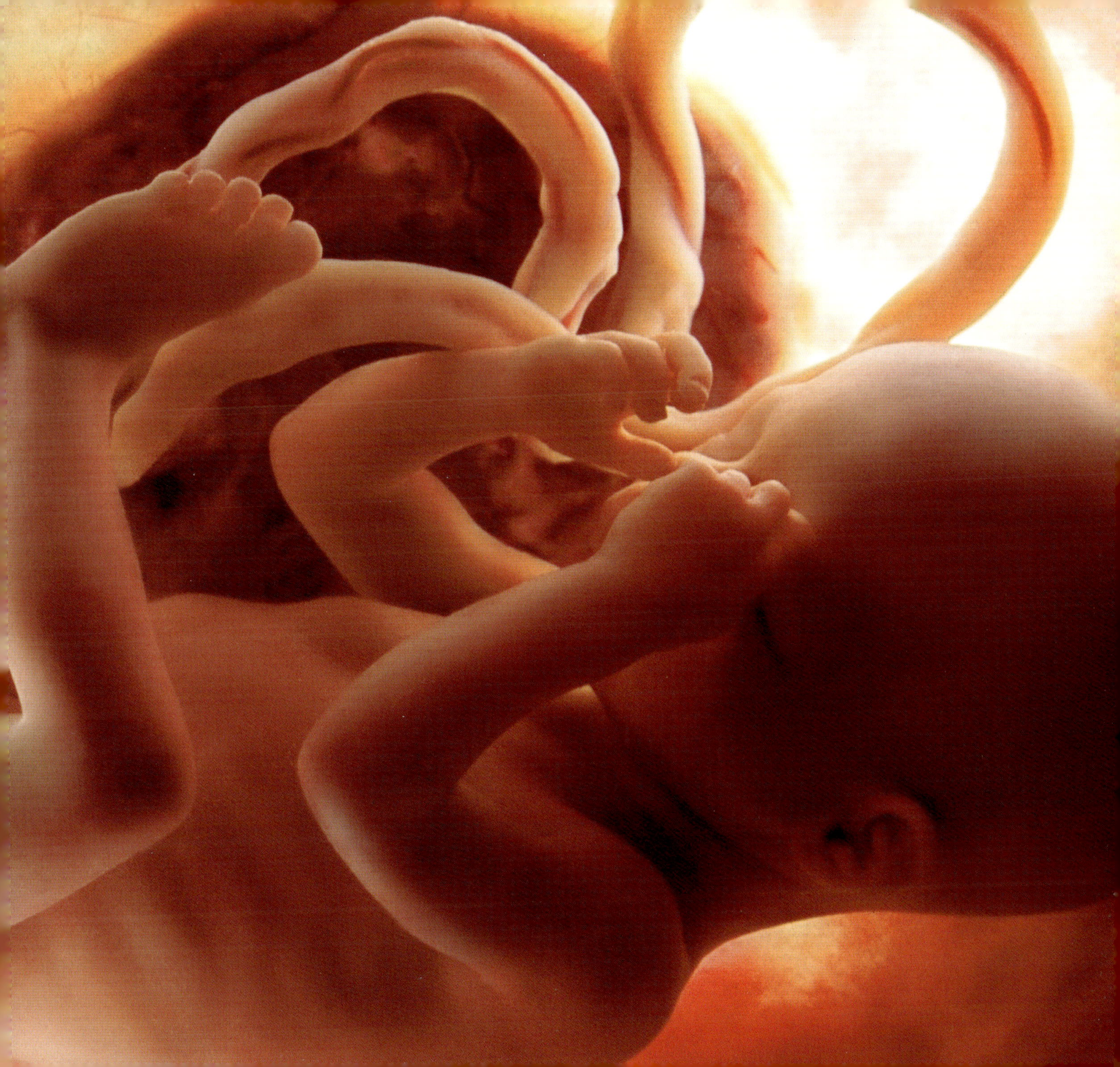

DURCHSCHEINENDE HAUT 21.–25. WOCHE

Der Fetus nimmt zwischen der 21. und 25. SSW beträchtlich zu. Obwohl er immer noch schlank ist, sind die Proportionen nun ausgewogener.

Rot und schrumpelig, ist er von einer zarten, durchscheinenden Haut umhüllt, unter der Blutgefäße und Knochen sichtbar sind, weil ihm noch das Unterhautfettgewebe fehlt. Die Fingernägel sind angelegt und die Strukturierung der Augen ist abgeschlossen. In der 21. Woche beginnt der REM-Schlaf, der durch schnelle Augenbewegungen hinter den geschlossenen Lidern gekennzeichnet ist und mit Träumen in Verbindung gebracht wird. Platziert man eine laute vibrierende Geräuschquelle auf dem Bauch der Mutter, reagiert der Fetus mit Blinzeln und Erschrecken auf die vibroakustischen Reize; diese sogenannte fetale Schreckreaktion ist bei Mädchen früher ausgeprägt als bei Jungen. Die Stimmbänder funktionieren bereits – der Fetus kann einen Schluckauf bekommen – und Bewegungen wie Greifen oder Schreiten sind koordiniert.

In der 25. Woche ist das Knochenskelett vollständig vorhanden, aber noch nicht an den Gelenken verbunden. Ein Neugeborenes hat insgesamt 300 Knochen, ein Erwachsener 206, weil einige später zusammenwachsen. Bei den 222 Knochen, die zur Unterstützung einer aufrechten Körperhaltung benötigt werden, wird der Prozess der Verknöcherung und Verschmelzung fortgesetzt. Im derzeitigen Entwicklungsstadium enthalten sie nur zwölf Prozent Kalzium, verglichen mit 90 Prozent in den Knochen eines Erwachsenen.

Allein die menschliche Wirbelsäule besteht aus 33 »Ringen«, 150 Gelenken und 1000 Sehnen, die ausnahmslos schon am Entstehen sind. Doch das Endergebnis ist interessanterweise unterschiedlich: Ungefähr 95 Prozent der Menschen haben 30 Wirbel, drei Prozent haben einen oder zwei Wirbel mehr und zwei Prozent haben einen Wirbel weniger.

Nach sechs Monaten Schwangerschaft, am Ende des zweiten Trimesters, ist alles angelegt – wenn auch noch sehr klein und unreif – und arbeitet beinahe so wie beim voll ausgewachsenen Baby. Da bis zur Geburt nur noch drei Monate bleiben, ist Wachstum nun die wichtigste Aufgabe. Sämtliche Organe befinden sich an ihrem Platz, brauchen jedoch noch ein wenig Zeit, um sich zu entwickeln und zu reifen, während der Fetus Fett ansetzt und lernt, wie sein Körper funktioniert.

Ungefähr in dieser Zeit wird sich die Mutter der Kindsbewegungen mehr und mehr bewusst. Der Bauch wächst stetig und sie fühlt sich nun vermutlich besser als je zuvor während der Schwangerschaft – voller Energie und Tatendrang. Sie hat die Phase der morgendlichen Übelkeit überwunden und der Fetus ist noch nicht groß genug, um das körperliche Unbehagen zu bereiten, das die Mutter gegen Ende der Schwangerschaft verspüren wird.

Fett ansetzen: 24 Wochen alter Fetus →

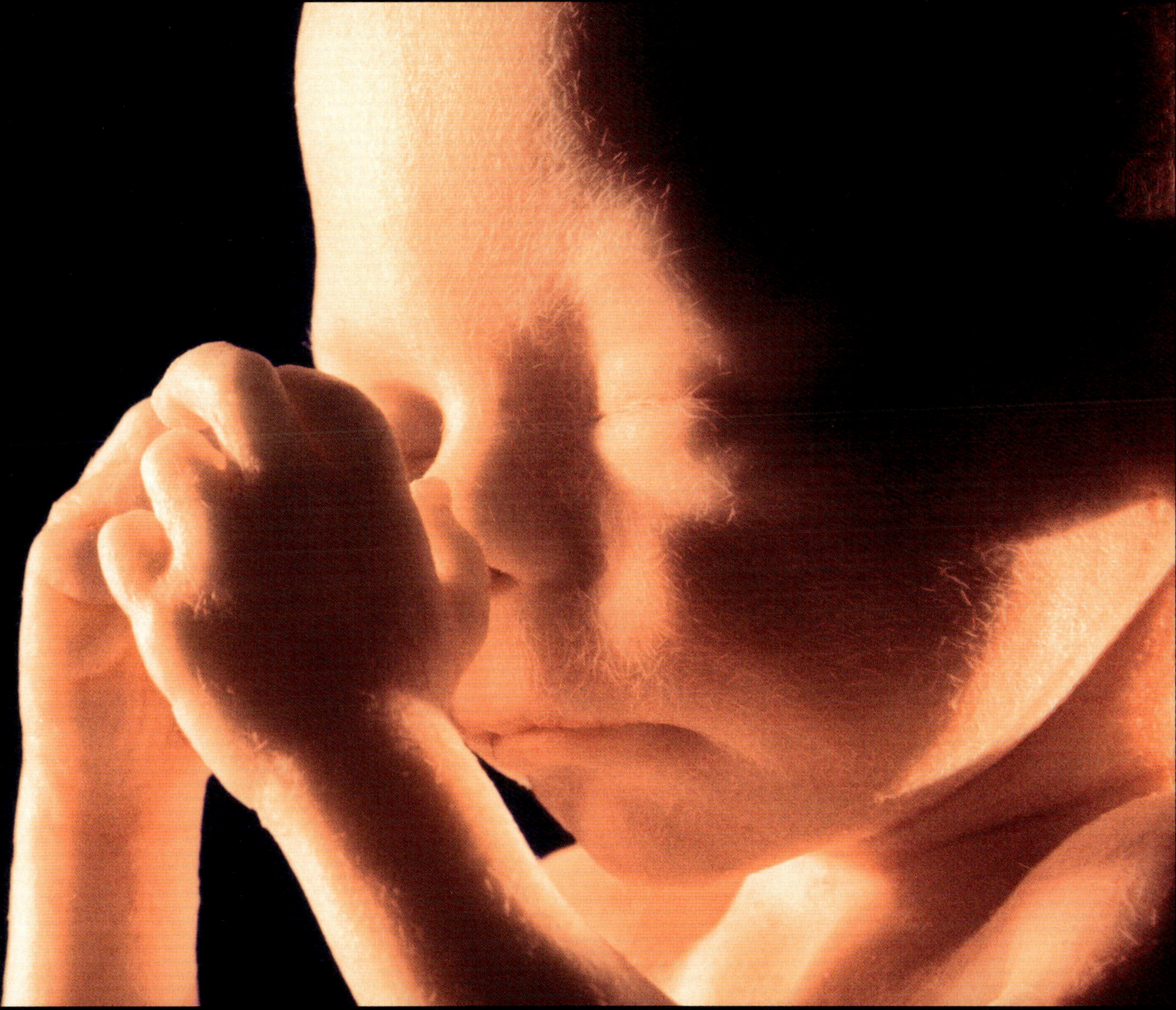

GESTATIONSALTER: 22 Wochen | **LÄNGE:** ca. 21 Zentimeter | **GEWICHT:** ca. 630 Gramm •
GESTATIONSALTER: 24 Wochen | **LÄNGE:** ca. 23 Zentimeter | **GEWICHT:** ca. 800 Gramm

DAS DRITTE TRIMESTER

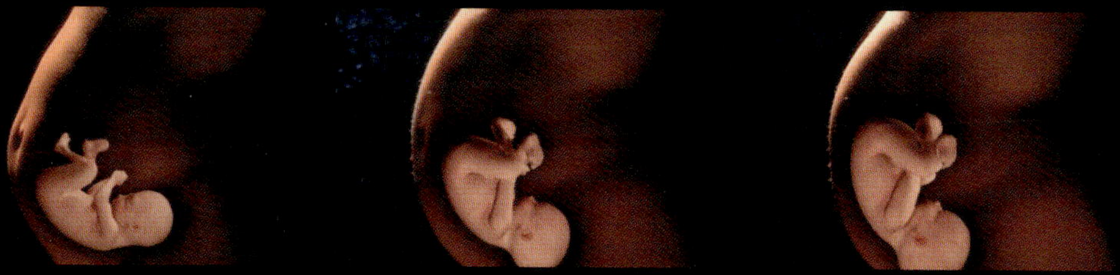

ERKUNDUNG DER GEBÄRMUTTER 26.–28. WOCHE

Das Baby wächst und gedeiht. Im dritten Trimester, wenn die Geburt immer näher rückt, legt es noch einmal die halbe Länge und mehr als das Dreifache seines Gewichts zu. In den nächsten vier Wochen wachsen Gehirn und Nervensystem rasant. Die Augen öffnen sich abermals, wenn sich die miteinander »verschweißten« Lider trennen und klar erkennbare Wimpern entstehen. Kopfbehaarung und Lanugohaare sind gut entwickelt, die Fußnägel sichtbar und Unterhautfettgewebe ist nun vorhanden und glättet zahlreiche Runzeln. Die Milz hat sich zur wichtigen Produktionsstätte von Blutzellen entwickelt, doch in der 28. Woche übernimmt das Knochenmark diese Funktion.

Etwa in der 26. Woche wartet auf die Eltern eine angenehme Überraschung: Jetzt ist es möglich, die fetalen Herztöne zu hören, wenn man das Ohr auf den Bauch der Mutter legt. Das Herz des Kindes schlägt doppelt so schnell wie das der Mutter. Die Vorsorgeuntersuchungen geben Aufschluss über den Allgemeinzustand des Fetus.

Der emotionale Zustand der Mutter hat einen unmittelbaren Effekt auf ihre Herzfrequenz und ihren Blutdruck. Ist die Mutter ruhig und gelassen, sinken beide. Fühlt sie sich angespannt und gestresst, schlägt das Herz schneller und der Blutdruck steigt. Obwohl der Fetus seine eigene Blutversorgung hat, werden die mütterlichen Herzfrequenz- und Blutdruckerhöhungen durch die Plazenta weitergegeben und wirken sich unmittelbar auf das Kind aus. Es dauert eine Weile, bis die Impulse weitergeleitet sind, doch wenn sich die Mutter von der Belastung erholt und ihre Herzfrequenz sich normalisiert hat, beginnt sich der Herzschlag des Fetus zu beschleunigen, da sich die physiologischen Stresssignale nur langsam in der Plazenta ausbreiten.

Der mütterliche Stress kann zu niedrigem Geburtsgewicht oder einer Frühgeburt beitragen. Fortgesetzte Ängste und Belastungen der Mutter können dazu führen, dass auch das Kind im späteren Leben eine erhöhte Stressneigung und Anfälligkeit für chronische Gesundheitsprobleme wie Herzerkrankungen und Diabetes entwickelt. Auch die frühkindliche mentale Entwicklung kann dadurch beeinträchtigt werden.

HERZTÖNE

Der mütterliche Herzschlag lässt sich vom fetalen Herzschlag unterscheiden, wenn man das Herz des Kindes mit dem Stethoskop abhört und gleichzeitig den Puls der Mutter fühlt. Die kindlichen Herztöne sind ab der 20. SSW mit einem Stethoskop zu hören. Dabei kann man möglicherweise auch ein »Nabelschnurgeräusch« (das Blut, das durch die Gefäße der Nabelschnur rauscht) oder ein »Gebärmuttergeräusch« (das Blut, das durch die erweiterten Gefäße der Plazenta strömt) wahrnehmen. Das Nabelschnur-Rauschen erfolgt im Gleichtakt mit dem fetalen Herzschlag, während das murmelnde Gebärmuttergeräusch in Verbindung mit dem mütterlichen Puls steht.

Weich und haarig: 26 Wochen alter Fetus →

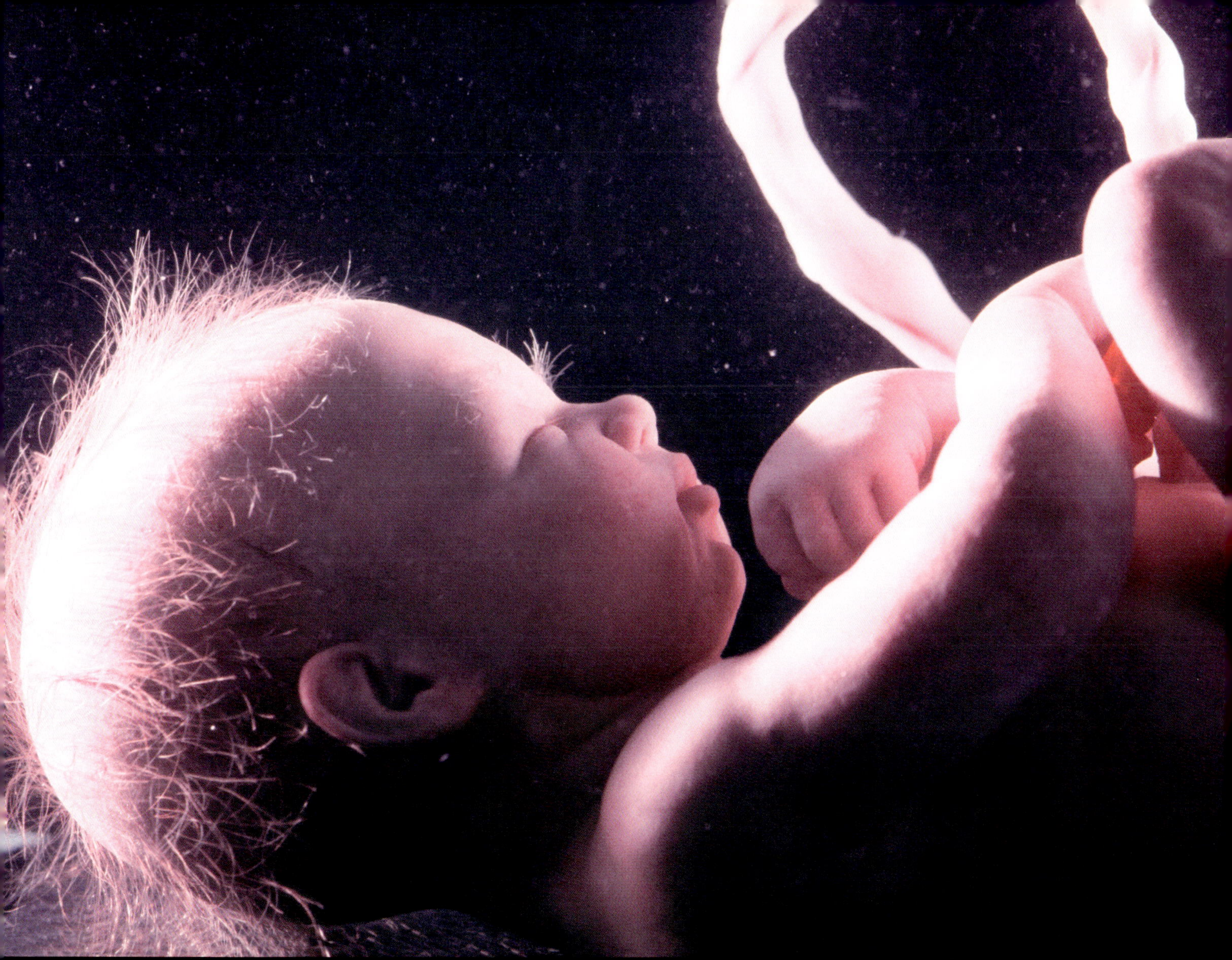

GESTATIONSALTER: 26 Wochen | LÄNGE: ca. 25 Zentimeter | GEWICHT: ca. 1000 Gramm •
GESTATIONSALTER: 28 Wochen | LÄNGE: ca. 27 Zentimeter | GEWICHT: ca. 1300 Gramm

ÜBERLEBEN AUF EIGENE FAUST

Zwischen der 26. und 29. Woche erreicht der Fetus einen wichtigen Meilenstein in seiner Entwicklung. Obwohl kaum länger als die Hand seines Vaters, könnte er nun auch außerhalb des schützenden Gebärmutterkokons überleben. Eine Intensivtherapie wäre unumgänglich, doch das zentrale Nervensystem ist reif genug, um rhythmische Atembewegungen zu steuern und die Kontraktionen im Verdauungstrakt zu koordinieren. Lungen und Blutgefäße sind ausreichend ausgebildet, um den Gasaustausch – Sauerstoff und Kohlendioxid – mit der Luft zu bewältigen.

Sogar Frühchen, die jünger sind als 22 Wochen, haben eine Überlebenschance, vor allem, wenn das Geburtsgewicht nicht zu niedrig ist. Doch hier ist das Risiko einer Hirnschädigung höher: Annähernd die Hälfte aller Kinder, die vor der 26. abgeschlossenen Woche geboren werden, kommt mit Behinderungen zur Welt oder leidet unter Lernstörungen.

Bei einer termingerechten Geburt wiegt ein Baby im Schnitt zwischen 3000 und 4000 Gramm. Kinder mit einem Geburtsgewicht unter 450 Gramm überleben in der Regel nicht. Bei einem Geburtsgewicht zwischen 1400 und 2500 Gramm haben die meisten gute Überlebenschancen, aber es können sich Komplikationen während der Geburt ergeben (Nabelschnurkomplikationen, problematische Kopfhaltungen oder Kindslagen).

In Nordamerika sind ungefähr 60 Prozent der Zwillinge, 90 Prozent der Drillinge und beinahe alle Vierlinge und Mehrlinge höherer Ordnung Frühgeborene mit einem Gestationsalter von weniger als 35 Wochen, auch wenn die Schwangerschaft ohne Komplikationen verlaufen ist. Dazu kommt, dass bei den Zwillingen etwa 55 Prozent und bei den Drillingen ca. 94 Prozent ein niedriges Geburtsgewicht haben, verglichen mit nur sechs Prozent bei Einlingsgeburten. Ungeachtet des Geburtsgewichts sind die Reifezeichen bei diesen Neugeborenen weniger ausgeprägt als bei Einlingen; sie müssen in den ersten Tagen oder Wochen ihres Lebens zumeist künstlich beatmet und ernährt werden, weil die Entwicklung des Saug- oder Schluckreflexes noch nicht abgeschlossen ist. Eine weitere Komplikation in Zusammenhang mit Frühgeborenen ist die mangelnde Ausreifung des Nervensystems, der Nieren und anderer Organe. Dazu kommt eine erhöhte Anfälligkeit für Infektionen und Erkältungen.

Was zählt, ist letztendlich das Entwicklungsstadium zum Zeitpunkt der Geburt. Deshalb bedürfen auch Kinder, die termingerecht mit 38 Wochen zur Welt kommen, aber aufgrund ihres Gewichts den Verdacht auf ein Entwicklungsdefizit nahelegen (hypotrophes Reifgeborenes, Mangelgeborenes), besonderer Aufmerksamkeit.

HÖHERE FUNKTIONEN

Bisher war die Hirnrinde verhältnismäßig glatt, doch nun sind die ersten Falten und Furchen auf der äußeren Oberfläche entstanden, die den Weg für eine anspruchsvollere, differenzierte Aufgabenverteilung ebnen. Aus vier Lappen bestehend, ist die Hirnrinde an vielen komplexen Gehirnfunktionen beteiligt, einschließlich Gedächtnis, Aufmerksamkeit, Sinnes- oder Reizwahrnehmung, Denken, Sprache und Bewusstsein. Doch die Verschaltung der Verbindungen, die diesen Funktionen zugrunde liegen, ist noch lange nicht abgeschlossen.

Meilenstein der Entwicklung: Das Baby wäre nun auch außerhalb der Gebärmutter lebensfähig →

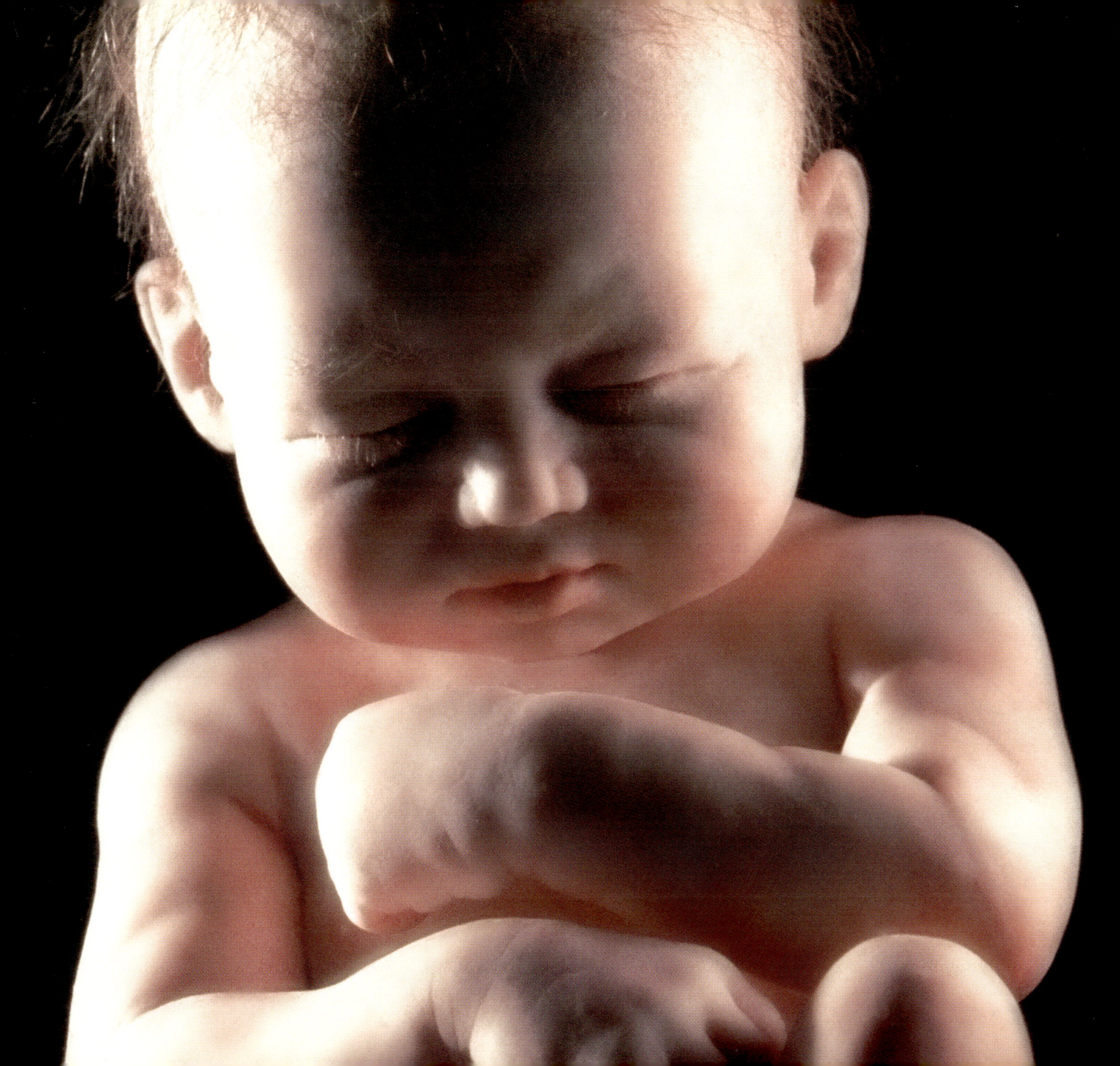

INTRAUTERINE EINGRIFFE

Die meisten Feten, die die 26. Woche erreichen, schaffen es ohne Probleme bis zur Geburt. Sie nehmen zu und trainieren ihre Reflexe und Sinnesorgane. Doch manchmal können Komplikationen auftreten.

Ein Beispiel ist der Fall eines 26 Wochen alten Fetus mit einem Loch im Zwerchfell – der aus Muskeln bestehenden Trennwand zwischen Brust- und Bauchhöhle. Durch unvollständiges Zusammenwachsen dieser Membran verursacht, ist ein solcher Defekt in diesem Stadium noch kein großes Problem, doch der Darm würde später in die Lungenhöhle hineinwachsen, sodass die Lunge in ihrer Entwicklung gehemmt wird. Damit wäre das Kind nach der Geburt mit großer Wahrscheinlichkeit unfähig zu atmen und würde sterben.

Professor Kypros Nicolaides, ein weltweit bekannter Pionier der Pränatalchirurgie im King's College Hospital in London, hat eine Technik entwickelt, bei der die Luftröhre des ungeborenen Kindes mit einem aufblasbaren Ballon verschlossen wird. Dadurch steigt der Flüssigkeitsdruck in der Lunge und drängt den Darm an seinen Platz zurück, sodass sich die Lungenflügel angemessen entwickeln können. Dieses chirurgische Verfahren stützt sich auf ein Fetoskop (ein Spezialgerät zur Betrachtung des Fetus und Entnahme von Proben, um Fehlbildungen festzustellen, unterstützt von Kamera und Ultraschall), mit dem man durch die Bauchdecke der Mutter und Gebärmutterwand in den Uterus gelangen kann. Es besteht aus einer langen, mit faseroptischen Lichtleitern gefüllten Sonde, nicht dicker als eine Nadel. Das Licht wird über dieses faseroptische System in die Gebärmutter geleitet, um das Innere zu erhellen, und das reflektierte Licht zur Kamera zurückgeleitet, sodass der Chirurg jeden Handgriff unter Sichtkontrolle ausführen kann. Das Fetoskop transportiert auch die hochempfindlichen Präzisionsinstrumente, die für einen vorgeburtlichen Eingriff erforderlich sind.

Der erste Schritt besteht darin, dem Fetus ein Betäubungsmittel zu injizieren, um jede Bewegung zu verhindern. Die Mutter ist während der gesamten Prozedur wach und hat lediglich eine lokale Betäubung erhalten. Eine Vollnarkose wäre zu schädlich für das ungeborene Kind. Dann führt Professor Nicolaides das Fetoskop durch einen Schnitt in der Bauchdecke der Mutter in die Amnionhöhle ein.

Das Fetoskop wird vorsichtig durch Mund und Rachen in die Luftröhre des Fetus eingeführt. Dort wird ein winziger Ballon aufgeblasen, der dafür sorgt, dass die Flüssigkeit in der Lunge verbleibt. Wenn der Fetus wächst, entsteht mehr Lungenflüssigkeit und somit mehr Druck; dadurch wird das Lungengewebe angeregt, zu wachsen und sich auszudehnen, und gleichzeitig verhindert, dass Bauchorgane in die Brusthöhle rutschen. Der Ballon bleibt zwei Monate an Ort und Stelle, um den Lungen Zeit zum Reifen zu geben; dann wird der Ballon mithilfe des Fetoskops entfernt, in Vorbereitung auf eine normale Geburt, wie man nun hoffen kann.

Seit dieses minimalinvasive Verfahren für die Behandlung solcher Defekte (Zwerchfellhernie) zur Verfügung steht, sind die Überlebenschancen der betroffenen Feten um 50 Prozent gestiegen.

FETALCHIRURGIE

Ein alles andere als minimalinvasiver Eingriff sind Operationen, die intrauterin – am Kind im Mutterleib – ausgeführt werden. In die Bauchdecke der Mutter wird ein Schnitt gesetzt, der den Händen des Chirurgen einen direkten Zugang ermöglicht. Nach dem Eingriff wird der Uterus zugenäht und die Mutter entbindet Wochen oder Monate später. Obwohl sie noch mehr oder weniger in die Kategorie »Experimentalchirurgie« fallen, wurden in den USA und Europa Hunderte von Operationen dieser Art durchgeführt.

Seit den 1980er-Jahren wurde dieses Verfahren mit gemischtem Erfolg zur Behandlung schwerwiegender Fehlbildungen angewendet, zum Beispiel bei Harnwegsobstruktion, Zwerchfellhernie, Fetofetalem Transfusionssyndrom (FFTS) oder einem Tumor in der Kreuzbein-Steißbein-Region, Sakrokokzygealteratom genannt. Seit Neuestem werden auch Feten mit Spina bifida (Spaltwirbel, offener Rücken) operiert. Durch den Schutz der offen liegenden Nerven in einem frühen Stadium der fetalen Entwicklung konnte man die Beweglichkeit der Gliedmaßen erhalten und mentalen Beeinträchtigungen vorbeugen, die normalerweise mit den schweren Formen dieser Fehlbildung einhergehen.

Doch mit der Fetalchirurgie sind auch Risiken verbunden. Sie scheint die Frühgeburtenrate zu erhöhen und bei den Müttern können sich Komplikationen wie Gebärmutterruptur oder Darmverschluss einstellen. Deshalb verstärken Operateure wie Professor Nicolaides ihre Bemühungen, minimalinvasive »Schlüsselloch«-Techniken zu entwickeln. Dabei werden lange dünne Instrumente verwendet, die sich durch kleine Pforten in den Bauch der Mutter einführen und durch die neuesten diagnostischen Scanner (Abtastvorrichtungen) lenken lassen.

Derzeit werden in den USA und anderen Ländern verschiedene Fehlbildungen mithilfe dieser »intrauterinen Fetoskop-Chirurgie« behandelt. Dieses Verfahren scheint das Risiko möglicher Komplikationen zu verringern.

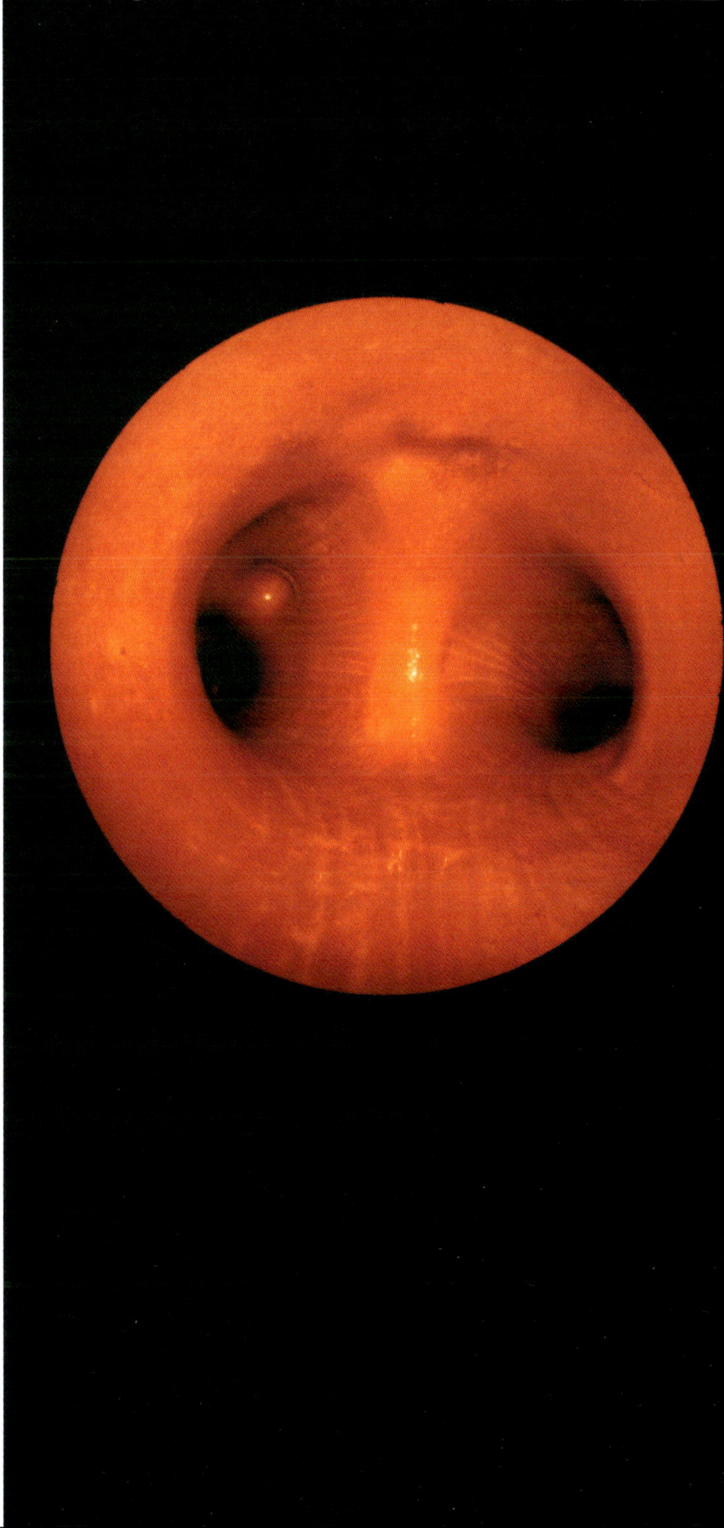

Durch ein Schlüsselloch: Innenseite einer Luftröhre beim Blick durch ein Fetoskop →

DAS ERWACHEN DER SINNE

Im dritten Trimester erlebt der Fetus seine aufregendste und spektakulärste Entwicklungsphase. In dieser Zeit erwachen die Sinne zum Leben, die ihm ermöglichen, die ersten Reize aus der Außenwelt wahrzunehmen. Die meisten Sinnesorgane – Ohren, Nase, Geschmacksknospen und Nerven, die auf Berührung reagieren – sind jetzt ausgereift.

Das Gehirn wird nun mit Signalen von den Sinneszellen bombardiert und der Fetus muss versuchen, diesen Wust sensorischer Informationen zu deuten. Die Sinnesorgane werden zeitlebens sein Fenster zur Welt sein: Sie ermöglichen ihm, ein Ichbewussstein zu erlangen, in Wechselbeziehung mit anderen Menschen zu treten, etwas zu erforschen und zu lernen. Die neue Generation der 4-D-Ultraschallbilder liefert atemberaubende Erkenntnisse über pränatale Verhaltensmuster und somit über die Reaktion auf sensorische Reize. Die Technologie macht immer neue Fortschritte und mit zunehmender Erfahrung der Anwender gelangt Licht in diese ehemals unsichtbare Welt. Im Allgemeinen entwickeln sich die Sinne in dieser Reihenfolge: Berührung, Propriozeption (Muskelsinn, Position und Bewegung), Vestibularapparat (Gleichgewicht), Geruch und Geschmack, Gehör- und Gesichtssinn.

Ultraschallaufnahmen zeigen, dass der Fetus mit sechs Monaten häufig die Augen öffnet und schließt. Die Augen sind etwa zur »Halbzeit« der Schwangerschaft voll ausgebildet, doch Sehen ist eine Erfahrung, die das Kind erst nach der Geburt machen kann. In der Gebärmutter ist es dafür zu dunkel. Möglich wäre, dass der Fetus einen schwachen Lichtschimmer erkennt, wenn grelles Licht – direktes Sonnenlicht beispielsweise – in den Uterus eindringt. Doch die Gebärmutterwand ist so dick, dass er sich überwiegend in völliger Dunkelheit entwickelt.

Obwohl es nichts zu sehen gibt, trägt das Öffnen und Schließen der Augen zur Entwicklung des Blinzelreflexes bei, der ein Leben lang bleibt und die Augen vor dem Eindringen von Fremdkörpern schützt, sie befeuchtet und vor grellem Licht abschirmt.

In der 28. Woche ist das Auge lichtempfindlich, doch die Wahrnehmung von Form und Farbe oder die Fähigkeit, den Blick zu fokussieren, ist erst lange nach der Geburt voll ausgereift.

Wissenschaftler haben berichtet, dass der Fetus angesichts der Blitzlichter von Kameras, die auf den Bauch der Mutter gerichtet sind, erschrickt; sie warnen davor, Feten – und Frühgeborene – grellem Licht auszusetzen. Schäden an der Netzhaut von Frühchen, die man lange der hohen Sauerstoffkonzentration während der Intensivtherapie zugeschrieben hatte, könnten durch den übermäßigen Kontakt mit Licht in einem zu frühen Entwicklungsstadium verursacht worden sein.

Die Neuronen, die den visuellen Kontext im Gehirn bilden, sind mit 26 Wochen angelegt, doch die unzähligen Querverbindungen, die zwischen ihnen bestehen, müssen sich erst noch entwickeln. Signale von der Netzhaut eines termingerecht geborenen Kindes werden an das kortikale Sehzentrum und von dort an die Vorderhirnlappen weitergeleitet, wo die Information integriert wird. Doch das Gehirn eines sechs Monate alten Fetus ist weder darauf vorbereitet noch erwartet es Meldungen von den Augen. Wenn es vorzeitig zur Aufnahme von zu vielen visuellen Informationen gezwungen ist, die es nicht verarbeiten kann, könnte die verfrühte Stimulierung sogar zu einer Fehlentwicklung des Gehirns führen.

Die Augen haben bereits Augenbrauen und Wimpern. Doch ein Detail entwickelt sich möglicherweise noch nicht voll, un-

Iris: der Muskelring, der sich entwickelt und den Fokus des Babys steuert →

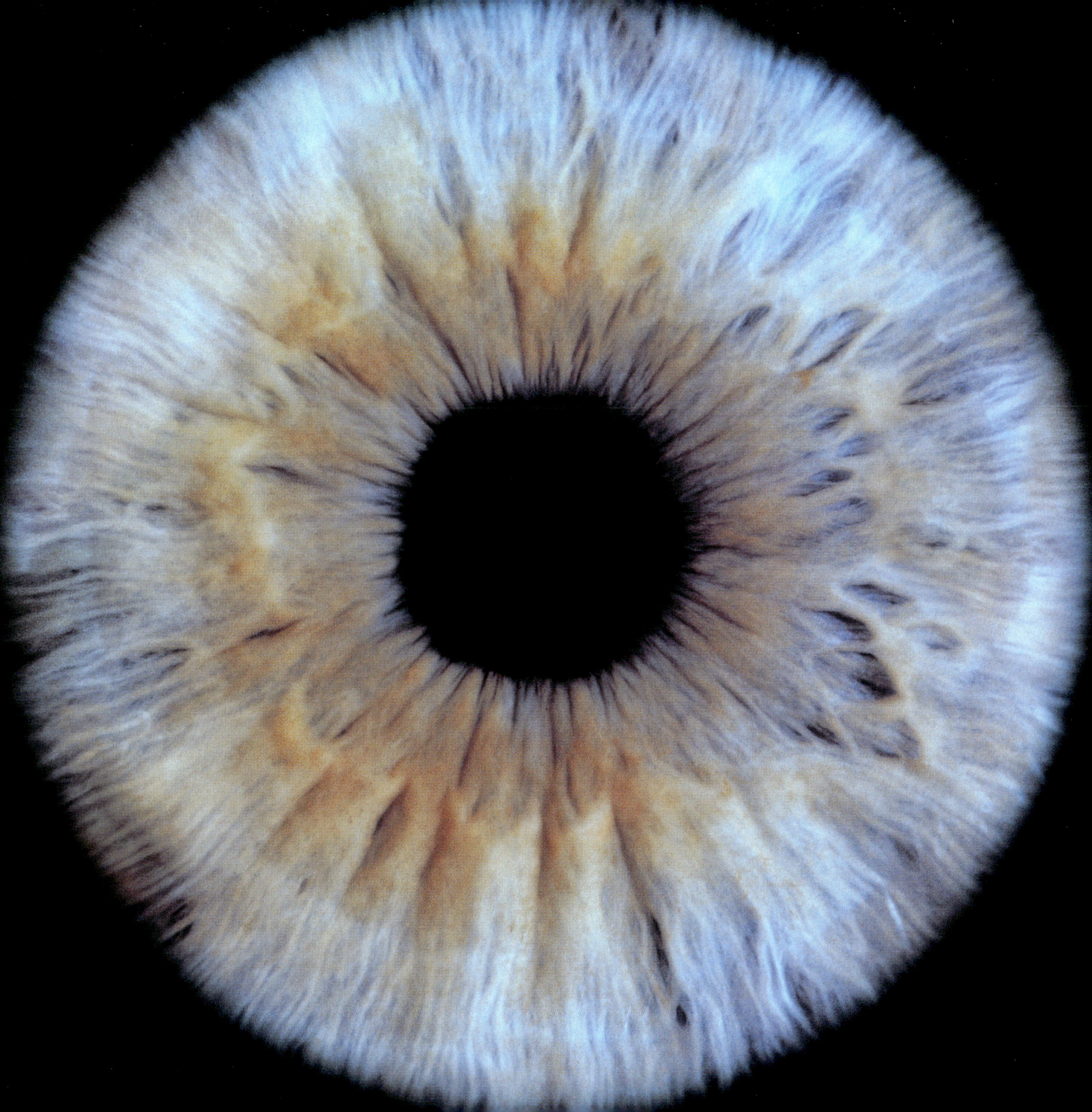

geachtet dessen, wie lange ein Kind im Mutterleib verbleibt: die Augenfarbe. Manche Pigmente in den Pupillen benötigen Licht, um sich richtig herauszubilden, und deshalb kann sich die Augenfarbe in den ersten extrauterinen Lebensmonaten des Babys verändern. Kinder asiatischer oder afrikanischer Herkunft werden normalerweise mit dunkelbraunen oder dunkelgrauen Augen geboren, die zu einem tiefen Braun oder Schwarz reifen. Kaukasische Kinder haben im Mutterleib fast immer blaue Augen, die nach der Geburt grün oder braun werden. Die Genetiker glaubten früher, dass die Augenfarbe durch ein einziges Gen festgelegt sei, aber mittlerweile wurde nachgewiesen, dass mehrere Gene dafür verantwortlich sind. Es ist also unmöglich, allein anhand der Augenfarbe der Eltern darauf zu schließen, welche Augenfarbe das Kind haben wird.

Ultraschallaufnahmen zeigen, dass ein sechs Monate alter Fetus außerdem sehr oft die Zunge herausstreckt. Niemand weiß genau, warum, aber bekanntlich liegen zahlreiche Geschmacksknospen in der Mundhöhle, sodass er vielleicht eine Kostprobe des Fruchtwassers nimmt. Wie hier unter dem Mikroskop erkennbar, weist die Oberfläche der Zunge eine erstaunlich komplexe Architektur auf, mit einer Vielzahl von Erhebungen und Rillen, in denen sich die Geschmacksknospen befinden.

Mund und Nase des Fetus sind ständig mit Fruchtwasser gefüllt, das den Geschmack und Geruch der mütterlichen Nahrung annehmen kann. Das liegt daran, dass kräftige Geschmacksnoten vom mütterlichen Blutstrom problemlos durch die Plazenta geschleust werden und in den Blutstrom des Kindes gelangen. Sie landen schließlich im Fruchtwasser, wo sie dem Baby quasi einen Vorgeschmack auf die Kochkünste seiner Mutter vermitteln können.

Ein gut entwickelter Geschmacks- und Geruchssinn unterstützt möglicherweise den Stillvorgang nach der Geburt. Genau wie das Fruchtwasser, enthält auch die Muttermilch eine Auswahl an Geschmacksnoten und Gerüchen der mütterlichen Nahrung. Wenn dem Kind dieser Geschmack bereits lieb und vertraut ist, könnte der Saugreflex dadurch gefördert und spätere Vorlieben für bestimmte Nahrungsmittel beeinflusst werden.

Es gibt drei Gruppen von Geruchsrezeptoren, die sich an Duftmoleküle binden und zwischen der fünften und elften Woche entstehen. Die Geschmacksknospen entwickeln sich in der zwölften und 13. Woche. In welchem Ausmaß das ungeborene Kind schmecken oder riechen kann, ist unklar, aber ein 33 Wochen altes Frühgeborenes saugt kräftiger an einem gesüßten Gummisauger als an einem »ohne Geschmack« und ein 26 Wochen altes Frühchen reagiert auf Gerüche.

Der Fetus ist ringsum von Fruchtwasser umgeben und da sich der Schall viermal schneller in Flüssigkeit als in Luft fortpflanzt, gibt es viel zu hören. Und fraglos kann der Fetus hören – wie jede Schwangere bestätigen wird, die einen Tritt in die Rippen erhalten hat, sobald eine Tür zugeknallt wurde.

Die ersten Geräusche, die der Fetus hört, wenn seine Ohren mit 24 oder 25 Wochen Schwingungen aufnehmen können, sind das Gurgeln und Grollen im Körper der Mutter. Schluckauf, Aufstoßen, Brodeln, Schwappen, Schlürfen und Schmatzen signalisieren den Transport von fester oder flüssiger Nahrung und Luft durch das Labyrinth der Gänge und Röhren, die sich nur wenige Zentimeter von den Ohren des Kindes entfernt befinden.

Der Fetus erzeugt außerdem selbst Geräusche, wenn er um sich tritt und im Fruchtwasser plätschert. Und er hört die

Geschmacksknospen: mikroskopische Ansicht von der Oberfläche der Zunge →

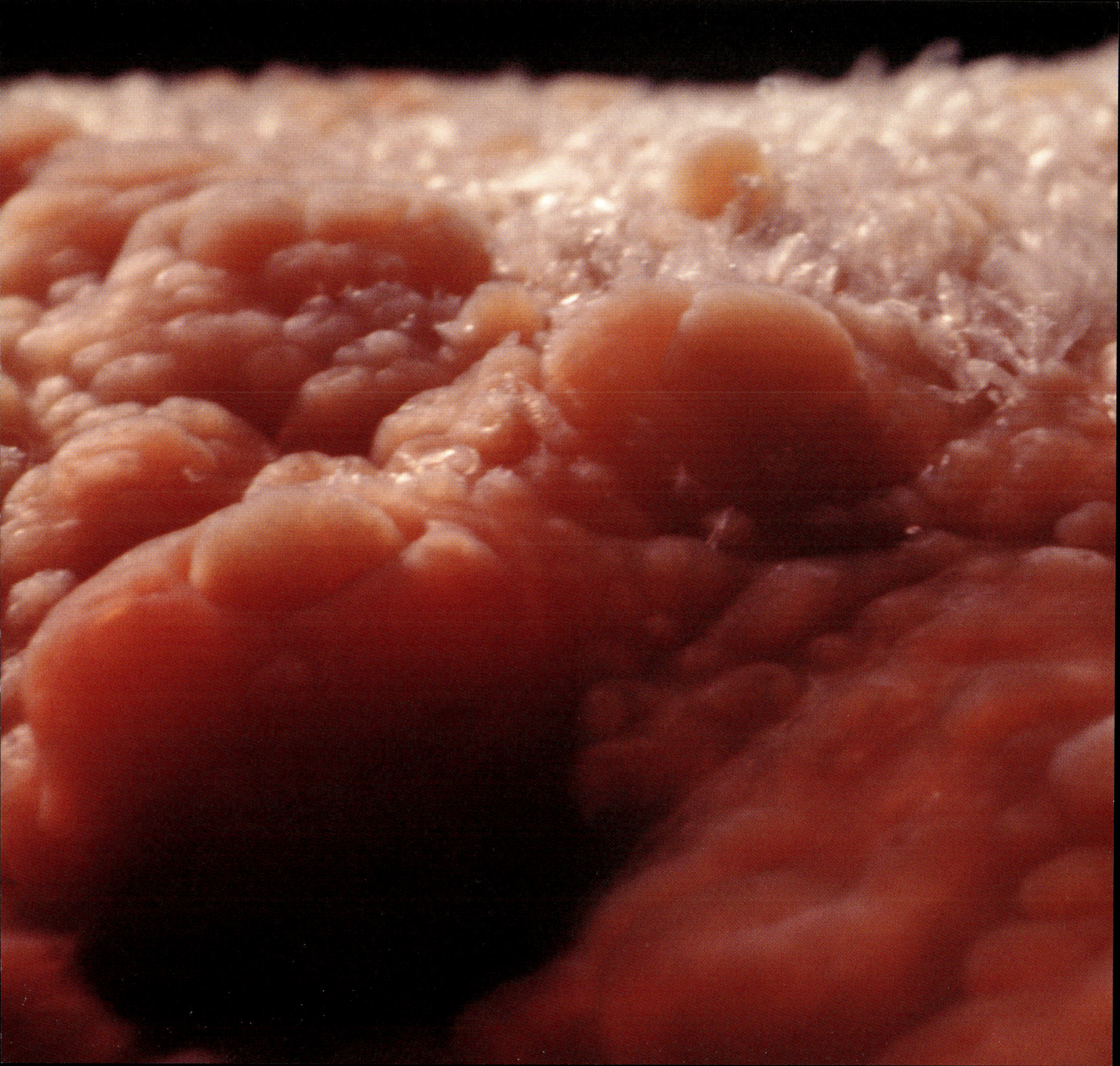

beiden Herzen, die um die Wette schlagen, wobei sein Herz doppelt so schnell ist wie das seiner Mutter. Beide sind ständige Begleiter während der Zeit im Uterus. Außerdem vernimmt er Geräusche aus der Außenwelt – Unterhaltungen, Lärm und Musik. Alle Geräusche erreichen ihn verzerrt, doch die höheren Töne sind gedämpft, weil Bauch und Gebärmutterwand die meisten höheren Frequenzen herausfiltern. Deshalb haben nur die Bassnoten der Musik nachhaltige Wirkung. Auch die Stimmen klingen verzerrt. Vokale haben in der Regel eine niedrigere Tonhöhe als Konsonanten, der Fetus nimmt also nur die Sprachmelodie wahr.

Die Stimme der Mutter unterscheidet sich von allen anderen, da sie unmittelbar durch die Körperflüssigkeiten weitergeleitet wird. Möglicherweise ist das der Grund für die einzigartige Beziehung, die Mutter und Kind verbindet. Wissenschaftler haben herausgefunden, dass sich die Herzfrequenz des Kindes verlangsamt, wenn die Mutter spricht, woraus man schließen kann, dass der Fetus ihre Stimme nicht nur hört und erkennt, sondern durch den Klang beruhigt wird. Andere Stimmen, wie die des Vaters, müssen zuerst Luft und dann Flüssigkeit passieren und können die allgemeinen Hintergrundgeräusche möglicherweise nicht übertönen.

Das lauteste Geräusch, das der Fetus wahrnimmt, könnte von einem Ultraschallgerät stammen. Die Ultraschallwellen selbst sind nicht zu hören – ihre Frequenz ist zu hoch, um vom menschlichen Ohr wahrgenommen zu werden. Doch das Ultraschallgerät kann Sekundärwellen im Fruchtwasser auslösen, die das Kind hört. Um fein abgestimmte Bilder zu erzeugen, feuern die Ultraschallsonden eine rasche Folge von elektrischen Impulsen ab, von denen jeder weniger als eine Millionstel Sekunde dauert.

Das rasante »Ein- und Ausschalten« dieser Impulse kann Wellen in der Flüssigkeit hervorrufen, die einem hochfrequenten Trommelfeuer ähneln. Ist die Sonde direkt auf das Ohr des Fetus gerichtet, kann das Geräusch so laut wie eine U-Bahn klingen. Unter normalen Umständen besteht kein Grund, mit der Sonde in die Nähe des Ohrs zu gehen, und wenn der Lärm dem Kind missfällt, kann es sich ohne Weiteres wegdrehen.

Die Struktur des Hörsystems, einschließlich Innenohr und Cochlea (der Schneckengang, der Schallwellen in Nervenimpulse umwandelt), ist am Ende der 20. Woche reif genug, um das Hören zu unterstützen. Extrem Frühgeborene, die mit 24 oder 25 Wochen zur Welt kommen, reagieren auf die Geräusche in ihrer Umgebung, doch diese müssen lauter sein als diejenigen, die ein Baby bei termingerechter Geburt wahrnimmt – das Hören verbessert sich mit zunehmendem Alter des Fetus.

Gehörknöchelchen: Die drei kleinen Knochen im Mittelohr, die Schallwellen weiterleiten, sind nun knorpelig →

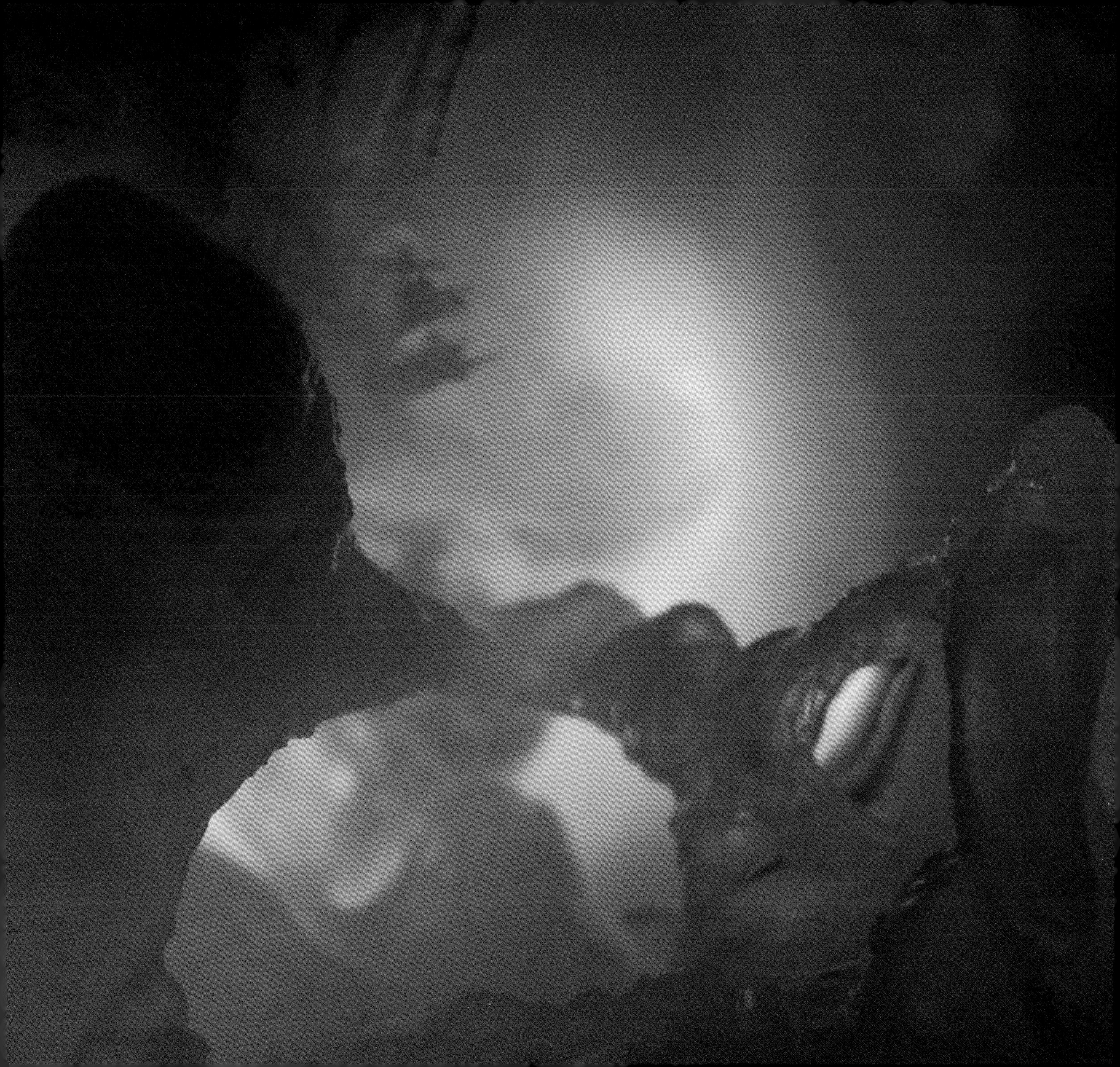

FREUD UND LEID

Vierdimensionale Ultraschallaufnahmen enthüllen, dass ein Fetus in der Lage ist, Grimassen zu schneiden und die Stirn zu runzeln, wenn die Ärzte durch die Bauchdecke der Mutter versuchen, seine Position zu verändern. Diese Reaktion ist Teil der empfindsamen sensorischen Aktionspotenziale, denn mit der Entwicklung der Sinne ist auch die Fähigkeit verbunden, Schmerz zu empfinden.

Die Schmerzrezeptoren entstehen etwa in der siebten Woche, zunächst im Mund; in der 20. Woche sind sie im gesamten Körper vorhanden. Die Schmerzleitbahn im Rückenmark ist ab der 22. Woche von einer schützenden Hülle, dem Myelin umgeben, und wie es scheint, kann der Fetus bereits auf schmerzhafte Reize reagieren, bevor die entsprechenden Hirnregionen, die normalerweise Schmerzimpulse verarbeiten, entwickelt sind.

Aber besitzt er in diesem Stadium auch ein »Schmerzempfinden«? Wissenschaftler haben Reaktionen auf solche Reize vor der 26. Woche meistens den Reflexen zugeordnet, unabhängig vom bewussten Erfassen. Weniger eindeutig ist ihre Antwort, was Feten nach der 26. Woche betrifft. Das liegt daran, dass die Nervenfasern des Thalamus – der Hirnregion, die mit der Verarbeitung von Schmerzimpulsen befasst ist – zwischen der 26. und 34. Woche die Hirnrinde durchdringen, einen Bereich, der sich gerade entwickelt und eine wichtige Rolle für das Bewusstsein spielt.

Obwohl die Strukturen angelegt und die Gehirnfunktionen fortgeschritten sind, lässt sich nicht eindeutig feststellen, ob der Fetus wirklich in der Lage ist, Schmerz zu empfinden. Die meisten Wissenschaftler haben sich darauf verständigt, dass Schmerz zu den mehrdimensionalen Erfahrungen gehört, die Sinneswahrnehmungen, Emotionen und Denken einschließen – doch man ist sich noch uneins, wie weit diese Fähigkeiten bei einem Fetus entwickelt sind.

Doch die mangelnde Reaktion auf Schmerz besagt nicht, dass die Schmerzempfindung fehlt. Früher ging man von der Annahme aus, dass Neugeborene relativ unempfindlich gegen Schmerzen sind. Und da sich die Anästhesisten Sorgen wegen der Risiken machten, die bei Neugeborenen mit einer Vollnarkose verbunden sind, wurden Operationen oft an Babys ausgeführt, die paralysiert (deren Nervensystem lahmgelegt wurde) statt narkotisiert waren. Doch das Ausmaß der Stresshormone war bei diesen Kindern alarmierend hoch, was eine veränderte Einstellung zur Neugeborenenchirurgie zur Folge hatte.

Wenn man davon ausgeht, dass ein Neugeborenes fähig ist, Schmerzen zu verspüren, stellt sich die Frage, ab wann ein Fetus Schmerzen empfindet. Sie ist vor allem deshalb so wichtig, weil Operationen inzwischen auch vorgeburtlich ausgeführt werden. Eine Narkose in der 20. Woche zählt heute bereits zu den Standardverfahren in der Pränatalchirurgie. Sie mindert nicht nur mögliche Schmerzen, sondern stellt den Fetus auch ruhig und erhöht die Effektivität des Eingriffs (obwohl Indizien darauf hinweisen, dass die fetale Anästhesie für die Mutter riskanter ist).

Was immer der Fetus auch empfinden mag, in der 20. Woche ist seine Mimik zweifellos gut ausgeprägt. 4-D-Aufnahmen haben gezeigt, dass er nicht nur Grimassen schneiden, sondern auch lächeln und lachen kann.

Zeichen für Gefühle?
Babys mit unterschiedlicher Mimik →

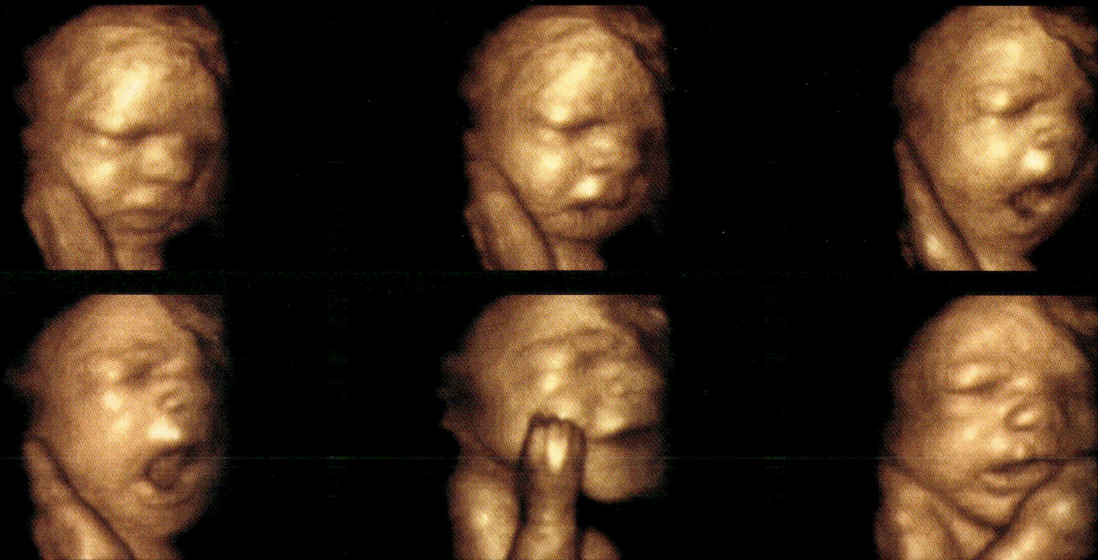

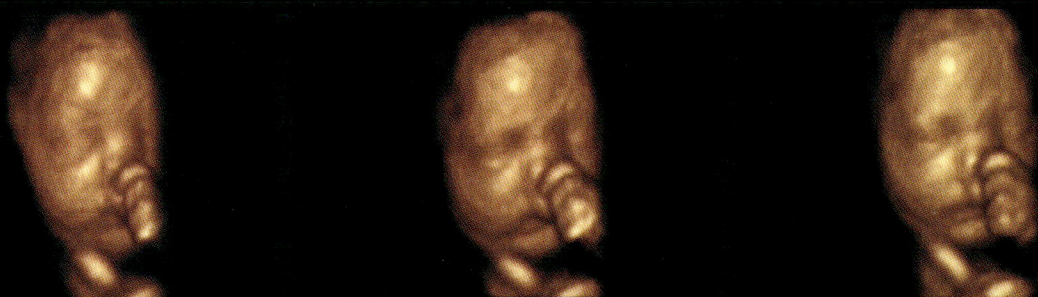

FÄHIGKEITEN UND FERTIGKEITEN

Im letzten Trimester bereitet sich der Fetus auf die Welt außerhalb des behaglichen Gebärmutter-Kokons mit seinem »eingebauten« Versorgungssystem vor. Viele wichtige Fähigkeiten und Fertigkeiten, die er für das extrauterine Leben braucht, sind angeborene Verhaltensweisen.

SAUGEN

Einer der wichtigsten Reflexe, die vor der Geburt ausgereift sein müssen, ist das Saugen. Alles, was annähernd die Größe einer Brustwarze hat und sich dem Mund nähert, löst Saugbewegungen aus – ein Automatismus, der bereits in der elften Woche entsteht. Doch die Fähigkeit, kräftig zu saugen, wie beim Stillen erforderlich, ist erst in der 35. oder 36. Woche voll ausgeprägt, während der Rooting- oder Suchreflex, der Neugeborene bei der Suche und dem Erfassen der Brustwarze unterstützt, ab der 32. Woche vorhanden ist. Ultraschallaufnahmen haben gezeigt, dass Feten, sobald sie am Daumen zu lutschen beginnen, eine klare Vorliebe für den rechten oder linken Daumen erkennen lassen. Diese Rechts- oder Linkshändigkeit, die der Mensch ein Leben lang beibehält, entwickelt sich schon in utero und nicht erst in frühester Kindheit, wie man früher glaubte.

SCHLUCKEN

Sobald das Kind geboren und die Nabelschnur durchtrennt ist, muss es die Kunst, Nahrung vom Mund in den Magen zu befördern, perfekt beherrschen. Obwohl der Fetus das Schlucken seit dem dritten Monat im Uterus übt, schluckt er erst im letzten Trimester ungefähr 0,5 Liter Fruchtwasser am Tag – ungefähr die gleiche Menge Flüssigkeit, die er als Neugeborener zu sich nimmt. Trinken unterstützt die Entwicklung des fetalen Verdauungssystems und trägt zum Erhalt des Gleichgewichts von Salz und Flüssigkeit im Amnionsack bei.

ALARMREFLEX

Der Alarmreflex könnte auf eine Zeit zurückgehen, als für Säuglinge und Kleinkinder das Risiko größer war, Raubtieren zum Opfer zu fallen. Dieses urzeitliche Verhalten ist erhalten geblieben: Ein unvermitteltes Geräusch oder eine unverhoffte Berührung bewirken, dass der Fetus Arme und Beine zur Seite schwingt, die Handflächen öffnet und die Finger spreizt. Bei Neugeborenen könnte diese Schreckreaktion dem Selbstschutz dienen, eine Vorbereitung auf das Kommende sein, welcher Art auch immer. Heute ist sie vermutlich weniger wichtig als andere Reflexe, die für das Überleben nach der Geburt eine zentrale Rolle spielen.

SCHLUCKAUF

Im dritten Trimester kann die Mutter jeden Tag spüren, wie sich ihr Baby bewegt. Meistens tritt es oder boxt mit den Fäusten. Doch manchmal merkt sie auch, dass es einen Schluckauf hat, unwillkürliche, jähe Kontraktionen des Zwerchfells werden als regelmäßiges Zucken wahrgenommen. Warum Ungeborene einen Schluckauf bekommen, ist ein Rätsel. Eine Theorie besagt, dass es sich um einen Reflex handelt, der beim Stillvorgang das Fassen der Brustwarze erleichtert. Die Zuckungen bei einem intrauterinen Schluckauf sind stark und spürbar, doch im Gegensatz zum eigenen Schluckauf völlig geräuschlos. Der Schluckauf eines Erwachsenen entsteht, wenn die Einatmung durch einen Stimmritzenverschluss unterbrochen wird. Doch in den Lungen des ungeborenen Kindes befindet sich noch keine Luft und deshalb erfolgt auch kein Laut.

Rechtshänder: Ein 25 Wochen alter Fetus lutscht am Daumen →

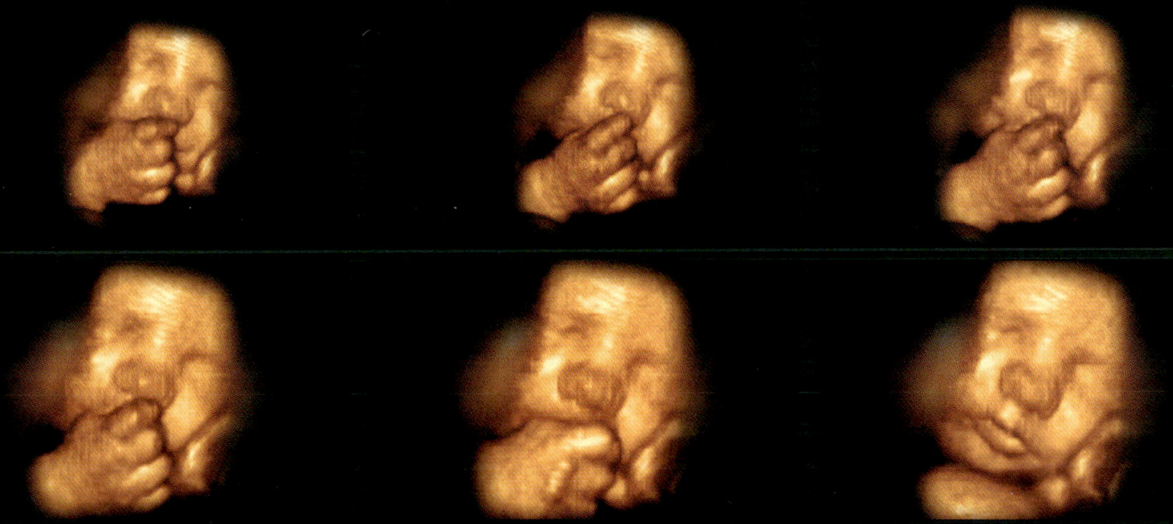

LERNEN UND GEDÄCHTNIS 29.–34. WOCHE

Das Baby nimmt rasch zu, sobald es Fett- und Muskelschichten unter der sich verdickenden Haut aufbaut. Der Körper nimmt Konturen an und Arme und Beine sehen rundlich aus. Die Lanugohaare sind fast vollständig verschwunden. Die Haut ist rosig, glatt und von Frucht- oder Käseschmiere bedeckt. Die Fingernägel erstrecken sich bis zu den Fingerspitzen.

Die Sinnesorgane arbeiten auf Hochtouren und die Hirnrinde ist so weit gereift, dass sie das Bewusstsein unterstützen kann. In den nächsten vier Wochen erreicht das Nervensystem das Entwicklungsstadium eines Neugeborenen. Der Fetus nimmt seine Umwelt nun bewusst wahr und zum ersten Mal vollbringt sein Gehirn Gedächtnisleistungen. Er hat so viel Zeit damit verbracht, der mütterlichen Stimme zu lauschen, dass er mit ihrem Rhythmus durch und durch vertraut ist – er erinnert sich an sie. Durch den ständigen Kontakt verinnerlicht er dieses Muster ausreichend, um es wiederzuerkennen und sogar darauf zu reagieren. Wissenschaftler, die das Weinen Neugeborener erforscht haben, stellten fest, dass sich in diesen ersten Lautäußerungen stets Elemente vom Rhythmus und Sprachmuster der Mutter wiederfanden.

Die Musik, der ein Kind im Mutterleib ausgesetzt ist, kann seine Stimmung beeinflussen. Schnelle Musik wirkt stimulierend und erregend. Musik, die den natürlichen Klängen und Rhythmen der menschlichen Stimme am nächsten kommen – beispielsweise klassische Musik oder Chöre –, haben einen einschläfernden, beruhigenden Effekt. Wenn der Fetus immer wieder dieselbe Melodie hört, erinnert er sich unter Umständen sogar an sie. Mit 33 Wochen, etwas mehr als acht Monaten, kann er ein Musikstück vielleicht erkennen und im Takt dazu hüpfen.

In einer Studie wurde festgestellt, dass Neugeborene, die während der Schwangerschaft immer wieder die Titelmelodie einer bestimmten TV-Seifenoper zu hören bekommen hatten, nach der Geburt aufmerksam wurden, sich entspannten und zu weinen aufhörten, sobald ihnen die Musik vorgespielt wurde. Babys, die keinerlei Erfahrung mit Musik gemacht hatten, zeigten nicht die geringste Reaktion darauf. Die Forscher, die das Experiment durchgeführt hatten, sahen darin ein Indiz, dass unser Langzeitgedächtnis lange vor der Geburt arbeitet. In einer anderen Studie wiederholten Mütter zwischen der 33. und 37. SSW jeden Tag einen bestimmten Kinderreim. Nach der Geburt bewirkte dieser Reim regelmäßig eine Absenkung der kindlichen Herzfrequenz; daraus schloss man, dass sie damit vertraut waren, denn auf ähnlich klingende Reime, die sie nicht kannten, erfolgte keine derartige Reaktion.

Einige Wissenschaftler behaupten, zwischen dem Gehirn eines Neugeborenen und dem eines 32 Wochen alten Fetus bestünde kein großer Unterschied. Früher glaubte man, dass die mentale Entwicklung eines Kindes erst mit der Geburt beginnt, während es nun scheint, als sei die Geburt eine relativ unbedeutende Etappe in der Entwicklung des menschlichen Gehirns. Das Kind muss nach der Geburt unversehens grundlegende Funktionen wie Nahrungsaufnahme und Atmung allein beherrschen, doch Aktivitäten wie Denken, Lernen und sich Erinnern sind bereits seit drei Monaten geprobt, und das Gehirn entwickelt sich im ersten Lebensjahr noch weiter, im gleichen Tempo wie zuvor.

Intelligentes Aussehen: 32 Wochen alter Fetus →

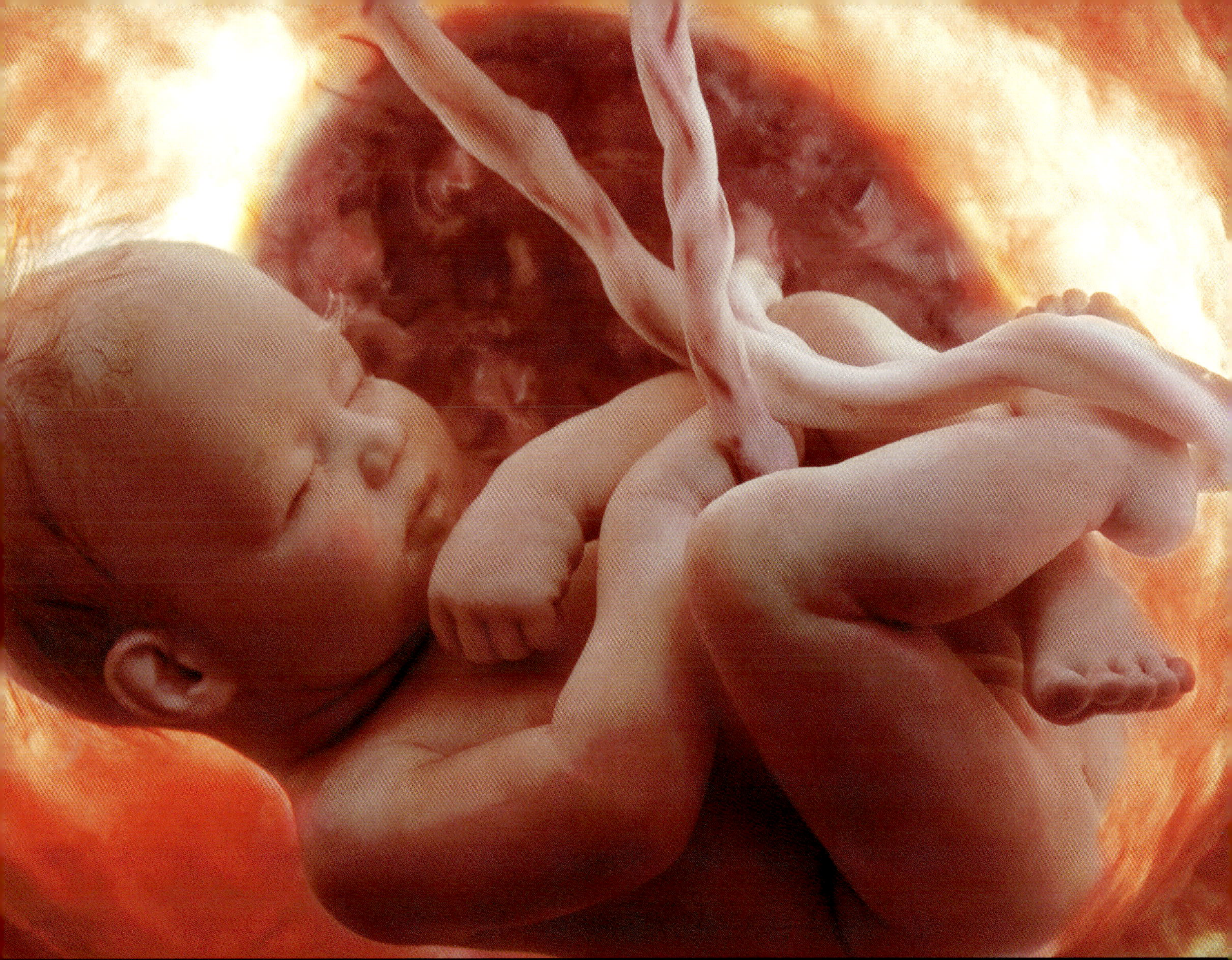

GESTATIONSALTER: 30 Wochen | LÄNGE: ca. 28 Zentimeter | GEWICHT: ca. 1700 Gramm •
GESTATIONSALTER: 32 Wochen | LÄNGE: ca. 30 Zentimeter | GEWICHT: ca. 2000 Gramm

GESUNDHEIT VORPROGRAMMIERT

Die Zeit, die das Kind im Uterus verbringt, hat möglicherweise Einfluss darauf, ob es später unter Fettleibigkeit oder Herzerkrankungen leidet, oder auch ein Mathegenie wird. Diese Perspektive rückt den biologischen Determinismus in ein neues Licht: Das Erbgut enthält zwar die Blaupause für Leben und Tod, doch viele Erkrankungen im Erwachsenenalter scheinen das Ergebnis einer Wechselwirkung zwischen bestimmten Anlagen und der uterinen Umwelt zu sein.

Während sich die meisten Wissenschaftler mit den Umwelteinflüssen nach der Geburt des Kindes befassen, enthüllen immer mehr Studien, dass der Verlauf der ersten Lebensjahrzehnte großteils bereits pränatal, in den neun Monaten von der Empfängnis bis zur Geburt, vorbestimmt wird. Einige der grundlegenden Ursachen für Herzerkrankungen, Fettleibigkeit, Bluthochdruck, Osteoporose und Typ-2-Diabetes wurden auf prägende intrauterine Einflussfaktoren zurückgeführt. Kognitive Fähigkeiten, Langlebigkeit und sogar die Erwerbskraft eines Menschen könnten ihren Ursprung im Uterus haben.

Dass Elemente der uterinen Umwelt die Gesundheit des ungeborenen Kindes beeinflussen können, überrascht nicht. Bemerkenswert an den neueren Erkenntnissen ist, dass Krankheitsmuster möglicherweise schon während der fetalen Entwicklung vorprogrammiert werden, als leidiges Nebenprodukt der natürlichen Auslese.

Gemäß dieser Hypothese von den »fetalen Ursprüngen von Erkrankungen im Erwachsenenalter« könnten sich bestimmte Krankheitsbilder aus der fetalen Anpassung an Unterernährung, Überernährung oder unausgewogene Ernährung herleiten. Möglicherweise spielen dabei aber auch andere Umweltfaktoren eine Rolle, wie Veränderungen im Hormonhaushalt, Infektionen, Gewicht, körperliche Fitness und Lebensstil der Mutter. Die Evolution hat den Fetus mit der Möglichkeit ausgestattet, aus den Gegebenheiten im Uterus Rückschlüsse auf seine künftige Umgebung zu ziehen und seine Wachstumspläne entsprechend umzugestalten. Mit anderen Worten, er trifft eine genetisch determinierte Entscheidung in Bezug auf seine Entwicklung.

Angesichts einer Nahrungsknappheit in utero würde der Fetus beispielsweise die verfügbaren Ressourcen so verteilen, dass er in jungen Jahren die besten Fortpflanzungschancen hat, auf Kosten der späteren Lebensjahre, wenn die reproduktive Reife längst überschritten oder er bereits tot ist. Wenn es ihm gelingt, seine künftige Umwelt richtig einzuschätzen, führt der gewählte Entwicklungspfad zu Gesundheit im Erwachsenenalter und eigenen Nachkommen. Irrt er sich, fehlt ihm als Erwachsener das Rüstzeug, das für seine Umwelt angemessen wäre, und das Krankheitsrisiko erhöht sich. Vor allem Feten, die an eine kalorien- und fettarme uterine Umgebung gewöhnt sind, müssen mit Gesundheitsproblemen rechnen, wenn sie sich im späteren Leben durch verbesserte Umstände mit einer kalorien- und fetthaltigen postnatalen Welt konfrontiert sehen.

Es ist seit Langem bekannt, dass bei Erwachsenen, die als Kind ein niedriges Geburtsgewicht hatten, ein hohes Risiko besteht, Herzerkrankungen zu entwickeln. Mit dem Geburtsgewicht wurde außerdem eine Reihe von Symptomen, das sogenannte »Syndrom X«, in Zusammenhang gebracht: Bluthochdruck, Fettstoffwechselstörungen und Fettsucht (Adipositas). Diese deuten wiederum auf eine verstärkte Disposition für Herzerkrankungen und Typ-2-Diabetes hin.

Es überrascht vielleicht, dass die fetale Entwicklung des Gehirns stets Vorrang hat, auch bei einem knappen intrauterinen Nahrungsangebot. Kinder, die während der Hungersnot in den 1940er-Jahren in Holland gezeugt wurden, hatten abnorm große Köpfe im Vergleich zum Körpergewicht und waren als Erwachsene anfälliger für Herzerkrankungen und Fettsucht. Der Bluthochdruck, der mit dem Syndrom X in Verbindung steht, lässt sich teilweise aus der Entwicklung der Nieren herleiten. Die Nieren wachstumsretardierter Feten enthalten weniger harnbildende Elemente oder Nephrone als die Nieren von Feten mit normaler Entwicklung. Das schont die vorhandenen Ressourcen, bedeutet aber, dass jedes Nephron härter arbeiten muss, was wiederum zur Folge hat, dass es schneller verfällt. Das Ergebnis ist, dass die übrig gebliebenen Nephrone stärker gefordert werden. Nephrone verhindern einen gefährlich hohen Blutdruck, indem sie die Harnproduktion erhöhen, sodass ein Nephronmangel zu Hypertonie (Bluthochdruck) führt. Doch dieser Fall muss nicht sofort eintreten. Eine Studie über Wehrpflichtige in Schweden zeigte, dass ein geringes Geburtsgewicht bis zum 20. Lebensjahr keine Auswirkung auf den Blutdruck hatte. Doch nach dem 50. Lebensjahr wurden die Effekte sichtbar und verstärkten sich zunehmend.

Welche Gene bei dieser Wachstumshemmung ein- oder ausgeschaltet werden, ist noch unklar. Doch sie hat zwei Auswirkungen. Erstens wird das fetale Gewebe resistenter gegen Insulin – das Hormon, das ein Eindringen der Glukose in die Zellen ermöglicht, damit sie verbrannt und Energie freigesetzt oder für die Produktion anderer Moleküle verwendet werden kann. Zweitens entwickelt der Fetus in erhöhtem Maß die Neigung, im späteren Leben Fettdepots anzulegen.

Bei Insulinresistenz wird Glukose ins Gehirn umgeleitet, um sie im Blut verfügbar zu halten. Damit wird verhindert, dass Muskeln und andere Organe Glukose absorbieren; das Gehirn selbst braucht – was einzigartig ist – kein Insulin, um diesen Zucker aufzunehmen. Dadurch kann es sich normal entwickeln, auch wenn es der Mutter schwerfällt, sich ausreichend zu ernähren. Sobald die Insulinresistenz jedoch einprogrammiert ist, lässt sie sich nicht wieder löschen. Insulinresistenz verursacht einen gefährlichen Anstieg des Blutzuckerspiegels nach den Mahlzeiten und löst im späteren Leben Typ-2-Diabetes aus.

Dem Fetus während der Entwicklungs- und Wachstumsperiode die Fähigkeit mit auf den Weg zu geben, Fettreserven anzulegen, solange genug Nahrung vorhanden ist, leuchtet ein. Doch in unserer heutigen Welt der konstanten Fülle richten beide Mechanismen verheerende Schäden an. Bei uns im Westen nehmen selbst Menschen, die vor einem oder zwei Jahrzehnten gezeugt wurden, weit mehr Zucker und Fett zu sich als ihre Mütter. In Ländern mit großer Armut oder überwiegend mittlerem Einkommen ist diese Veränderung noch gravierender. Dies hat zur Folge, dass Fettleibigkeit, Diabetes (bedingt durch einen viel zu hohen Blutzucker) und Herzerkrankungen (ausgelöst durch Bluthochdruck und Fettstoffwechselstörungen in Zusammenhang mit Veränderungen in den fettspeichernden Zellen des Körpers) die Ausmaße einer Epidemie angenommen haben.

Die Hypothese von den »fetalen Ursprüngen von Erkrankungen im Erwachsenenalter« schafft eine einleuchtende Verbindung zwischen vielen scheinbar unzusammenhängenden Phänomenen. Eine Studie, an der 1487 deutsche Senioren teilnahmen, ergab, dass von den im Juni geborenen Probanden, deren erstes Schwangerschaftstrimester in den Winter fiel, 23 Prozent weniger das biblische Alter von 105 Jahren erreichen würden als von der Gruppe der im Dezember geborenen. Vielleicht hatten sich Letztere in dieser kritischen pränatalen Entwicklungsperiode auf Hungerrationen eingestellt, weil die Ernährung saisonal bedingt schlechter war. Nahrungsknappheit im Uterus könnte auch erklären, warum die Reichen länger leben als die Armen. Der Verlust der Knochendichte im späteren Leben ist größer bei Menschen, die im Mutterleib keine optimalen Wachstumschancen hatten. Und Babys, die im Vergleich zum Kopf einen kurzen Körper, aber eine normale

Größe haben, leiden unter Problemen mit dem Cholesterinstoffwechsel; sie werden möglicherweise durch das eingeschränkte Wachstum der Leber verursacht, wenn der Fetus das sauerstoffreiche Blut aus dem Rumpf ableitet, um das Gehirn mit Nährstoffen zu versorgen.

Der Schutz des Gehirns verleiht dem ungeborenen Kind allem Anschein nach eine »gute Ausgangsposition« für den Start ins Leben. Bei einer Studie an einer Gruppe von finnischen Männern, Jahrgang 1940, wurde festgestellt, dass ihre Körpergröße als Einjährige einen Maßstab darstellte, an dem sich das Einkommen ablesen ließ, über das sie 50 Jahre später verfügten. Diejenigen, die zu diesem Zeitpunkt 70 Zentimeter maßen, verdienten im Jahr etwa 27 000 Dollar. Diejenigen mit einer Größe von 78 Zentimeter brachten es jährlich auf etwa 39 000 Dollar. Daraus schloss man – untermauert von den schulischen Leistungen der Männer in ihrer Kindheit und Jugend –, dass dieses Ungleichgewicht auf Unterschieden in der kognitiven Fähigkeit beruhte, die ihrerseits das Ergebnis von unterschiedlichen fetalen Wachstumsprozessen war.

Eine andere Studie, die vor annähernd zwei Jahrzehnten ihren Anfang nahm, untersuchte die Auswirkungen einer verbesserten »Babynahrung«, die 1000 Frühgeborenen verabreicht wurde. Ihre Entwicklung – die eigentlich im Uterus hätte stattfinden sollen – wurde mit der von Kindern verglichen, die Standard-Babynahrung erhielten. Das Experiment dauerte einen Monat und begann unmittelbar nach der Geburt, bevor alle Kinder auf Babynahrung umgestellt wurden. Sie wurden im Alter von sieben Jahren und während der Teenagerzeit noch einmal getestet. Die Jungen, die Standard-Babynahrung erhalten hatten, hatten einen deutlich geringeren IQ als die Vergleichsgruppe. Sie waren besonders schlecht in Mathematik. Am Ende des zweiten Tests unterzogen die Wissenschaftler einige von ihnen einer Gehirnszintigrafie und stellten fest, dass ein kleiner Bereich des linken Scheitellappens – der beim mathematischen Denken eine Rolle spielt, wie man inzwischen weiß – weniger aktiv war als erwartet.

Diese und andere Entdeckungen lassen darauf schließen, dass eine Kostveränderung Auswirkungen auf die spätere Gesundheit haben könnte. Auf den ersten Blick sind die Ergebnisse ermutigend. Werdenden Müttern in armen Ländern ausgewogene Nahrungsergänzungsprodukte aus Eiweiß, Kohlenhydraten und Fett zu verabreichen, erhöht das Geburtsgewicht ihrer Babys. Ähnliche Zunahmen werden erzielt, wenn man Schwangere ermutigt, Grüngemüse zu essen, um genügend Mikronährstoffe wie Vitamine und Mineralien zu erhalten. Lösungsansätze, die auf »offenkundigen« Heilmitteln basieren, haben indes nicht immer den erhofften Erfolg. Eine Kost, die beispielsweise ausschließlich durch Eiweiß ergänzt wird, hemmt das Wachstum sogar und reine Mikronährstoff-Ergänzungen haben keine Auswirkung auf das Geburtsgewicht.

Die Erforschung der fetalen Ursprünge von Erkrankungen im Erwachsenenalter eröffnet die Möglichkeit, Risikogruppen in der Bevölkerung zu bestimmen und die uterine Umwelt zu verändern, um die Gesundheit in späteren Lebensjahren zu verbessern. Doch dabei sehen wir uns einem Dilemma gegenüber. Unser Verständnis der fetalen Ernährung und Entwicklung ist alles andere als vollständig und stellt uns vor die Frage: Ist es besser, umgehend auf der Grundlage des gesunden Menschenverstandes zu handeln oder ein Jahrzehnt und länger zu warten, bis der wissenschaftliche Nachweis erbracht ist, dass die Zukunft unserer Gesundheit bereits im Mutterleib festgeschrieben wird?

Unter Druck: eine winzige Filtereinheit in der Niere →

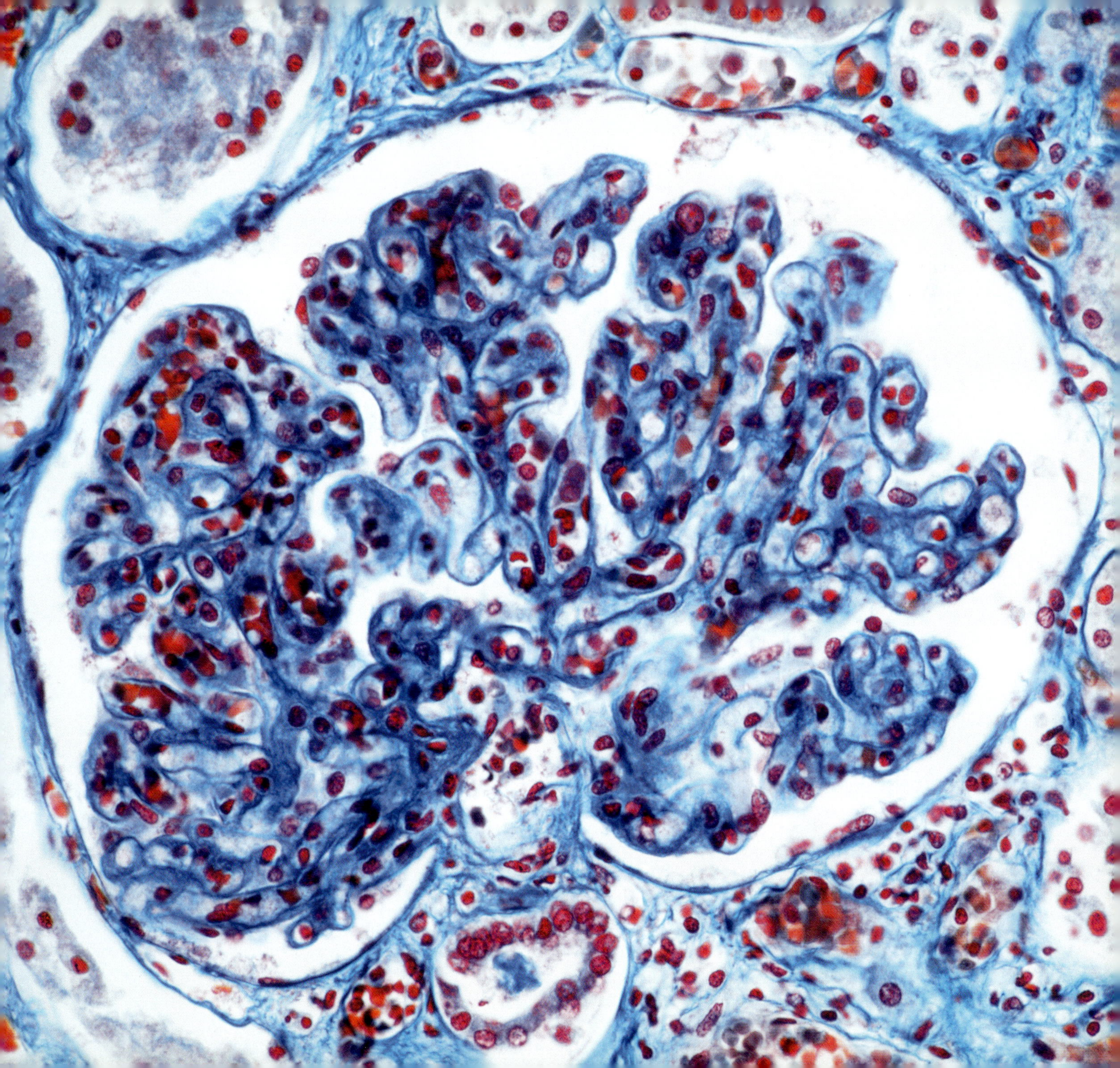

SCHLAF

Vierdimensionale Szintigramme zeigen, dass der REM-Schlaf schon im fetalen Stadium ausgeprägt ist. Darunter versteht man die Schlafperiode, in der die Augen hinter den Lidern flattern (rapid eye movement). Später im Leben zeugt der REM-Schlaf von der Traumphase eines Menschen. Die Fähigkeit, zu träumen, könnte aber schon im Mutterleib ihren Anfang nehmen – auch wenn es bis zur Geburt des Kindes noch mehr als einen Monat dauert. Da ein Fetus wenig Lebenserfahrung besitzt, kann man sich jedoch nur schwer vorstellen, wovon er träumt. Wenn überhaupt, hätte es bestimmt damit zu tun, was er empfindet, wenn er mit seinen Füßen spielt oder dem Rumpeln des mütterlichen Magens lauscht. Aber warum träumen? Im Erwachsenenalter spielen Träume eine Rolle bei der Verfestigung von Erinnerungen; sie gestatten uns, den Geschehnissen in unserer Umgebung Sinn zu verleihen und Strategien für den Umgang mit der Welt zu entwickeln. Bei einem Fetus könnten Träume – wie einfach auch immer – ein wichtiger Prozess sein, um neuronale Verbindungen im wachsenden Gehirn zu erhalten oder zu knüpfen. Auf die REM-Phase entfallen 80 Prozent des pränatalen Schlafes, verglichen mit 20 Prozent bei Erwachsenen, und es ist bekannt, dass Schlafmangel bei einem Fetus – oder Neugeborenen – die Entwicklung des Gehirns nachhaltig schädigen kann.

Zu Beginn der Schwangerschaft wechseln sich Ruhe- und Aktivitätsphasen unregelmäßig ab. Nach fünf Monaten hat sich eine Art Schlaf-Wachphase-Muster entwickelt, das sich nicht immer mit dem Tagesablauf der Mutter deckt. Ungefähr im achten Monat lassen die Augen- und Körperbewegungen, Herzfrequenz und Hirnaktivität des ungeborenen Kindes Zeichen der Koordination erkennen; sie fügen sich in einen regelmäßigen REM-Schlaf- und Tiefschlaf-Zyklus ein. Während des REM-Schlafs schlägt das Herz unregelmäßig und der Fetus bewegt sich viel, während der Herzschlag in der Tiefschlafphase regelmäßig und Bewegung kaum spürbar ist.

Mit 32 Wochen döst der Fetus 95 Prozent des Tages, obwohl er sich dabei ständig bewegt, mindestens 50-mal pro Stunde. Diese »Siesta« wird teils im Tiefschlaf, teils im REM-Schlaf und teils in einem Zwischenstadium verbracht, eine Folge der mangelnden Reife des Gehirns, das sich vom Gehirn eines Neugeborenen, Kindes oder Erwachsenen unterscheidet.

Wenn die Geburt näher rückt, schläft der Fetus 85 bis 90 Prozent der Zeit – genauso lange wie ein Neugeborenes. Ruhe- und Aktivitätsphase sind nun klarer umrissen und zwischen den immer wiederkehrenden »Nickerchen« ist er nicht nur munter und agil, sondern hellwach und aufmerksam.

Stillleben: Mit zunehmender Reife des fetalen Nervensystems entwickelt sich der Schlaf →

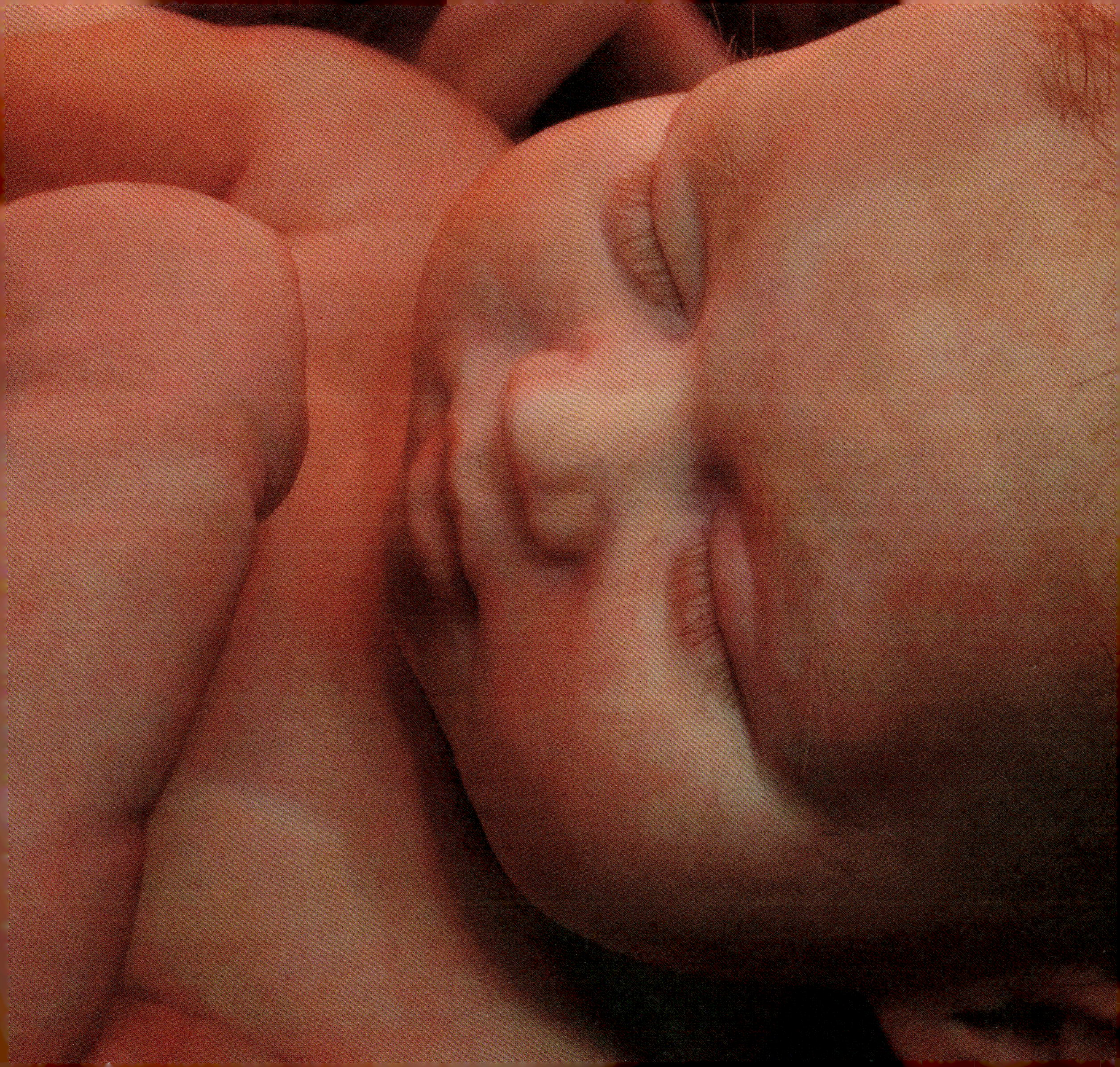

EINZELKÄMPFER 35.–38. WOCHE

In wenig mehr als neun Monaten ist das fetale Gehirn auf 100 Billionen Neuronen angewachsen und hat 100 Trillionen Verbindungen aufgebaut. Es ist das erste Organ, das entstanden ist, aber das letzte, das vervollständigt wird. Im Gegensatz zu den meisten anderen Organen, die bis zum 50. Tag funktionstüchtig sind, wird das Gehirn im Verlauf der Schwangerschaft immer komplexer – ein Entwicklungsprozess, der noch lange nach der Geburt fortgesetzt wird.

Obwohl der Kopf bereits merklich kleiner ist als zu Beginn der Schwangerschaft, nimmt er nach wie vor ein Viertel der Körpergröße des Kindes ein und hat den gleichen Umfang wie der Bauch. Er ist im Uterus so groß geworden wie möglich, aber immer noch klein genug, um sich durch das mütterliche Becken zu quetschen. Der Rest des Körpers erreicht erst in der Adoleszenz ausgewachsene Proportionen.

Der Fetus kann ohne tief greifende medizinische Hilfe überleben, wenn er um die 35. Woche herum geboren wird, obwohl der Gesundheitszustand besser ist, je länger das Baby im Mutterleib bleibt. Auch wenn sich das Wachstum mit dem Nahen des Geburtstermins verlangsamt, legt der Fetus während der letzten Wochen im Uterus ungefähr 15 Gramm Fett pro Tag zu und sieht drall und füllig aus. Bei der Geburt macht das Fett bis zu 16 Prozent des Körpergewichts aus.

Die Fingernägel sind über die Fingerkuppen hinausgewachsen. Der Fetus hat einen festen Griff und kann sich spontan am Licht orientieren. Die Fruchtschmiere auf der Haut hat sich verschoben, sodass nur noch der Rücken davon bedeckt ist, und inzwischen hat sich viel Kindspech im Darm angesammelt. Das Fruchtwasser ist von der abgefallenen Fruchtschmiere getrübt und die schwammige Plazenta hat sich in eine zähe, faserige Masse verwandelt.

Die letzte Phase der Schwangerschaft stellt große Anforderungen an die Mutter. Viele Frauen fühlen sich in den letzten Monaten unwohl. Das Gewicht des Babys, der Druck, den es auf die Wirbelsäule ausübt, und der Kampf um Platz in der Gebärmutter können zur Folge haben, dass Rücken und Beine schmerzen. Dazu kommt möglicherweise noch ein Gefühl der Beklommenheit angesichts der bevorstehenden Geburt und die Neigung zur Kurzatmigkeit, da die Lungen auf Hochtouren arbeiten, um 20 Prozent mehr Sauerstoff als sonst aufzunehmen. Aus einer einzelnen Zelle ist inzwischen ein gewichtiger »Untermieter« geworden und in der »Unterkunft« herrscht drangvolle Enge. Außerdem stellt er in puncto Ernährung eine erhebliche Belastung für die Mutter dar und das Fett, das er zulegt, verbraucht mehr Ressourcen, als die Mutter herbeischaffen kann.

Das Baby kann nun hören, schmecken, riechen und fühlen. Wahrscheinlich liegt es bereits mit dem Kopf nach unten in der Gebärmutter – bereit für die Geburt. Für die Mutter kann sich diese Positionsveränderung an den schmerzhaften Tritten gegen die Rippen bemerkbar machen.

Es wird Zeit, das Nest zu verlassen.

Warteposition: 38 Wochen alter Fetus →

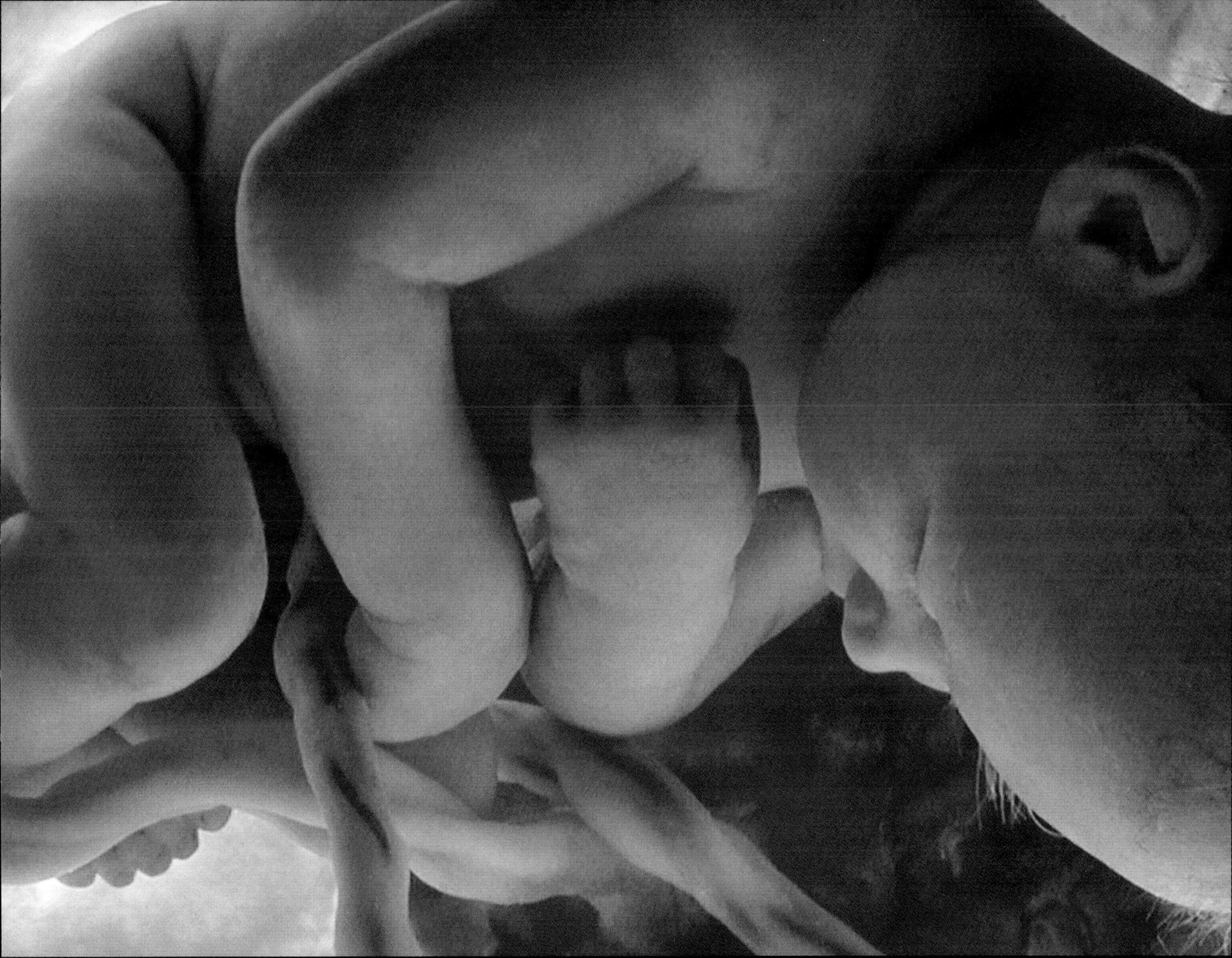

GESTATIONSALTER: 36 Wochen | LÄNGE: ca. 34 Zentimeter | GEWICHT: ca. 2900 Gramm •
GESTATIONSALTER: 38 Wochen | LÄNGE: ca. 36 Zentimeter | GEWICHT: ca. 3400 Gramm

COUNTDOWN

Nun steht der Endspurt bevor, auch wenn niemand genau sagen kann, wann er beginnt. Nur fünf Prozent aller Kinder werden zum errechneten Geburtstermin geboren. Der Rest kommt innerhalb von zwei Wochen vorher oder nachher zur Welt. Die Mutter kann sich nur in Geduld fassen und auf Anzeichen warten, dass es endlich losgeht: Abgang des Zervixschleimpfropfs mit blutigem Schleim aus der Scheide, die erste Uteruskontraktion oder Abfließen des Fruchtwassers nach einem Blasensprung.

Niemand weiß genau, was die Wehen auslöst, doch es ist die Plazenta, die den Zeitpunkt bestimmt. Sie hat das HCG-Hormon (menschliches Choriongonadotropin) produziert, mit dem die Schwangerschaft begann. Nun schüttet sie das ACTH aus (adrenocorticotropes Hormon), das sie beendet. Das löst wiederum die Freisetzung weiterer Hormone, vor allem aus den Nebennieren aus, die unabwendbar zur Ausstoßung des voll entwickelten Kindes aus seinem sicheren, uterinen Hafen führt.

Vom ersten Tag der Schwangerschaft an werden die meisten unterschwelligen, aber auch dramatischen Veränderungen im Körper der Mutter von Schlüsselhormonen gesteuert. Sie werden zunächst von den organischen Quellen und Drüsen im mütterlichen Körper gebildet, doch im Verlauf der Schwangerschaft zunehmend von Plazenta und Fetus produziert. In den ersten Wochen schüttet die Plazenta HCG aus, ein Proteohormon, das die Freisetzung der Schwangerschaftshormone Östrogen und Progesteron durch das Corpus luteum (Gelbkörper) im Eierstock aufrechterhält. Der Hormonspiegel erreicht zwischen der zehnten und zwölften SSW sein Spitzenniveau und fällt danach rapide ab, wenn die Plazenta die Kontrolle über die Produktion von Östrogen und Progesteron übernimmt. Östrogen steigert die Durchblutung der mütterlichen Organe, fördert das Wachstum von Uterus und Brüsten und weicht das Bindegewebe auf, sodass die Sehnen flexibler werden. Progesteron hat unter anderem eine entspannende Wirkung auf die Blutgefäße, unterstützt das Wachstum der Gebärmutter, bereitet den Geburtskanal auf die Entbindung vor und verhindert Kontraktionen bis zur Geburt.

Die Plazenta produziert die ACTH-Hormone schon zu Beginn der Schwangerschaft, doch die Ausbringungsmenge steigert sich fortwährend, bis sie schließlich die Geburt auslöst. Diese schleichende ACTH-Erhöhung scheint nach neueren Erkenntnissen der Zeitmesser der Schwangerschaft zu sein. Mit dem ACTH-Anstieg verstärkt sich auch die Ausschüttung verschiedener anderer Hormone, die ihrerseits den Östrogenspiegel in die Höhe treiben. Östrogen regt die Gebärmutter zu Kontraktionen an, wodurch Oxytocin und Prostaglandine freigesetzt werden – zwei hormonähnliche, chemische Substanzen, die muskuläre Kontraktionen steuern und den Gebärmutterhals (Zervix) aufweichen, sodass er sich öffnet und das Baby passieren lässt.

Endspurt: Baby kurz vor der Geburt →

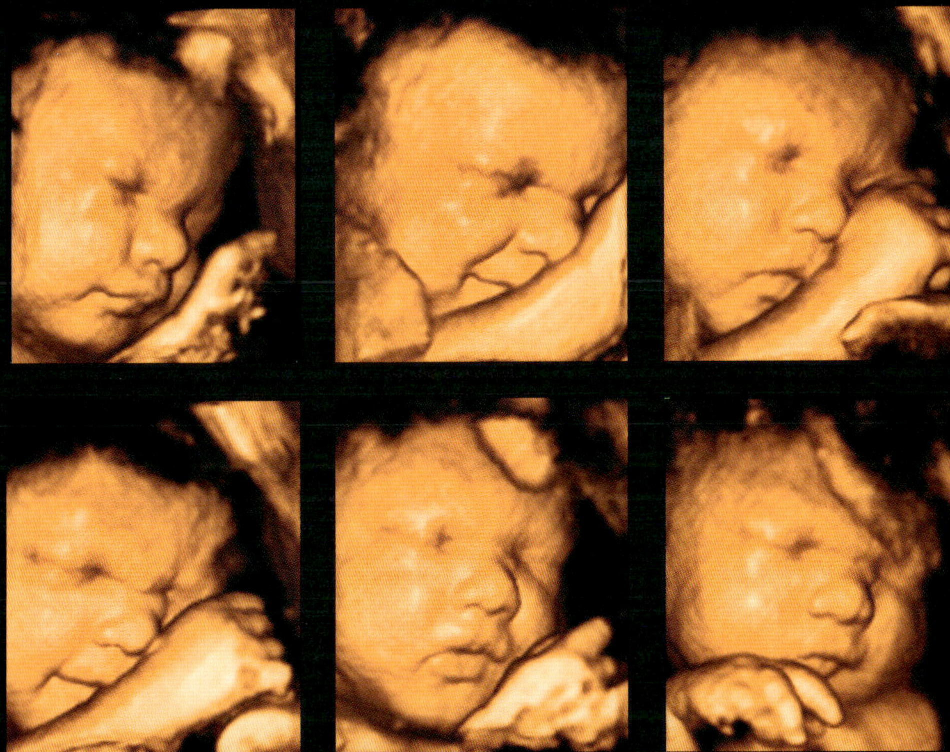

KONTRAKTIONSHORMONE

Einige Frauen verspüren ein paar Wochen vor der Geburt ein leichtes »Zusammenziehen« der Gebärmutter, Braxton-Hicks-Kontraktionen genannt, die mit dem Einsetzen der Wehen verwechselt werden könnten. Die Kontraktionen sind teilweise unangenehm, verursachen normalerweise jedoch keine Schmerzen.

Diese Kontraktionen »härten« den Uterus und erhöhen in den letzten Wochen der Schwangerschaft die Blutzufuhr zur Plazenta. Sie erfolgen unregelmäßig – selten mehr als zweimal in der Stunde – und werden immer schwächer, während die Wehen langsam einsetzen und mit zunehmender Stärke und Frequenz auftreten.

Zum Zeitpunkt der Geburt ist der Uterus der größte Muskel im Körper der Frau, der durch Prostaglandin aktiviert wird. Dieses Hormon wird auf natürliche Weise in der Gebärmutterwand gebildet und regt den Uterus an, sich zusammenzuziehen. Der Name »Prostaglandin« wurde geprägt, als man feststellte, dass die Samenflüssigkeit Kontraktionen der glatten Uterusmuskulatur bewirkt. Man glaubte zunächst, die auslösende Substanz stamme aus der Vorsteherdrüse, doch inzwischen ist bekannt, dass Prostaglandine zu einer Gruppe biologisch aktiver hormonähnlicher Substanzen mit einer Fülle unterschiedlicher Effekte gehören und buchstäblich in allen Körpergeweben gebildet werden.

Oxytocin – das zweite Hormon, das Gebärmutterkontraktionen auslöst, wenn das Baby in den Geburtskanal eintritt – wird von der Hirnanhangdrüse ausgeschüttet. Eine synthetische Version, Syntocinon, kann zur Einleitung von Uteruskontraktionen eingesetzt werden, wenn die Wehen auf sich warten lassen. Es wird mittels intravenöser Tropfinfusion in eine Unterarmvene der Mutter verabreicht. Oxytocin regt nicht nur den Uterusmuskel zu Kontraktionen an, sondern trägt auch zur Rückbildung der Gebärmutter nach der Geburt und zum Milcheinschuss bei. Stimuliert durch Druck auf die Vagina, das Saugen des Babys an der Brustwarze und visuelle und auditive Reize (die Mutter sieht und hört ihr Baby), ist die Wirkungsweise dieser Substanz ein anschauliches Beispiel für das Zusammenspiel von Hormonen und Nerven. Im Gegensatz zu den meisten anderen Hormonen wird Oxytocin nicht in Drüsenzellen, sondern nerval gebildet: die Stimulierung der Sinnesnerven löst die Ausschüttung in die Blutbahn aus, sodass es – wie andere Hormone auch – sein Ziel via Blutkreislauf erreicht. Die nervale Kontrolle bedeutet, dass die Wirkung besonders schnell eintritt.

Oxytocin beeinflusst außerdem das Gedächtnis: Es könnte Frauen helfen, die Geburtsschmerzen zu vergessen und eine enge Bindung zu ihrem Neugeborenen zu entwickeln. Eine Studie an stillenden Müttern zeigte, dass Oxytocin die Anfälligkeit für Reaktionen auf Stresshormone, Nervosität, Langeweile und Misstrauen verringert, beruhigend wirkt und umgänglicher macht. Eine andere Studie lässt die interessante Schlussfolgerung zu, dass dieses Hormon auch bei der Unterdrückung von Angst eine Rolle spielt. Männer, denen synthetisches Oxytocin verabreicht worden war, bevor man ihnen Fotos mit bedrohlichen oder Furcht einflößenden Gesichtern präsentierte, ließen zwei Drittel weniger Aktivität in der Amygdala erkennen – der Hirnregion, die Angst registriert – als die Vergleichsgruppe. Obwohl noch ungeklärt ist, welche Auswirkungen das Hormon auf die weibliche Amygdala hat, spricht einiges für die Annahme, dass es Frauen dabei helfen könnte, die natürliche Angst vor der Geburt zu überwinden.

Kontrollkristalle: Oxytocin unter einem Lichtmikroskop →

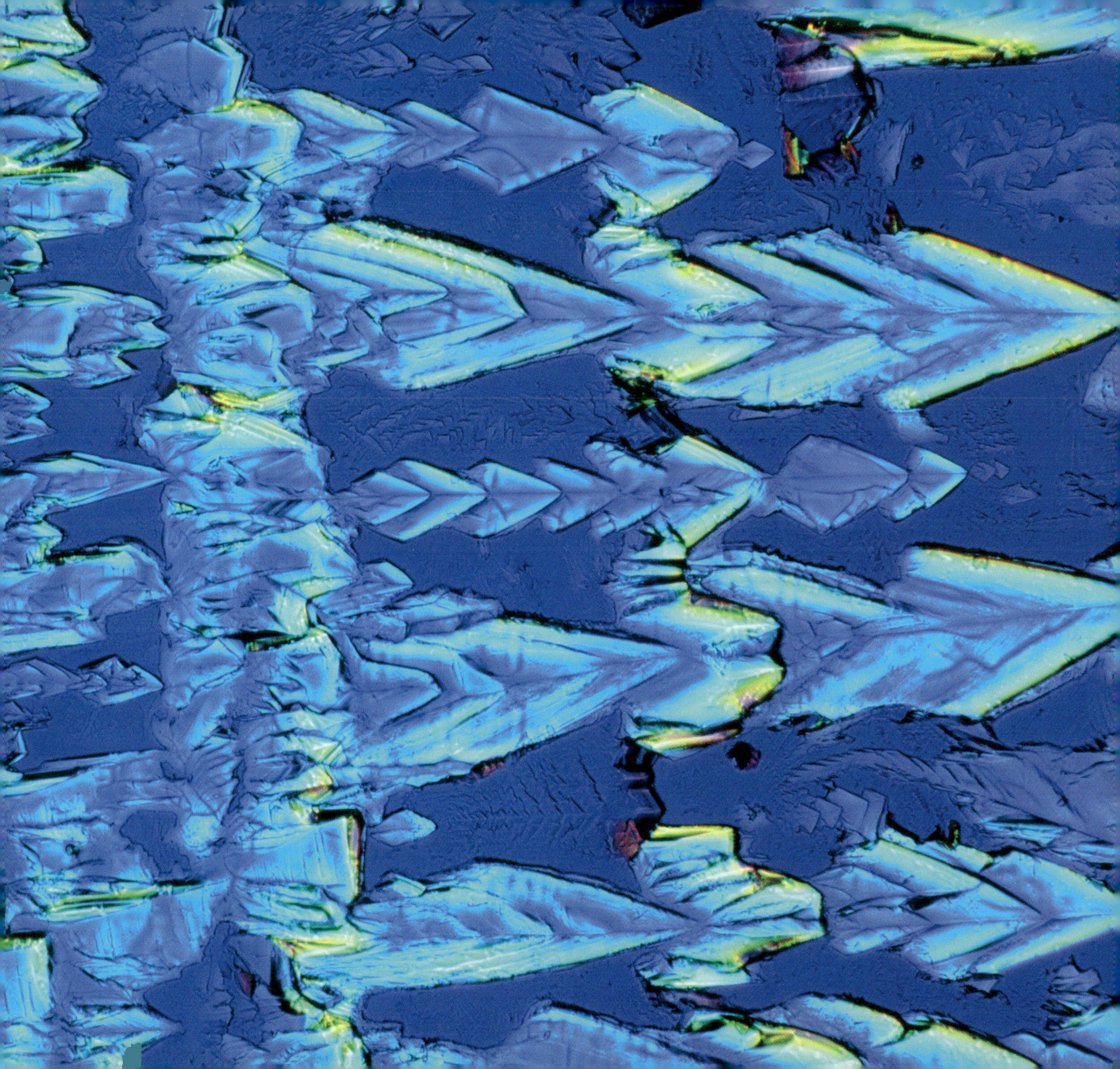

MIT DEM KOPF VORAN

Gegen Ende der Schwangerschaft senkt sich der Kopf des Babys normalerweise in den Beckenring ab – ein Prozess, den man als »Einstellung« bezeichnet. Bei Erstgebärenden kann sie bereits in der 36. Woche erfolgen, während bei einer zweiten oder dritten Schwangerschaft der Kopf meistens erst unmittelbar vor Beginn der Wehentätigkeit ins Becken eintritt.

Die am weitesten verbreitete Lage des Kindes bei Eintritt in den Geburtskanal ist die vordere Hinterhauptslage: Der Bauch befindet sich gegenüber der mütterlichen Wirbelsäule, Arme und Beine sind in der klassischen Fetushaltung anzogen. Die meisten Babys befinden sich nicht in Geradlage gegenüber der Wirbelsäule der Mutter, sondern sind leicht nach links oder rechts geneigt. (Aus irgendeinem Grund sind Babys eher der rechten als der linken Seite der Mutter zugewandt.)

Diese Kopfunterposition ist nicht nur die bequemste Stellung für das Baby, sondern auch die leichteste und sicherste für die Entbindung. Das Kind nimmt sie von allein ein, das Gewicht des Kopfes hilft ihm dabei. Bei termingerechten Geburten nehmen ungefähr 96 Prozent der Kinder die vordere Hinterhauptslage ein; ungefähr drei Prozent sind Steiß- oder Fußlagen.

Am Ende der Schwangerschaft ist der Kopf noch immer der größte Körperteil des Babys, sodass sein sicherer Durchtritt durch den Geburtskanal Vorrang hat. Das ist einer der Gründe, warum sich die Schädelknochenlücke erst zu einem wesentlich späteren Zeitpunkt schließt. Obwohl das Gehirn geschützt werden muss, sind die Schädelknochen relativ weich, verglichen mit dem Schädel eines Erwachsenen; sie können sich übereinanderschieben und überlappen. Dadurch kann sich der Kopf der mütterlichen Beckenform anpassen und der Weg durch den Geburtskanal wird erheblich erleichtert.

In der Eröffnungsperiode, der ersten Phase der Wehen, ist der Kopf des Babys fest im Uterusboden eingestellt und drückt nach unten gegen die Zervix – den Muskelring, der als Barriere zwischen Gebärmutter und Vagina dient. Das Letzte, was den Gebärmutterhalskanal passiert hat, war eine winzige Samenzelle vor etwa 38 Wochen. Nun muss sich der Muttermund zehn Zentimeter weit dehnen, um den Kopf des Kindes durchzulassen.

Dabei ziehen sich die Muskelfasern, die zum Gebärmutterhalskanal führen, zusammen und entspannen sich in regelmäßigen Abständen von nur wenigen Minuten, während sich die Zervixmuskeln lockern. Die Öffnung des Muttermundes wird durch Veränderungen in den zirkulierenden Hormonen gesteuert. Während der Kopf des Kindes dagegen drückt, werden Nervenimpulse von der Zervix zum Gehirn der Mutter zurückgeleitet, wo sie eine vermehrte Oxytocinproduktion in Gang setzen. Dadurch erhöht sich die Ausschüttung von Prostaglandinen, die auf den Uterus einwirken und weitere Kontraktionen fördern. Je größer der Druck, desto mehr Oxytocin, und je mehr Oxytocin, desto größer der Druck – auf diese Weise wird das Baby stetig abwärts geschleust.

Die Eröffnungsphase der Wehen dauert im Durchschnitt zwölf Stunden bei Erstgebärenden und sieben Stunden bei Frauen, die bereits geboren haben. Die Schmerzen, die mit den Wehen einhergehen, lassen sich lindern, wenn die Mutter im Stehen, Sitzen oder in der Hocke entbindet statt auf dem Rücken liegend. Dadurch kann auch die Eröffnungsphase beschleunigt und die Wahrscheinlichkeit einer medizinischen Intervention, wie beispielsweise Zangenextraktion oder Kaiserschnitt, verringert werden.

Was das Baby angeht, so wird die Sauerstoffzufuhr mit jeder Wehe leicht gedrosselt, da das Blut komprimiert und zu denjenigen Blutgefäßen der Gebärmutter geleitet wird, die die Plazenta versorgen. Dadurch verlangsamt sich der Herzschlag des Kindes erheblich – der sogenannte »Abfall« bei der fetalen

Herzüberwachung. Das Quetschen der Nabelschnur kann die Sauerstoffzufuhr ebenfalls verringern. Als Ausgleich schüttet der Körper des Babys große Mengen Epinephrin aus, zur Steigerung der Herzfrequenz. Epinephrin trägt außerdem dazu bei, die Lungen auf die lebenslange Arbeit vorzubereiten, die gleich beginnt.

Sobald der Muttermund vollends geöffnet ist, beginnt die zweite Phase, die Austreibungsphase. Sie dauert rund 50 Minuten bei einer Erstgebärenden und 20 Minuten bei Frauen, die bereits ein Kind geboren haben. Wenn der Kopf des Babys die trichterähnliche Muskulatur des mütterlichen Beckenbodens erreicht, verspürt die Mutter den Drang, zu pressen. Ermutigt von den Hebammen, verstärkt sie die Gebärmutterkontraktionen durch kräftiges Anspannen der Bauchmuskeln, über die sie zumeist mehr Kontrolle hat. Die Wehen erfolgen nun im Abstand von wenigen Minuten. Nach jeder Wehe sind die Muskelfasern der Gebärmutter ein wenig verkürzt und schieben das Baby weiter abwärts durch Zervix und Vagina, bis der Kopf gerade sichtbar wird.

Aufgrund der Vorwärtsbiegung vom Uterus zur Vagina muss sich der Kopf des Babys nun gedreht haben, damit er herausgepresst werden kann. Das ist einer der wichtigsten – und schmerzhaftesten – Augenblicke im Geburtsprozess und normalerweise der Zeitpunkt, zu dem die Hebamme der Mutter die Anweisung erteilt, mit dem Pressen aufzuhören.

Der letzte Stoß: Zellen der glatten Muskulatur in der Außenwand der Gebärmutter →

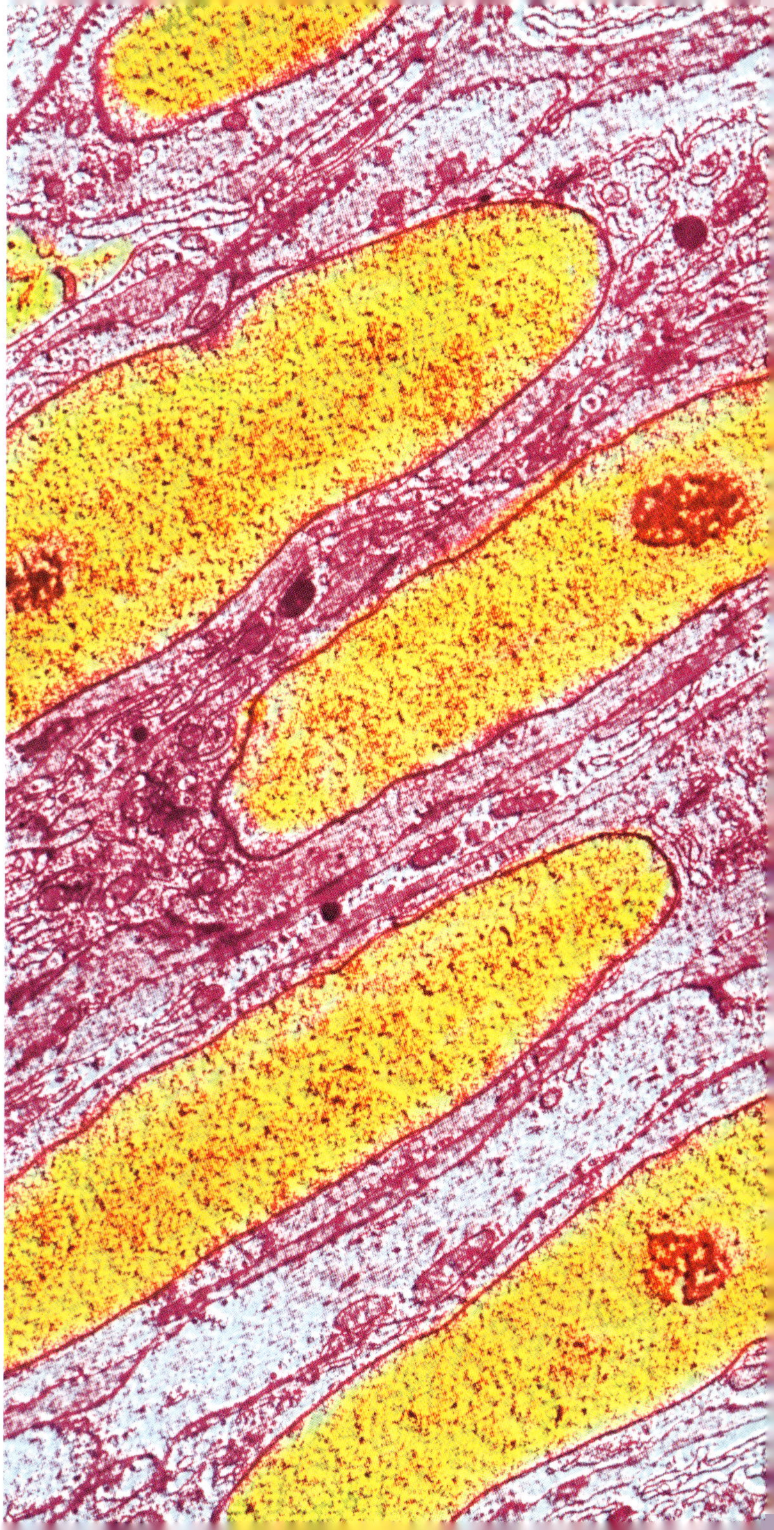

SYSTEMWECHSEL

Das Baby findet sich plötzlich in einer völlig fremden Umgebung wieder, auf die sich die Organe einstellen müssen. Für einige Organe wie Leber, Nieren und endokrine Drüsen ist die erforderliche Anpassungsleistung gering. Sie haben ihre Tätigkeit bereits im Uterus aufgenommen, in Verbindung mit den Drüsen der Mutter. Doch zwei Funktionen müssen umgehend gesichert sein, damit es als Neugeborenes überleben kann: die Versorgung mit Sauerstoff und Wärme.

Sobald das Kind das Licht der Welt erblickt, fließt die Flüssigkeit aus der Lunge ab und Luft strömt hinein; die Alveolen weiten sich und beginnen unverzüglich, Sauerstoff aufzunehmen, eine Funktion, die für den Erhalt des Lebens unabdingbar ist. Dieser erste entscheidende Atemzug wird vermutlich von zwei Faktoren ausgelöst: dem Weiten des Brustkorbs, der im Geburtskanal zusammengepresst wurde, und, noch wichtiger, dem Ringen nach Luft, hervorgerufen durch den jähen Sauerstoffabfall während der Geburt und die anschließende Schockwirkung der kalten Luft.

Das erste Ringen nach Luft ist mehr als eine Hilfe bei der Überwindung der Oberflächenspannung der Lungen, die das Atmen erst ermöglicht. Es führt zu einem ebenso weitläufigen wie nachhaltigen Wechsel in den Regulationsmechanismen des Kreislaufsystems. Im Uterus ist der fetale Kreislauf darauf ausgelegt, Sauerstoff und Nährstoffe über die Plazenta zu erhalten und im Körper zu verteilen. Das Herz arbeitet wie eine einzelne Pumpe, hält den Blutfluss in Gang und leitet ihn in die Plazenta.

Nach der Geburt muss der Kreislauf des Kindes völlig unerwartet Sauerstoff aus der Luft und Nährstoffe aus dem Darm aufnehmen. Mit anderen Worten, das Herz hat nun eine Doppelfunktion: Es muss den Blutfluss durch den Körperkreislauf und den Lungenkreislauf regulieren. Bei Erwachsenen wird das Blut von der linken Herzseite in den Körperkreislauf gepumpt. Dann kehrt es in die Venen der rechten Herzseite zurück. Die rechte Herzseite leitet es in die Lungen, um Sauerstoff aufzunehmen, und von dort fließt es zur linken Herzseite zurück. Da der Fetus von der Plazenta mit Sauerstoff versorgt wird, umgeht das Blut weitgehend die Lungen und fließt durch zwei Öffnungen (den Ductus arteriosus, der die Verbindung zwischen Körperschlagader und Lungenschlagader darstellt) direkt von der rechten in die linke Herzhälfte. Das ermöglicht eine effektive Regulierung des Blutflusses, ohne Verluste beim Passieren der noch unterentwickelten Blutgefäße der Lunge.

Bei der Geburt muss diese Struktur geändert und das Herz von einer Einzel- in eine Doppelpumpe verwandelt werden. Dieses Problem hat die Natur auf geniale Weise gelöst. Mit dem ersten Atemzug – und Schrei – fällt der Blutdruck in der rechten Herzseite und klappenartige Ventile verschließen den Ductus arteriosus; sie blockieren den Links-rechts-Shunt, sodass der Blutfluss nur noch in den Lungenkreislauf gelangen kann. In den nächsten sechs bis acht Wochen wachsen Fasern, die diese Seitenverbindung versiegeln.

Flusskontrolle: Herzklappen entwickeln sich, damit das Blut nur in eine Richtung gepumpt wird →

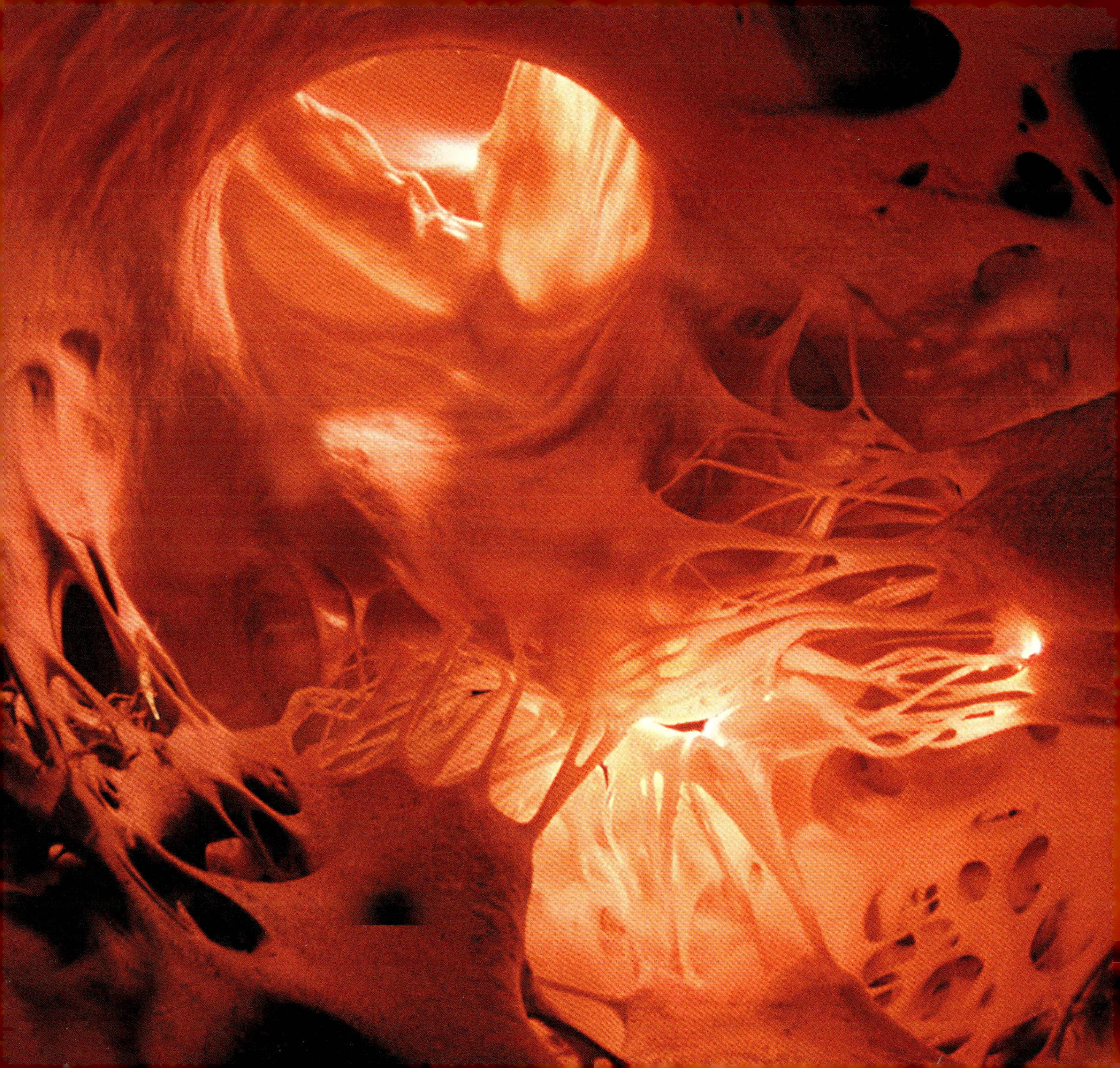

ISOLIERUNG NACH MASS

Die Dringlichkeit, mit der Atmung zu beginnen, ist in Wirklichkeit geringer, als es scheint: Erstens besitzt das Baby einen großen Glykogenvorrat (komplexe Kohlenhydrate, die in Milchsäure umgewandelt werden können, wenn Sauerstoff fehlt, um notfalls ein paar Minuten lang Energie zu spenden) und zweitens unterscheidet sich das Hämoglobin (der sauerstoffhaltige Blutfarbstoff) eines Neugeborenen von dem eines Erwachsenen und arbeitet mit geringeren Sauerstoffmengen.

Doch das Baby hat noch einen anderen Trick auf Lager, um sich an die Außenwelt anzupassen: Diesen vollführen die großen braunen Fettdepots über Schultern, Nacken und rund um die Nieren. Was ein Neugeborenes nach Sauerstoff am dringlichsten braucht, ist Wärme, da es im Verhältnis zu seiner Größe wesentlich mehr Hitze verliert als ein Erwachsener oder ein Kleinkind. Die Depots mit braunem Fettgewebe erklären, wie ein nasses, noch inaktives Neugeborenes, das plötzlich kalter Luft ausgesetzt ist, warm bleibt, ohne zu zittern.

Mit Mitochondrien angefüllt, sind die Zellen dieses Gewebes für die unmittelbare Fettverbrennung gerüstet, um Hitze zu erzeugen. Das gewöhnliche Fettgewebe gibt im Gegensatz dazu Fett in den Blutkreislauf ab, das von der Leber als Energiequelle genutzt wird. Wenn das Baby friert, reagiert das Nervensystem mit der Ausschüttung von Hormonen, die ähnlich wie Epinephrin wirken und die Mitochondrien veranlassen, metabolischen Brennstoff herbeizuschaffen; auf diese Weise werden die braunen Fettzellen »aktiviert« und wärmen. Ungeachtet dessen, ob es verwendet wird oder nicht, schrumpft und verschwindet das braune Fettgewebe nach wenigen Tagen.

In den »entwickelten« Ländern sterben drei Viertel der Frühgeborenen (zehn Prozent der Kinder, die geboren werden) perinatal. Frühgeborene haben wenig Fettreserven gleich welcher Art und wenn sie nicht künstlich warm gehalten werden, sinkt die Temperatur gefährlich ab. Sie reagieren außerdem empfindlicher auf einen temporären Sauerstoffmangel als termingerechte Neugeborene, weil sie oft keinen ausreichenden Glykogenvorrat oder genug Surfactant anlegen konnten, damit die Lungen die Luft halten.

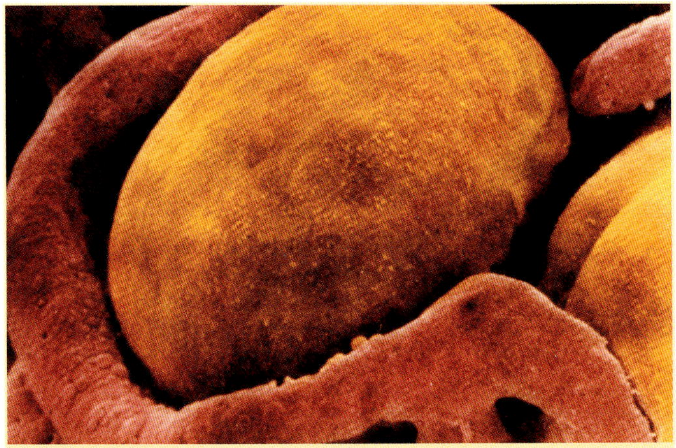

HEIZELEMENTE

Braunes Fett sieht wie die Fettgewebeschicht unter der Haut aus, doch unter dem Mikroskop sieht man, dass es keinen einzigen großen Tropfen in jeder Zelle bildet, sondern in winzigen Tröpfchen in den Zellen verteilt ist. Das Elektronenmikroskop zeigt eine braune Fettzelle, umgeben von Kapillaren, in 1000-facher Vergrößerung. Der Begriff »braun« bezieht sich weniger auf das Fett selbst als vielmehr auf das stützende Gewebe.

Gewicht zulegen: 38 Wochen altes Baby →

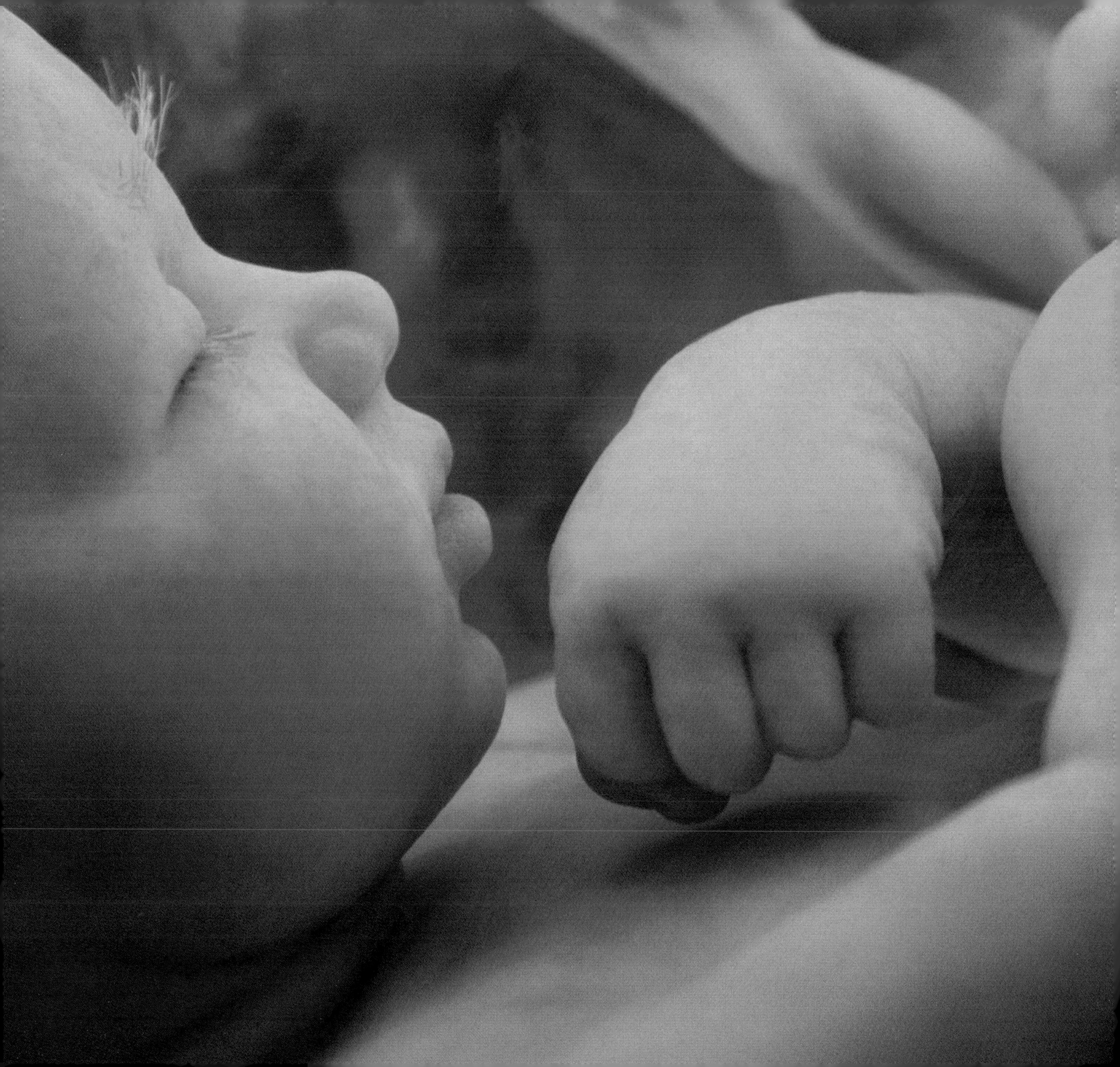

DER TAG DER GEBURT

Alle lebenswichtigen Systeme arbeiten nun eigenständig und die Nabelschnur kann durchtrennt werden. Die Plazenta ist überflüssig und in der dritten Phase der Wehentätigkeit, der Nachgeburtsphase, löst sie sich von der Gebärmutterwand und wird ebenfalls durch die Vagina ausgestoßen.

Nachdem das Baby neun Monate im Uterus verbracht hat, sieht die Mutter es nun zum ersten Mal von Angesicht zu Angesicht. Das Lächeln, das auf den Ultraschallbildern zu erkennen war, ist verschwunden: Das Kind wurde in eine fremde Welt mit Lärm und grellem Licht hinauskatapultiert und verspürt die ersten unangenehmen Empfindungen wie Kälte und Hunger. Das Lächeln kehrt frühestens in der vierten Lebenswoche zurück.

Manchmal ist ein Kaiserschnitt – ein chirurgischer Schnitt durch Bauchdecke und Uterus – unumgänglich. Der Legende zufolge wurde Julius Cäsar auf diese Weise geboren, doch der Name der Operation könnte auch auf ein altes, von Cäsar wieder eingeführtes Gesetz zurückzuführen sein: Es schrieb die »Öffnung« einer Frau vor, die bei der Niederkunft starb, in der Hoffnung, das Kind zu retten.

Der Kaiserschnitt wird in der Regel angewendet, wenn Mutter oder Kind Symptome eines Gefahrenzustands/einer fetalen Notsituation erkennen lassen oder die Wehen nicht richtig in Gang kommen. Dafür kann es mehrere Gründe geben: Der Kopf des Kindes ist zu groß für das Becken der Mutter, das Baby hat die falsche Stellung eingenommen, die Uteruskontraktionen sind zu schwach oder die Plazenta liegt quer und blockiert den Eintritt in den Beckeneingangsraum, sodass während der natürlichen Wehen gefährliche Blutungen auftreten könnten.

Zwischen 1970 und 1988 stieg der Anteil der Schnittentbindungen in den USA sprunghaft an, von fünf Prozent auf nahezu 25 Prozent, obwohl etwa ein Drittel nicht wegen eines medizinischen Problems durchgeführt wurde, sondern weil die Mutter schon einmal einen Kaiserschnitt hatte. Das bedeutet, dass die Entscheidungen zwischen der Sicherheit der Mutter und dem Wohl des Kindes noch ausgewogener sein sollten, um diesen nachhaltigen chirurgischen Eingriff zu vermeiden.

KOPFLASTIG

Jedes Jahr durchlaufen ungefähr 130 Millionen Frauen den komplexen Kreislauf der Schwangerschaft und Geburt. Das zunehmende Wissen um diesen Prozess hat die Risiken für Mutter und Kind drastisch verringert. Ironischerweise ist unser Großhirn – das uns diese Erkenntnisse überhaupt erst ermöglicht hat – prinzipiell auch für die Schwierigkeiten während der Entbindung verantwortlich. Die meisten Säugetiere mit beträchtlich kleinerem Gehirn und Kopf haben es viel leichter, ihre Nachkommen zu gebären. Ihre Jungen sind außerdem wesentlich lebenstauglicher als hilflose Menschenkinder: Oft können sie gleich nach der Geburt gehen, Nahrung zu sich nehmen und vor Raubtieren fliehen. Ein menschliches Baby hätte diese Fähigkeiten erst nach 21 Schwangerschaftsmonaten erworben und käme als Krabbelkind zur Welt.

Schicksalsfügung: Die Nabelschnur kann, wie man auf der linken Seite sieht, entweder eine Rechts- oder eine Linksdrehung haben, die möglicherweise beeinflusst, ob das Kind Links- oder Rechtshänder wird →

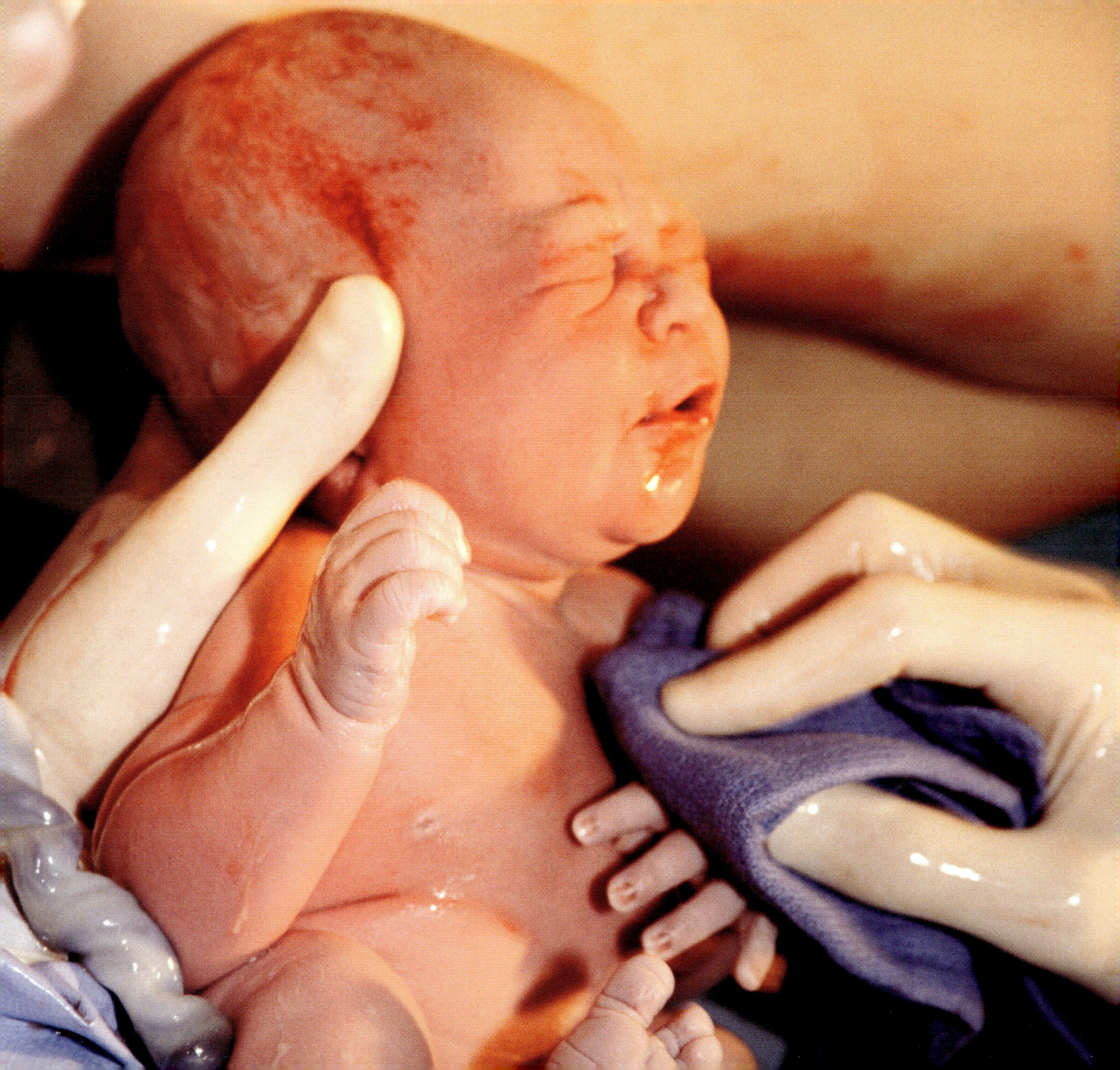

DIE GROSSE WEITE WELT

Nach neun Monaten im Uterus und einer gut verlaufenen Entbindung ist das Baby nun auf sich allein gestellt. Die Eltern sorgen für Nahrung und Wärme, doch zum ersten Mal muss der Körper die Aufgabe, sich am Leben zu erhalten, in eigener Regie bewerkstelligen.

Die Geburt kennzeichnet das Ende der Reise in unsere Welt. Das Kind hat einen unglaublich abenteuerlichen Weg zurückgelegt, eine wahre Odyssee. Aus dem Ei wurde zunächst ein Embryo, dann ein Fetus und zum Schluss ein Neugeborenes mit Trillionen von Zellen.

Geschützt von der Mutter und den eigenen, einzigartigen genetischen Bauplänen folgend, hat es ein Gesicht, Arme, Augen und Beine entwickelt. Es besitzt ein Gehirn und ein Nervensystem, die den Körper kontrollieren, einen Magen und einen Darm, die Nahrung verdauen, und ein Herz, das Blut in den Kreislauf pumpt. Es hat gelernt, zu atmen, zu hören, Nahrung aufzunehmen, sich zu erinnern und den Eltern mitzuteilen, wann es hungrig, müde oder glücklich ist oder Schmerzen verspürt – und das alles noch vor der Geburt.

Nun ist es bereit, sich in der großen weiten Welt zu behaupten.

Ende der Reise: vom Ei zum Menschen in 38 Wochen →

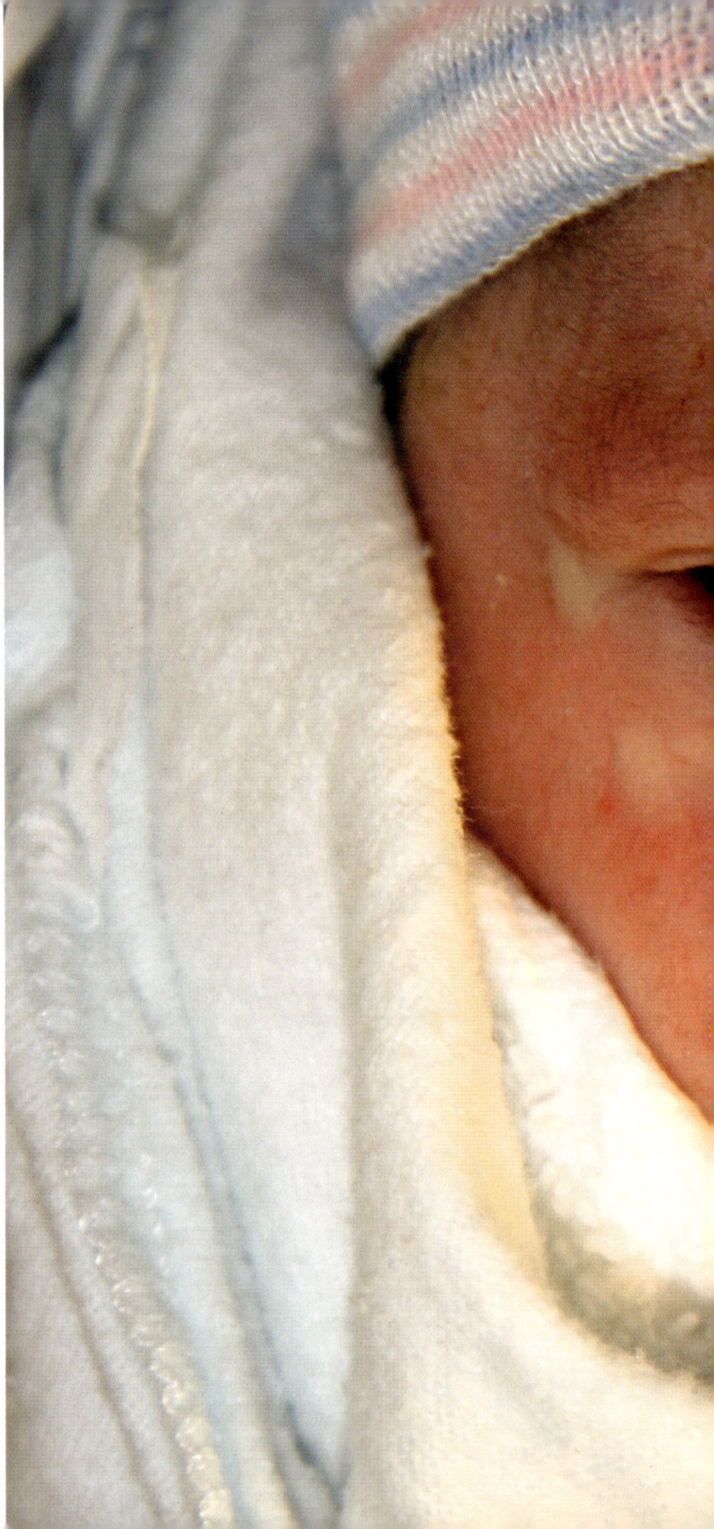

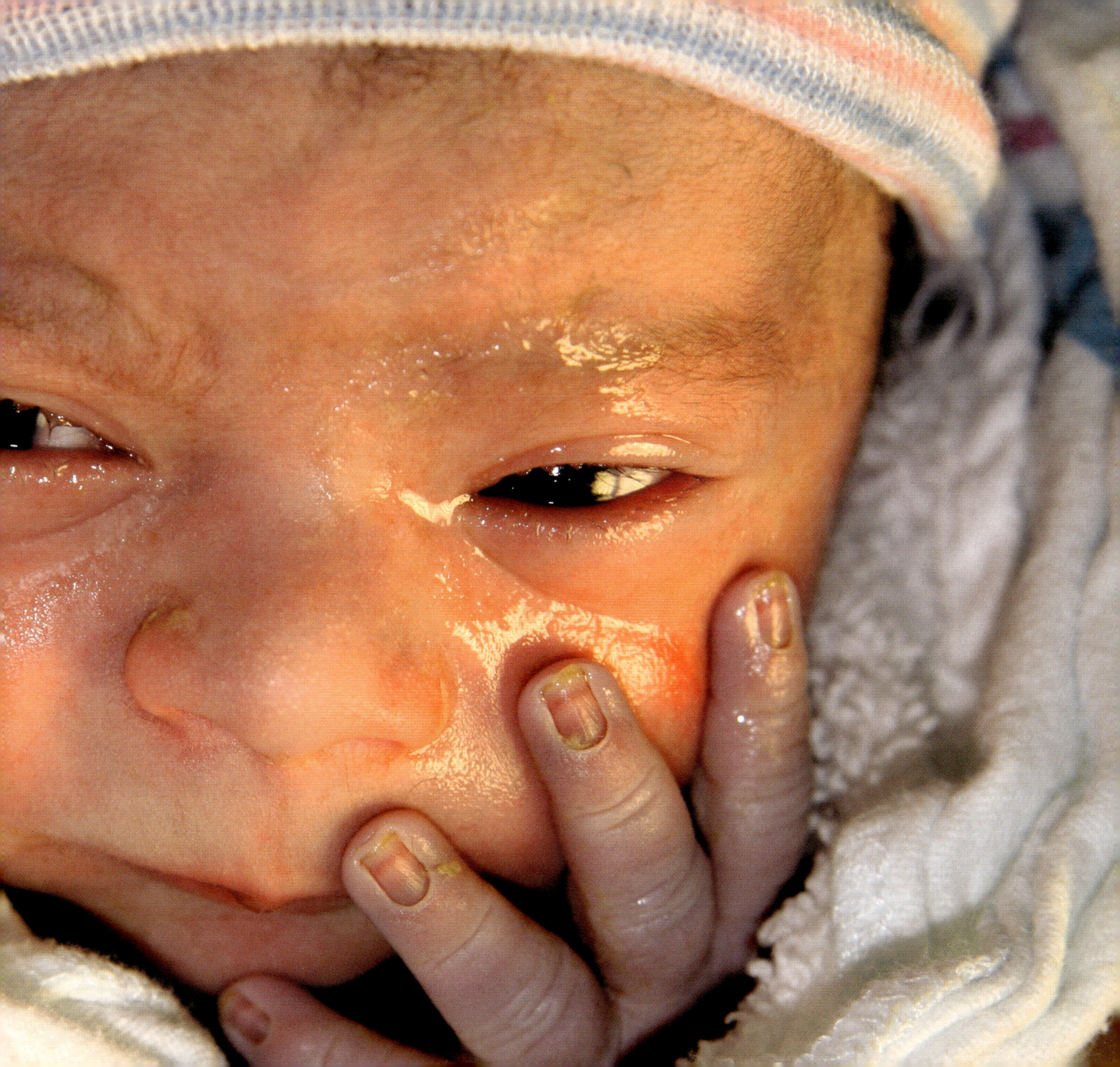

CHRONOLOGIE DES LEBENS IM UTERUS

			ERSTES TRIMESTER											
Woche	−2	−1	1	2	3	4 5	6	7	8	9	10 11	12 13	14 15	16 17
Länge					ca. 2,5 mm	ca. 5–8 mm	ca. 12,5 mm	ca. 17,5 mm	ca. 3 cm	ca. 5 cm	ca. 6 cm	ca. 9 cm	ca. 12 cm	ca. 14 cm
Gewicht										ca. 9 g	ca. 14 g	ca. 45 g	ca. 110 g	ca. 200 g
Wichtige Ereignisse und Veränderungen	Letzte Menstruation der Mutter		Befruchtung, Einnistung, flache embryonale Keimscheibe	Menstruation der Mutter bleibt erstmals aus; Beginn der Zelldifferenzierung	Gastrulation, Zusammenfalten von Ektoderm und Mesoderm; beginnende Entwicklung von Gehirn, Rückenmark, Herz und Magen-Darm-Trakt	Embryo ist C-förmig gekrümmt; Ausbildung von Gewebe, aus dem sich Wirbel und Muskeln entwickeln; Strukturen von Augen und Ohren werden angelegt; das Gehirn unterteilt sich in fünf Bereiche, einige Nerven von Gehirn und Rückenmark sind sichtbar; Arm- und Beinknospen sind erkennbar	Geschlechtsdrüsen entstehen; die Lungen beginnen sich zu entwickeln; verlängerte Arme und Beine mit Fuß- und Handbereichen sind zu erkennen	Brustwarzen und Haarfollikel entstehen; Ellenbogen und Zehen sind sichtbar; alle wichtigen Organe bilden sich heraus	Schwangerschaft feststellbar; Kopf hat menschliche Züge angenommen; Augenlider sind weiter entwickelt; äußere Merkmale des Ohrs nehmen ihre endgültige Form an	Augenlider schließen sich oder sind geschlossen; Kopf ist rund; externe Geschlechtsorgane noch nicht als männlich oder weiblich erkennbar; Darm in Nabelschnur befindlich	Reaktion auf Reize; Gestalt erkennbar menschlich; ansatzweise Entwicklung von Fingernägeln	Wichtige Organe weitgehend angelegt; Kreislauf arbeitet; Geschlecht äußerlich erkennbar	Bauch der Mutter sichtbar geweitet; Skelett auf Röntgenbild erkennbar; Kopf aufrecht; Beine gut entwickelt; ansatzweise Entwicklung von Zehennägeln	Saugbewegungen; Sexualorgane deutlich erkennbar; Ohren stehen vom Kopf ab; Mekonium entsteht im Darmtrakt
		Embryonalperiode												

ZWEITES TRIMESTER			
18 19	ca. 16 cm	ca. 320 g	Käseschmiere bedeckt die Haut; schneller werdende Bewegungen von der Mutter spürbar
20 21	ca. 19 cm	ca. 450 g	Kopf und Körper von Haaren bedeckt; kräftige Bewegungen bei zunehmender Muskelentwicklung
22 23	ca. 21 cm	ca. 630 g	Überleben außerhalb der Gebärmutter mit medizinischer Hilfe möglich; Haut gerunzelt und rot
24 25	ca. 23 cm	ca. 800 g	Fingernägel vorhanden; Augenbrauen erscheinen; alle Augenkomponenten entwickelt; schmaler Körper; palmarer Greifreflex und Alarmreflex; Fuß- und Fingerabdrücke bilden sich; Alveolen reifen in Lungen heran

DRITTES TRIMESTER			
26 27	ca. 25 cm	ca. 1 kg	Überleben außerhalb der Gebärmutter mit medizinischer Hilfe wahrscheinlich; Augen teilweise geöffnet; Augenwimpern vorhanden
28 29	ca. 27 cm	ca. 1,3kg	Augen offen; größere Haarmenge; Haut leicht gerunzelt; Speichern von Eisen, Kalzium und Phosphor beginnt
30 31	ca. 28 cm	ca. 1,7kg	Fettschicht bildet sich unter der Haut; Zehennägel vorhanden; Hoden senken sich ab
32	ca. 30 cm	ca. 2 kg	Fingernägel erstrecken sich bis zu den Fingerspitzen; glatte Haut
33 34 35			Überleben außerhalb der Gebärmutter auch ohne medizinische Hilfe zu erwarten
36 37	ca. 34 cm	ca. 2,9 kg	Körper meistens füllig; Körperbehaarung so gut wie nicht mehr vorhanden; Zehennägel reichen bis zu den Zehenspitzen; Gliedmaßen gebeugt; fester Griff
38	ca. 36 cm	ca. 3,4 kg	Normale Geburt; vorgewölbter Brustkorb; kleine Brustknospen bei beiden Geschlechtern; Hoden in Hodensack oder Leisten; Fingernägel über Fingerkuppen hinausgewachsen

Fetalperiode

LITERATUR

Die nachfolgenden Bücher, die sich detailliert mit dem Ablauf der Schwangerschaft befassen, sind für werdende Mütter und Väter besonders empfehlenswert:

- Campbell, Stuart: **Schau mal, ich wachse**, Köln 2005.
- Gordon, Yehudi: **Der große TRIAS-Ratgeber Schwangerschaft und Geburt**, Stuttgart 2004.
- Regan, Lesley: **Meine Schwangerschaft Woche für Woche**, München 2007.

Zwei Klassiker bieten fundierte und umfangreiche Informationen über die Veränderungen und Herausforderungen, denen sich Mütter während der Schwangerschaft gegenübersehen:

- Murkoff, Heidi E., Arlene Eisenberg und Sandee E. Hathaway: **Ein Baby kommt**, Verlag Gesundheit 2002.
- Lichtman, Ronnie, Lynn Louise Simpson und Allan Rosenfield: **Dr. Guttmacher's Pregnancy, Birth, and Family Planning**, New American Library 2003.

Bücher, die sich an eine allgemeine Leserschaft richten und sich in unterschiedlichem Ausmaß auf den Entwicklungsweg des ungeborenen Kindes konzentrieren, gibt es in Hülle und Fülle. Das bisher herausragendste ist:

- Bainbridge, David: **Making Babies: The Science of Pregnancy**, Harvard University Press 2001.

Durch den Vergleich des Schwangerschaftsverlaufs zwischen Menschen und Tieren bietet Bainbridges Buch faszinierende Einzelheiten in einem lebendigen, klaren Stil. Zu den neueren, vergleichbaren Werken gehören:

- Nilsson, Lennart: **Ein Kind entsteht**, München 2007.
- Tsiaras, Alexander, und Barry Werth: **Wunder des Lebens. Wie ein Kind entsteht**, München 2003.
- Wolpert, Lewis: **The Triumph of the Embryo**, Oxford University Press 1991.

Die menschliche und nichtmenschliche Entwicklung – normal oder anormal – ist Thema folgender Bücher:

- Carroll, Sean B.: **Endless Forms Most Beautiful: The New Science of Evo Devo and the Making of the Animal Kingdom**, W.W. Norton and Company 2005.
- Leroi, Asmaud Marie: **Tanz der Gene**, Berlin 2004.

Zu den bekannten Büchern über menschliche Genetik zählen:

- Jones, Steve: **Die Botschaft der Gene**, Berlin 1995.
- Pollack, Robert: **Signs of Life: The Language and Meanings of DNA**, Houghton Mifflin 1994.
- Ridley, Matt: **Genome: The Autobiography of a Species in 23 Chapters**, Harper Collins 2000.
- Watson, James D., und Andrew Berry: **DNA: The Secret of Life**, Knopf 2003.

Aktuelle Erkenntnisse über das fetale Verhalten sind leicht verständlich zusammengefasst in:

- Hopson, Janet L.: **Fetal Psychology, in Psychology Today** (Sept./Okt. 1998), S.44.

Ein lesbarer Abriss des komplexen Themas Immunologie wird in einer Sonderausgabe des Magazins **Scientific American** präsentiert:

- **Life, Death, and the Immune System**, W. H. Freeman 1994.

Weitere Informationen über den fetalen Ursprung bestimmter Erkrankungen finden Sie in:

- Barker, D.J.P.: **Mothers, Babies, and Health in Later life**, 2. Ausgabe, Churchill Livingstone 1998.
- Barker, D.J.P. (Hrsg.): **Fetal and Infant Origins of Adult Disease**, BMJ Books 1992.
- **The Child is Father to the Patient**, in **The Economist**, 12. Juni 2003.
- Robinson, Roger: **The fetal Origins of Adult Disease**, im **British Medical Journal**, 17. Feb. 2001, S. 375–376.

Informationen jüngeren Datums über den Weg eines Kindes von der Konzeption bis zur Geburt findet man in vielen wissenschaftlichen Magazinen.

- Blackburn, Susan Tucker: **Maternal, Fetal, and Neonatal Physiology: A Clinical Perspective**, 2. Ausgabe, Saunders 2003.
- Carlson, Bruce M.: **Human Embryology and Developmental Biology**, Mosby 2004.
- Cunningham, F. Gary, et al.: **Williams Obstetrics**, 22. Ausgabe, McGraw-Hill 2005.
- Danforth, David N., Ronald S. Gibbs, Beth Y. Karlan und Arthur F. Haney, (Hrsg.): **Danforth's Obstetrics and Gynaecology**, 9. Ausgabe, Lippincott Williams & Wilkins 2003.
- England, Marjorie A.: **Life Before Birth**, 2. Ausgabe, Mosby-Wolfe 1996.
- Gilbert, Scott F., und Susan R. Singer: **Developmental Biology**, Sinauer 2006.
- Moore, Keith L., und T.V.N. Persaud: **Embryologie**, München 2007.

GLOSSAR

Allantois Embryonaler Urharnsack. Fetale Membran oder Ausstülpung des Dottersacks, die aus dem Entoderm hervorgeht. Der Abschnitt, der sich im Fetus befindet, bildet den Großteil der Blase, während sich der außen liegende Teil mit dem Haftstiel verbindet und die Nabelschnur bildet.

Alveolen Lungenbläschen.

Amnion Diese sog. Schafshaut bildet die inneren beiden Eihäute, die den Embryo umschließen. Aus dem frühen Ektoderm gebildet, liegen sie innerhalb des Trophoblast.

Amnionflüssigkeit Das Fruchtwasser, das den wachsenden Fetus im Amnionsack umgibt und schützt.

Amnionsack Membranenpaar, das den Embryo (und später den Fetus) bis kurz vor der Geburt umhüllt. Die innere Membran, das Amnion, enthält das Fruchtwasser und den Fetus. Die äußere Membran, das Chorion, enthält das Amnion und ist Teil der Plazenta.

Amniozentese Punktion der Amnionhöhle zur Gewinnung von Fruchtwasser zu Diagnosezwecken.

Antigen Fremdkörper; eine Substanz, welche die Produktion von Antikörpern anregt.

Antikörper Eines der zahlreichen Proteine, die vom Immunsystem als Reaktion auf ein Antigen im Blut produziert werden. Durch Anheften an Antigene oder infizierte Organismen können Antikörper diese unschädlich machen oder ihre Zerstörung veranlassen.

Blastozyste Eine Zellansammlung (Trophoblast), die auf der einen Seite einen Zellklumpen (innere Zellmasse, Embryoblast), aus dem der Embryo hervorgeht, und eine mit Flüssigkeit gefüllte Höhle (Blastozystenhöhle) umschließt.

Chorda dorsalis Urwirbelsäule, auch Notochord.

Chorion Die äußere der beiden Eihäute, die einen Sack um den Embryo bilden und zur Entstehung der Plazenta beitragen.

Chorion villosum Fingerähnliche Ausstülpungen des Chorion in der Plazenta, die den Kontakt zwischen dem embryonalen und dem mütterlichen Gewebe verdichten.

Chorionzottenbiopsie Auch Chorionbiopsie genannt. Gewinnung von Trophoblastzellen aus dem Chorion mit dem Ziel der Pränataldiagnostik.

Chromosomen DNA-Strukturen, die Gene und damit Erbinformationen enthalten.

Cilien Flimmerhärchen. Kurze Fortsätze einer Zelle oder eines Organismus, deren rhythmisches Schlagen eine Bewegung des Organismus herbeiführt.

Corpus luteum Gelbkörper. Eine temporäre Struktur im Eierstock, die Progesteron ausschüttet.

Differenzierung Der Prozess, in dessen Verlauf sich Zellen während der embryonalen Entwicklung verändern und spezifische Funktionen übernehmen.

DNA (Desoxyribonukleinsäure, auch DNS) Das Molekül, das für das Erbgut verantwortlich ist und in seiner ganzen Länge die chemischen Buchstaben des genetischen Codes beinhaltet. Die Abfolge der Buchstaben codiert die Sequenz der Aminosäuren in den Eiweißmolekülen. Bei Menschen ist die DNA in 23 paarigen, deutlich erkennbaren Chromosomen im Zellkern angeordnet.

Dottersack Fetale Membran, die in der frühen Embryonalperiode aus dem Entoderm hervorgeht und aus dem Nabel herausragt. Er bildet einen Teil des Darms und bringt primitive Blut- und Keimzellen hervor.

Down-Syndrom Eine Erbkrankheit, die darauf zurückzuführen ist, dass ein Kind statt einer Kopie zwei Kopien eines bestimmten Chromosoms der Mutter erhält. Mögliche Symptome: eine typische Gesichts- und Körperform, Herzanomalien und eine verringerte Lebenserwartung.

Eileiter Paariger weicher Verbindungskanal, der dem Transport des befruchteten Eis von den Eierstöcken zur Gebärmutter dient.

Eizelle Die weibliche Keim- oder Geschlechtszelle, die in den Eierstöcken produziert wird.

Ektoderm Eine Zellschicht, die das äußerste der drei embryonalen Keimblätter bildet; aus ihr entwickeln sich Amnion, Nervensystem und äußere Hautschicht.

Embryo Menschliche Frucht in der Gebärmutter während der Zeit, in der sich die meisten inneren Organe entwickeln (vor der achten Woche).

Endokrine Drüsen Hormondrüsen. Organe, die Hormone ins Blut ausschütten.

Endometrium Schleimhaut des Gebärmutterkörpers.

Entoderm Inneres embryonales Keimblatt, das sich zusammenfaltet und Verdauungstrakt, Lungen, Dottersack, Amnion und Allantois bildet.

Enzyme Eiweißkatalysatoren, die für die Beschleunigung biochemischer Reaktionen verantwortlich sind.

Epinephrin/Adrenalin Hormon, das als Stressreaktion von der Nebenniere ausgeschüttet wird. Es erhöht Herzfrequenz, Pulsschlag und Blutdruck und hebt den Blutzucker- und Lipidspiegel (eine Gruppe von Fetten und verwandten Substanzen).

Fertilisation Befruchtung. Vereinigung von männlichen und weiblichen Keimzellen (Gameten, Samenzelle und Eizelle).

Fertilität Fruchtbarkeit.

Fetal distress Fetaler Gefahrenzustand, Notsituation. Oberbegriff für alle Gefahren, die dem Fetus vor, während und kurz nach der Geburt drohen, z.B. Atemstillstand.

Fett, braunes Zellen, die Fettsäuren aufspalten und auf direktem Weg Hitze erzeugen (Thermogenese). Ähnlich wie bei Tieren, die Winterschlaf halten, verschwindet dieses Fettgewebe kurz nach der Geburt.

Fetus/Fötus Ein sich entwickelnder Mensch nach der Zeit, in der die meisten inneren Organe angelegt sind (nach der achten Woche).

Follikel- oder Eisprung Auch Ovulation genannt. Ausstoßung eines reifen Eis.

Follikelepithel Mehrschichtige Auskleidung um die Eizelle, aus kernreichen Zellen bestehend.

Frühgeburt Früher der herkömmliche Begriff für einen Säugling mit einem Geburtsgewicht von weniger als 2500 Gramm. Heute bezeichnet man damit (in Deutschland) Neugeborene, die vor 37 abgeschlossenen Schwangerschaftswochen zur Welt kommen; weitere Unterscheidungen werden nach dem Geburtsgewicht getroffen (intrauterine Normalentwicklung, intrauterine Fehlentwicklung usw.).

FSH Follikelstimulierendes Hormon.

Gastrulation Ausbildung der drei Keimblätter der embryonalen Keimscheibe.

Geburtskanal Zervix und Vagina.

Gene DNA-Abschnitte, deren Abfolge von chemischen Buchstaben die Informationen bilden, die für die Herstellung eines bestimmten Proteins unerlässlich sind. Eltern geben diese charakteristischen Merkmale an ihre Nachkommen weiter.

Geschlechtschromosomen Auch Gonosomen genannt. Spezialisierte Chromosomen, von deren Genen die Geschlechtsentwicklung bestimmt wird. Ein Y-Chromosom führt gewöhnlich zu einer männlichen Erscheinungsform. Mindestens ein X-Chromosom ist unabdingbar für das Leben, sodass Frauen meistens zwei X-Chromosomen und Männer ein X- und ein Y-Chromosom haben.

Gestation Schwangerschaft.

Gonaden 1.) Geschlechtsdrüsen (Keimdrüsen), in denen Sexualhormone und Keimzellen gebildet werden;
2.) Keimzellen vor der Geschlechtsdifferenzierung.

Haftstiel, auch Bauchstiel. Ein Stiel, an dem Dottersack und Amnion auf der Innenseite des Chorions aufgehängt sind. Abgeleitet aus dem frühen Mesoderm, bildet er die Blutgefäße der Nabelschnur.

HCG Humanes Choriongonadotropin. Ein Hormon, das von der Plazenta produziert wird und das Corpus luteum während der Schwangerschaft aufrechterhält.

Hormone Eine chemische Substanz, die in einer endokrinen Drüse gebildet und vom Blut in ein bestimmtes Gewebe transportiert wird, auf das sie eine spezifische Wirkung ausübt, zum Beispiel Stoffwechsel oder Wachstum betreffend.

Hypophyse Hirnanhangdrüse. Eine kleine endokrine Drüse, die über den Hypophysenstiel mit der Schädelbasis verbunden ist. Sie produziert Hormone, die auf das Wachstum des Skeletts, die Entwicklung der Geschlechtsdrüsen und die Funktion anderer endokriner Drüsen einwirken.

Implantation Einnisten der befruchteten Eizelle in der Schleimhaut des Gebärmutterkörpers.

Innere Zellmasse Eine Gruppe von Zellen, die sich im Trophoblast bilden, sobald der Embryo das Stadium der Blastozyste erreicht. Aus der inneren Zellmasse gehen der Fetus, alle Eihäute mit Ausnahme der äußersten, die Blutgefäße und das Bindegewebe der Plazenta hervor.

Intrauterin In der Gebärmutter.

Keimscheibe Die aus drei Zellschichten (Ektoderm, Mesoderm und Entoderm) bestehenden Keimblätter, von denen sich alle embryonalen Strukturen ableiten.

Keimzelle Eine sexuell reproduktive Zelle (Samen- oder Eizelle).

Konzeption Empfängnis.

Lanugo Eine feine Haarschicht, die den Fetus vor der Geburt bedeckt.

Mekonium Kindspech. Grünliche Flüssigkeit, zumeist Galle und Schleim, im fetalen Darm, die kurz nach der Geburt abgesetzt wird (oder vor der Geburt, falls Komplikationen bei der Entbindung auftreten und ein intrauteriner Notfall eintritt).

Menstruation Die etwa einmal im Monat stattfindende Abstoßung von Blut und Zellgewebe aus der Gebärmutter bei nichtschwangeren Frauen im gebärfähigen Alter. Auch Periode oder monatliche Regelblutung genannt.

Mesoderm Zellschicht, die das mittlere der drei embryonalen Keimblätter bildet, aus dem die meisten fetalen Strukturen entstehen.

Metabolismus Die Summe aller chemischen Prozesse in lebenden Organismen, die zu Wachstum, Energieerzeugung, Beseitigung von Abfallprodukten usw. führen.

Mitochondrien Zellorganellen, die Zellen mit Energie versorgen.

Morula Kugelige Zellansammlung.

Myelin Ein weißes Gewebe, das eine Schutzhülle um bestimmte Nervenfasern bildet.

Nabelschnur Auch Nabelstrang. Die Struktur, die den fetalen Nabel mit der Plazenta verbindet. Sie enthält die großen Nabelschnurgefäße.

Neuron Eine Zelle, die Nervenimpulse weiterleitet.

Norepinephrin, auch Noradrenalin Mit dem Epinephrin/Adrenalin verwandt, entspannt diese hormonelle Substanz bestimmte Strukturen, zum Beispiel die Blutgefäße in der Muskulatur.

Notochord Auch Chorda dorsalis. Ein Strang, der aus dem embryonalen Mesoderm hervorgeht (ursprünglich das innere Achsenskelett) und die Vorwärts-rückwärts-Orientierung des Embryo ermöglicht. Er regt außerdem die Entwicklung des Nervensystems, des Skeletts und der meisten Muskeln an.

Nucleus/Nukleus Das von einer kugelförmigen Membran umschlossene »Kontrollzentrum« in Zellen (Zellkern), das die Chromosomen enthält und mit Molekülen in Verbindung gebracht wird, die Zellmerkmale und Wachstum steuern.

Östrogene Eine Gruppe miteinander verwandter Steroidhormone, die an der Entwicklung des weiblichen Körpers, des Menstruationszyklus und der Schwangerschaft beteiligt sind.
Ovulation Eisprung.
Oxytocin Ein Hormon mit Eiweißstruktur (Peptidhormon), das von der Hypophyse ausgeschüttet wird und an der Stimulierung der Wehen, der emotionalen Bindung zwischen Mutter und Kind und an der Rückbildung der Gebärmutter nach der Geburt beteiligt ist.
Perinatal Den Zeitraum zwischen dem dritten Monat vor und dem ersten Monat nach der Geburt betreffend (in Deutschland zwischen der 28. SSW und dem 7. Lebenstag nach der Geburt, einschließlich).
Periode Siehe Menstruation.
Plazenta Auch Mutterkuchen. Ein Organ, das durch Zusammenwirken von Mutter und Embryo entsteht; es sorgt für die Ernährung des Fetus und die Beseitigung der Abfallstoffe.
Post conceptionem Tragezeit von 266 Tagen oder 38 Wochen zwischen Empfängnis und Geburt.
Post menstruationem Tragezeit vom ersten Tag der letzten Periode berechnet, d.h. 280 Tage oder 40 Wochen.
Pränatal Den Zeitraum vor der Geburt betreffend, während der Schwangerschaft.
Progesteron Gelbkörperhormon, das von Corpus luteum und Plazenta gebildet wird. Es ist am Menstruationszyklus beteiligt und spielt eine zentrale Rolle für die Schwangerschaft: Es stimuliert die Entwicklung der Gebärmutter, sodass diese ein befruchtetes Ei aufnehmen und den Embryo mit Nährstoffen versorgen kann.
Prostaglandine Eine Gruppe hormonähnlicher chemischer Boten- oder Mediatorstoffe, die von verschiedenen Geweben freigesetzt werden. Prostaglandine sind unter anderem an der Zerstörung des Corpus luteum und der Wehentätigkeit beteiligt.
Protein Eiweißmolekül, durch Ketten kleinerer Bausteine, der Aminosäuren, entstanden. Proteine haben eine Vielzahl verschiedenster Formen und Funktionen und bilden den Großteil der molekularen »Maschinerie« des Lebens.
Reflexe Unwillkürliche Reaktion auf einen Reiz, der von Nervenimpulsen bestimmt wird.
Rezeptoren Moleküle in vielen Nervenzellen, die sich an eintreffende Botenstoffe (beispielsweise Hormone) binden und deren Wirkung an die Zelle weitergeben.
RNS/RNA Ribonukleinsäure, Boten-RNS trägt zur Umsetzung der genetischen Informationen in Proteine bei.
Samen Die von Männern produzierte Flüssigkeit, die das Sperma enthält.
Sperma Die männliche Keim- oder Geschlechtszelle, die in den Hoden erzeugt wird.
Stammzelle Eine unspezialisierte Zelle, aus der spezialisierte Zellen hervorgehen, beispielsweise Blutzellen. Eine Stammzelle von einem Embryo im Frühstadium (eine embryonale Stammzelle) kann jede Art von Zelle im Körper hervorbringen und besitzt die Fähigkeit der Selbsterneuerung. Medizinische Forscher glauben, dass sich Krankheitsbilder durch Stammzellen verändern lassen, wenn man diese zur Reparatur bestimmter Gewebe oder zum Nachwachsen zerstörter Organe verwendet.
Steroide Eine vielfältige Gruppe von Hormonen, aus Cholesterin hergestellt. Zu ihnen gehören Östrogen und Progesteron.
Surfactant Ein wie Seife wirkendes Molekül; es wird von den Lungen produziert und erleichtert die Arbeit, die vom Brustkorb bei der Erweiterung der kleinen Lungenbläschen geleistet werden muss.
Testosteron Hormon, für die Entwicklung des männlichen Individuums von entscheidender Bedeutung.
Trimester Ein Zeitabschnitt, der jeweils drei Kalendermonate umfasst. Gynäkologen und Geburtshelfer unterteilen die neunmonatige Schwangerschaft normalerweise in drei Trimester (von unterschiedlicher Länge: Das erste umfasst die ersten zwölf Lebenswochen des Kindes, das zweite dauert bis zur 28. Woche und das dritte bis zum Ende der Schwangerschaft), von denen ein jedes wichtige Meilensteine in der fetalen Entwicklung repräsentiert.
Trophoblast Die Außenwand der Blastozyste, die schließlich die Außenschicht der Plazenta und der fetalen Membranen bildet.
Vagina Scheide.
Vernix caseosa Auch Käse- oder Fruchtschmiere genannt. Die wächserne oder käseartige weiße Substanz überzieht die Haut von Neugeborenen.
Zelle Kleinste biologische Einheit, die mittels Selbstreplikation und Metabolismus zu einem eigenständigen Leben fähig ist.
Zervix Gebärmutterhals. Der muskuläre Hals des unteren Teils der Gebärmutter, der sich in die Scheide erstreckt.
Zervixkanal Gebärmutterhalskanal.
Zervixschleim Alkalisches Sekret, das sich durch Hormonschwankungen während des Menstruationszyklus verändert.
Zona pellucida Eine dicke klare, gelatineartige Schicht, welche die Eizelle umgibt.
Zwillinge, eineiige Auch Monozygoten genannt. Sie gehen aus einem einzigen befruchteten Ei hervor.
Zwillinge, zweieiige Auch Dizygoten genannt. Sie entstehen aus zwei getrennten Eizellen.

DANK

Ich schulde vielen Menschen, die an der Produktion von »In the Womb«, der Fernsehsendung für den National Geographic Channel beteiligt waren, großen Dank, insbesondere Toby Macdonald für das Skript, auf dem dieses Buch basiert; Genevieve Sexton für den unschätzbar wertvollen Beitrag zur Recherche und Abfassung des Manuskripts; Garrett Brown für seine hilfreichen Tipps zum Inhalt; Julia Behar und Melanie Wood für das Aufspüren des passenden Bildmaterials; und Alom Shaha für die Empfehlung des Buches und den Kontakt zu Julia, der ein weiteres Dankeschön gebührt, weil sie alles in die Wege geleitet hat. Mein Dank geht auch an Caz Hildebrand und Patrick Walsh für die moralische Unterstützung während der kurzen »Gestationszeit« des Buches und last but not least an Alexa Geiser, die nicht nur das Buch und mich, sondern auch Clara – die ein wenig länger brauchte – geduldig gehegt und gepflegt hat.

Peter Tallack

Bildnachweis:

Artem: S.11
David Barlow: S. 5, 7, 14–15, 17, 26, 45, 51, 53, 55, 56, 59, 60–61, 73, 74–75, 77, 95, 96–97, 102–103, 105, 109, 111, 113, 117, 119, 125, 131, 133, 141, 143.
Getty Images: S.145, Steve Satushek.
iStockphoto.com/Juan Collado: S. 147.
Professor Stuart Campbell: S. 12, 69, 80, 81, 83, 90, 91, 99, 121, 123.
Pioneer Productions: S. 1, 2–3, 10, 23, 25, 27, 29, 30, 49, 85, 89, 107, 135.
Science Photo Library: S. 67; S. 19, Susumu Nishinaga; S. 21, 35, Pascal Goetgheluck; S. 31, Biophoto Associates; S. 33, 65, Steve Gschmeissner; S. 63, Professor P.M. Motta & E. Vizza; S. 87, Tissuepix; S. 37, Professor P.M. Motta, Dept. of Anatomy, Universität »La Sapienza«, Rom; S. 137, Alfred Pasieka; S. 79, Innerspace Imaging; S. 139, 142, Professor S. Cinti; S. 101, D. Phillips; S. 115, David Parker; S. 129, Manfred Kage; S. 41, David Shook.

Bestellungen des Original-TV-Specials »In the Womb« auf DVD außerhalb der USA: www.rocketrights.com.

DIE AUTOREN

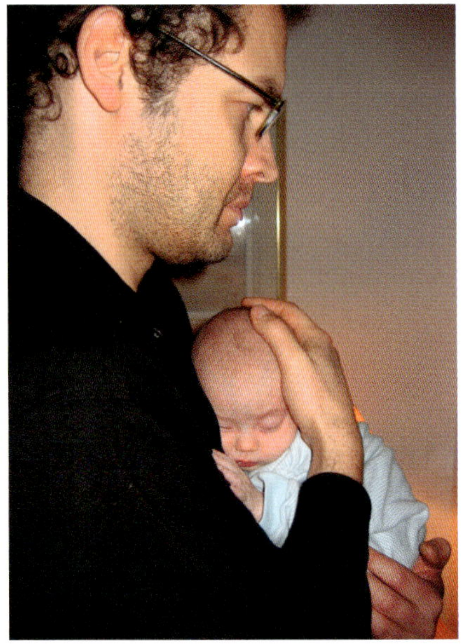

PETER TALLACK begann seine akademische Laufbahn mit dem Studium der präklinischen Medizin am *St. Mary's Hospital* in London, bevor er zum *University College* und zum Fach Genetik überwechselte. Er graduierte 1989 und arbeitete annähernd zehn Jahre im Redaktionsstab des internationalen Wissenschaftsmagazins »Nature«, wo er unter anderem für Buchrezensionen und Reportagen zuständig war. Er hat wissenschaftliche Artikel für verschiedene Publikationen geschrieben, unter anderem für »The London Times«, »Sunday Telegraph« und »The Economist«. Er hat zu »The Greatest Inventions of the Last 2000 Years« beigetragen, herausgegeben von John Brockman (2000), und ist Herausgeber von »The Science Book« (2001). Er verbringt seine Zeit in London und Devon, wo er mit seinen drei Kindern Hester, Edmund und Clara lebt.

HEIDI MURKOFF ist Autorin von »Ein Baby kommt« und einer weiterführenden Elternbuchreihe (www.whattoexpect.com.). Sie ist Mitbegründerin der Stiftung *What to Expect*, einer Organisation ohne Erwerbscharakter, die einkommensschwachen Familien hilft, eine gesunde Schwangerschaft, eine sichere Entbindung und ein glückliches Baby zu erleben. Heidi und ihr Mann Erik haben zwei Kinder und leben in Kalifornien.

REGISTER

Die Originalausgabe erschien 2006 unter dem Titel
»In the Womb« bei der National Geographic Society,
Washington D.C., USA.

Umschlaggestaltung: Wolfgang Heinzel
Herstellung und Satz: Ina Hesse
Gesetzt aus 9/12,6 DIN
Gesamtherstellung: Print Consult
Printed in Czech Republic
ISBN 978-3-485-01137-2

www.nymphenburger-verlag.de